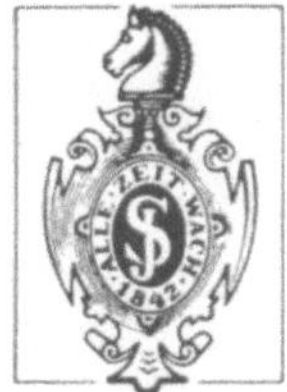

O. Braun-Falco H. C. Korting (Hrsg.)

Griesbach Konferenz

Hautreinigung mit Syndets

Chemische, ökologische und klinische Aspekte

Mit 72 Abbildungen und 34 Tabellen

Springer-Verlag Berlin Heidelberg GmbH

Prof. Dr. med. Dr. h. c. mult. Otto Braun-Falco
PD Dr. med. Hans Christian Korting
Dermatologische Klinik und Poliklinik der
Ludwig-Maximilians-Universität München
Frauenlobstraße 9–11
D-8000 München 2

ISBN 978-3-540-52312-3   ISBN 978-3-662-21991-1 (eBook)
DOI 10.1007/978-3-662-21991-1

Vorwort

Seit Jahrtausenden ist es der Mensch gewohnt, seine Haut mehr oder minder regelmäßig zu reinigen. Dies gilt im besonderen Maße für die Haut der Hände wie auch des Gesichts, weil sie besonders der Verschmutzung von außen ausgesetzt ist. Lange Zeit stand hierfür neben Wasser nur Seife zur Verfügung. Heute steht der Mensch demgegenüber vor der Alternative stattdessen auf andersartige Gemische oberflächenaktiver Substanzen, sogenannter Tenside, zurückzugreifen, nämlich die Syndets. Syndets haben in der Hautreinigung in letzter Zeit immer größere Bedeutung erlangt, nicht zuletzt wohl deshalb, weil der Kosmetikchemiker bei ihrer Komposition über wesentlich größere Freiheiten verfügt als bei der von Seife.

Nachdem heute unübersehbar geworden ist, daß der Gebrauch von Hautreinigungsmitteln für den Menschen nicht nur mit Vorteilen, sondern unter Umständen auch mit Nachteilen verbunden sein kann, galt es einmal aus der Sicht der unterschiedlichen mit Hautreinigungsmitteln befaßten Disziplinen den vorhandenen Wissensstand zusammenzustellen und kritisch zu bewerten. Dabei sollten chemische, ökologische wie klinische Aspekte gleichermaßen Berücksichtigung finden. Am 8. bis 10. Dezember 1988 haben sich deshalb 29 Fachgelehrte vor allem aus der Chemie, der Biologie, der Pharmazie und der Medizin in Bad Griesbach versammelt. Die Verhandlungen dieser Konferenz unter Einarbeitung der Ergebnisse der intensiv geführten Diskussionen sind Gegenstand der vorliegenden Monographie. Die Herausgeber sind von der Hoffnung getragen, daß das vorliegende Werk den gerade in allerletzter Zeit wesentlich verbesserten Kenntnisstand auf dem Gebiet der Hautreinigung zu verbreiten helfen kann.

Die Abhaltung der Konferenz selbst wie die Drucklegung des vorliegenden Werkes wäre nicht möglich gewesen ohne die großzügige Unterstützung der Sebapharma GmbH & Co., Boppard. Besonders Herrn Dr. med. Heinz Maurer sei an dieser Stelle dafür herzlich gedankt.

München, im Mai 1990   *O. Braun-Falco · H. C. Korting*

Inhaltsverzeichnis

***Physiologische und pathophysiologische
Grundlagen der Anwendung synthetischer
Detergentien zur Hautreinigung***

Haut-pH

Hautflora

Hautoberflächenstruktur

Einsatz von Hautreinigungsmitteln auf Syndet-Basis in der Praxis

Autorenverzeichnis

Braun, F., Doz. Dr.,
  Universitäts-Kinderklinik, Währinger Gürtel 18–20, 1090
  Wien, Österreich

Braun-Falco, O., Prof. Dr. Dr. h.c. mult.,
  Dermatologische Klinik und Poliklinik der Ludwig-
  Maximilians-Universität München, Frauenlobstraße 9–11,
  8000 München 2

Dott, W., Prof. Dr.,
  Fachgebiet Hygiene der Technischen Universität,
  Amrumer Straße 32, 1000 Berlin 65

Fiedler, H.P., Dr.,
  Lanzstraße 4, 6200 Wiesbaden

Führling, H., Dr.,
  Josef-Simon-Straße 4, 8500 Nürnberg 50

Galster, H., Dr.,
  Spessart-Straße 15, 6368 Bad Vilbel

Gollhausen, R., Dr.,
  Dermatologische Klinik und Poliklinik der Ludwig-
  Maximilians-Universität München, Frauenlobstraße 9–11,
  8000 München 2

Heilgemeir, G.P., Dr.,
  Rathausplatz 8, 8900 Augsburg

Hartmann, A.A., Prof. Dr.,
  Dermatologische Klinik und Poliklinik der Bayerischen
  Maximilians-Universität Würzburg,
  Josef-Schneider-Straße 2, 8700 Würzburg

Klaschka, F., Prof. Dr.,
Hautklinik im Klinikum Steglitz der Freien Universität
Berlin, Hindenburgdamm 30, 1000 Berlin 45

Klein, K., Prof. Dr.,
Institut für Naturwissenschaften und ihre Didaktik der
Universität zu Köln, Gronewaldstraße 2, 5000 Köln 41

Kober, M., Dr.,
Dermatologische Klinik und Poliklinik der Ludwig-
Maximilians-Universität München, Frauenlobstraße 9–11,
8000 München 2

Kolaczinski, G., Dr.,
Henkel KGaA, Postfach 1100, 4000 Düsseldorf 1

König, B., Prof. Dr.,
Prunkgasse 8, 6500 Mainz-Finthen

Korting, H. C., Priv.-Doz. Dr.,
Dermatologische Klinik und Poliklinik der Ludwig-
Maximilians-Universität München, Frauenlobstraße 9–11,
8000 München 2

Lechner, W., Prof. Dr.,
Universitäts-Hautklinik Würzburg, Josef-Schneider-Straße 2,
8700 Würzburg

Lukacs, A., Dr.,
Dermatologische Klinik und Poliklinik der Ludwig-
Maximilians-Universität München, Frauenlobstraße 9–11,
8000 München 2

Ring, J., Prof. Dr. Dr.,
Dermatologische Klinik und Poliklinik der Ludwig-
Maximilians-Universität München, Frauenlobstraße 9–11,
8000 München 2

Rump, H. H., Dr.,
Institut Fresenius, Im Maisel 14, 6204 Taunusstein 4

Schadenböck, W., Dr.,
INCOS Beratungslabor Dr. W. Schadenböck,
Galileo-Galilei-Straße 10, 6500 Mainz 42

Schneider, W., Dr.,
  Henkel KGaA, Henkelstraße 67,
  4000 Düsseldorf-Holthausen

Schrader, K.
  Beratungslabor für die kosmetische und pharmazeutische
  Industrie, Max-Planck-Straße 6, 3450 Holzminden 1

Schumann, K., Dr.,
  Henkel KGaA, Henkelstraße 67,
  4000 Düsseldorf-Holthausen

Soehnchen, R., Dr.,
  Dermatologische Klinik und Poliklinik der Ludwig-
  Maximilians-Universität München, Frauenlobstraße 9–11,
  8000 München 2

Stanzl, K., Dr.,
  Sebapharma GmbH u. Co., Binger Straße 80,
  5407 Boppard-Bad Salzig 1

Thoma, K., Prof. Dr.,
  Institut für pharmazeutische Technologie der Ludwig-
  Maximilians-Universität München, Sophienstraße 10,
  8000 München 2

Vieluf, D., Dr.,
  Dermatologische Klinik und Poliklinik der Ludwig-
  Maximilians-Universität München, Frauenlobstraße 9–11,
  8000 München 2

Weinert, W., Dr.,
  Blendax GmbH, Rheinallee 88, 6500 Mainz 1

Zienicke, H., Dr.,
  Dermatologische Klinik und Poliklinik der Ludwig-
  Maximilians-Universität München, Frauenlobstraße 9–11,
  8000 München 2

*Geschichte der Anwendung von
synthetischen Detergentien zur Hautreinigung*

Vom Seifenverbot zur Hautreinigung mit Syndets – präklinische und klinische Aspekte der historischen Entwicklung

O. Braun-Falco

Einleitung

Das älteste wirksame Mittel zur Hautreinigung des Menschen – einmal abgesehen von Wasser ohne eigentliche reinigende Zusätze – stellt die Seife dar. Seife existiert nunmehr bereits seit fast 5000 Jahren, finden sich einschlägige Hinweise doch schon auf sumerischen Tontafeln aus der Zeit um etwa 2500 vor Christi Geburt. Zur Herstellung von Seifen wurden damals Pflanzenöle und Pottasche gemischt, in unserer heutigen Terminologie könnte man also von einer Art frühen Schmierseife sprechen.

Anders als man vielleicht vermuten könnte, haben auch die Gallier und die Germanen bereits über einfach zusammengesetzte Seifen verfügt, wie uns Plinius der Ältere überliefert. Zu diesen Zeiten soll im übrigen auch auf andersartige Präparationen zur Hautreinigung zurückgegriffen worden sein, wenn auch wohl nur in bestimmten Gegenden und in bestimmtem Umfang. In diesem Zusammenhang ist beispielsweise die Ochsengalle zu nennen, die man ja in gewisser Weise unter chemischen Aspekten als Vorläufer unserer heutigen synthetischen Detergentien auffassen kann.

Im Vordergrund stand früher aber immer der Einsatz von eigentlicher *Seife*. Sie wurde dadurch gewonnen, daß man Holz veraschte, daraus durch Auslaugen Pottasche herstellte, die wiederum mit gebranntem Kalk zur Gewinnung von Kalilauge zusammengebracht wurde. Letztere wurde dann mit Fett, speziell Talg, zu Seife verkocht. Einen wesentlichen technologischen Fortschritt stellte zu Beginn des 19. Jahrhunderts der Ersatz der teuren Pottasche durch Soda dar, was die Herstellung von Seife wesentlich verbilligte.

Weiterentwicklung zur Feinseife

Die *weitere Entwicklung der Reinigungsmittel* auf dem Wege zur heutigen Feinseife bestand im wesentlichen in einer Verbesserung von Wirksamkeit, Rückfettung, Konsistenz und Abrieb. Ein grundsätzliches Problem der Seife besteht in der Fällung von Kalzium- und Magnesiumionen mit der damit verbundenen Inaktivierung der Seifenwirkung und dem bekannten „Schmutzrand" am Waschbecken oder der Badewanne.

O. Braun-Falco, H. C. Korting (Hrsg.)
Hautreinigung mit Syndets
© Springer-Verlag Berlin Heidelberg 1990

Auf dem Wege zu synthetischen Stoffen ohne entsprechende Härteempfindlichkeit bemühte man sich darum, in eine organische hydrophobe Verbindung eine Sulfatgruppe einzubringen. 1834 ließ sich so aus Schwefelsäure und Olivenöl *Sulfoleat* gewinnen, 1875 aus Schwefelsäure und Rizinusöl Türkisch-Rot-Öl.

Zur Zeit des Ersten Weltkrieges entwickelte dann die IG-Farben-Industrie *Alkylnaphthalinsulfonate,* Stoffe mit guten Benetzungseigenschaften, aber ohne hinreichende Reinigungswirkung. Dies änderte sich aber 1928 mit der Ausbietung von Fettalkoholsulfaten durch die Böhme-Fettchemie. 1933 erschienen dann auch Alkylbenzolsulfonate, Verbindungen, die für lange Zeit große Bedeutung in der Herstellung von Reinigungsprodukten besitzen sollten. Wenig später – 1935 – folgten dann mit Alkylphenol-Polyglycolethern auch Waschmittelrohstoffe, die nicht wie die vorgenannten anionenaktiv, sondern nicht-ionogen waren [12].

Unerwünschte Wirkungen der Seifen

Etwa zu der Zeit, als die Chemie neue Wege für die Erzeugung komplexer Zubereitungen für die Hautreinigung aufzeigte, wurde den Dermatologen zunehmend deutlich, daß von Seifen, besonders bei bestimmten entzündlichen Hauterkrankungen, keineswegs nur günstige *Wirkungen* zu erwarten wären. Exemplarisch seien in diesem Zusammenhang die Untersuchungen von Stauffer angeführt, die er 1930 im Archiv für Dermatologie und Syphilis veröffentlichte [20]. Experimentelle Untersuchungen an Normalpersonen und Patienten mit Ekzemen ließen eine nur sehr geringe Empfindlichkeit der erstgenannten Personengruppe, dafür aber eine sehr große der letztgenannten erkennen, und zwar unabhängig von der jeweiligen chemischen Zusammensetzung der eingesetzten Seifen. Die Folgerungen formuliert Stauffer so: „Man darf wohl aus diesen Ergebnissen den Schluß ziehen, daß die Art und die chemische Zusammensetzung der einzelnen Schmierseifen im Allgemeinen für die Ekzementstehung keine sehr große Rolle spielt, daß aber bei Leuten, die zu Ekzemen disponiert sind, Schmierseife wegen der enormen Gefahr der ekzematösen Reizung am besten vermieden wird. Aus diesem Grunde verbiete ich jetzt fast allen meinen Patienten mit Gewerbeekzemen die Anwendung von Schmierseife und habe damit gute Erfahrungen gemacht".

Welche Negativeffekte waren dies? Es waren dies vor allem der alkalische pH-Wert von Seifen und ihr kalziumfällender Effekt, auch in den lebenden Zellen entzündlich veränderter Haut, Wirkungen die für *Hautirritation, Ekzemreizungen* oder das *Alkaliekzem* verantwortlich waren. Dies stellt also den Hintergrund dar für das vielzitierte „*Seifenverbot*", das sich seit dieser Zeit bis heute in den meisten dermatologischen Lehrbüchern für Menschen mit empfindlicher Haut, speziell Individuen, die zu Ekzemen neigen, findet. Braun-Falco, Plewig und Wolff [3] fassen es in ihrem Werk 1984 so: „Die sebostatische Haut neigt zur Austrocknung und Irritation.

Gehäuftes und zeitlich ausgedehntes Baden oder Duschen unter Verwendung von alkalischen Seifen ist daher zu vermeiden".

Entwicklung waschaktiver Präparate

Bei der tiefer gehenden Analyse der unter Umständen ungünstigen biologischen Wirkungen von Seifen, speziell den mit der Anwendung von Seifen verbundenen *Hautirritationen,* ist die grundlegende Frage: „Is the fatty acid, the alkali or some added ingredient (perfume, dye, filler) the active etiologic agent of soap irritations?", wie Blank [1] sie 1939 faßte. Schon damals war klar, daß Seifen das Salz stark alkalischer Substanzen wie Natriumhydroxid oder Kaliumhydroxid und schwacher Säuren wie gesättigten, ungesättigten oder hydroxylierten Fettsäuren darstellen. Da die Weiterentwicklung von Seifen somit höchstens an der einen möglichen irritativen Komponente, nämlich den einzelnen Fettsäuren, nicht aber an der prinzipiellen Alkalizität als anderer Komponente etwas hätte ändern können, stellte sich die Aufgabe, völlig neuartige waschaktive Präparate zu entwickeln. Für sie zog man zunächst vor allem neu entwickelte *Sulfon-Alkohole* und *Sulfon-Öle* heran. Als Rezept für eine tatsächlich im Rahmen des Möglichen herstellbare reizarme und wenig allergisierende Präparation gibt Blank [1] – unter Weglassung von Farbstoffen und Parfümen als möglicher dritter irritativer Komponente – eine Mischung aus 25 % sulfonierten gemischten Oliven- und Teesaat-Ölen, 25 % flüssigem Paraffin und 50 % Wasser an; dieses industriell hergestellte Produkt sollte – in 2%iger wäßriger Lösung – einen pH von 6 bis 7 aufweisen. Die erste Anwendung bei Patienten mit Handekzemen erbrachte in der Tat ermutigende Ergebnisse, konnten sich doch etwa 90 % der Betroffenen nunmehr wieder die Hände in geeigneter Weise reinigen [1]. Diese Ergebnisse durften um so mehr ermutigen, als es unverändert bis zum heutigen Tage als notwendig anzusehen ist, die Haut von Patienten mit atopischem Ekzem sauber zu halten [15].

Sowohl in den Vereinigten Staaten von Amerika als auch in Europa wurde die weitere Entwicklung erst einmal durch den Zweiten Weltkrieg behindert. Ein um so größerer Wandel vollzog sich dann auf dem Gebiet der Waschmittel allgemein geradezu unmittelbar im Anschluß daran. Während in den USA 1947 noch der Umsatzanteil von Seifen bei 90 %, der von Syndets bei 10 % lag, kehrte sich dieses Verhältnis binnen zehn Jahren in das Gegenteil um [19].

Die *Hautreinigung* stand übrigens zu Beginn *nicht* im Mittelpunkt dieser Entwicklung. Exemplarisch läßt sich das in der Bundesrepublik Deutschland an der Unternehmerfamilie Maurer in Boppard aufzeigen. Zunächst trat in den 50er Jahren der ältere Bruder hervor, der Syndets in Deutschland in Form von Waschmitteln zur Reinigung von Wäsche in Verkehr brachte, genannt sei nur das Produkt REI, das auch seiner Firmengruppe den Namen gab. Angesichts der hohen Akzeptanz dieser Produkte war es dann sein jüngerer Bruder, Heinz Maurer, der – als Kinderarzt beeindruckt von den konkreten Implikationen des Seifenverbots bei seinen kleinen Patienten mit Neigung zu Ekzemen – die Entwicklung von Syndetpräparaten zur Hautreinigung vorantrieb. Dabei wurde rasch erkannt, daß Syndet-Präparationen zur Hautreinigung nicht nur in flüssiger Form zur Verfügung gestellt werden sollten, sondern auch in fester, wie dies dem Verbraucher von der herkömmlichen Seife her wohl vertraut war. Sogleich ergab sich bereits damals das Bezeichnungsproblem. Ein synthetisches Reinigungsstück war kein Stück Seife: wie sollte man diese Entwicklung Verbraucher-verständlich machen?

Indikationen für den Einsatz von Syndets

Eines der ersten derartigen Syndetstücke – neben dem sogenannten „*Praecutan Fest*" – stellte das Syndetstück „rie" dar, das Ende der 50er Jahre an der Universitäts-Hautklinik in Mainz von Keining [7] zusammen mit O. Braun-Falco und G. Weber auf seine möglichen Wirkungen im Rahmen der Behandlung und Vorbeugung unterschiedlicher Hautkrankheitszustände untersucht wurde. Die Liste der damals etablierten *Indikationen,* an der sich übrigens bis heute nichts geändert hat, war groß und umfaßte:
1. *Seborrhoische Dermatosen* wie Seborrhoe, Acne vulgaris, Rosacea, seborrhoisches Ekzem,
2. *Hauterkrankungen mit Wasch- bzw. Seifenverbot* wie Intertrigo, Dermatitis und Ekzeme,
3. *Bakterielle Erkrankungen* wie Furunkulose, Trichomycosis palmellina, Erythrasma, und außerdem saprophytäre bzw. nosoparasitäre Mykosen wie Pityriasis versicolor, Candida-Intertrigo etc.

Bei näherer Betrachtung dieser Liste fällt der Schwerpunkt bei den durch vermehrte Hautfeuchtigkeit respektive Hautfettigkeit charakterisierten Hautkrankheitszuständen sowie bei den Hautinfektionen auf. Diese frühe Auffassung von der Nützlichkeit sauer eingestellter synthetischer Detergentien-Präparationen bei dermatologischen Affektionen hat sich in der Folge in zahlreichen therapeutischen Erfahrungsberichten bestätigt. So schreiben etwa Möhn und Schimpf [14] vor dem Hintergrund eigener Untersuchungen: „Das beinhaltet, daß das Syndet seba med nicht nur bei Dermatosen des seborrhoischen Formenkreises, bei den verschiedenen Formen der Hyperhidrosis oder bei mykotischen Infektionen (...), sondern besonders auch bei subakuten oder chronischen Stadien der Erkrankungen des ekzematischen Formenkreises sowie zur Prophylaxe von Berufsekzemen anstelle eines hautreizenden Waschmittels angewendet werden sollte". Während im Rahmen des Einsatzes von Syndet-Präparaten zur Hautreinigung ursprünglich vor allem an Erwachsene gedacht wurde, rückten in den letzten Jahren auch Kinder in den Mittelpunkt des Interesses, ja, vor dem Hintergrund experimenteller Untersuchungen bei Säuglingen wird ihr Einsatz auch in der Säuglingspflege empfohlen [2].

Waschkraft der Syndets

Hatte es vor dem Zweiten Weltkrieg noch Probleme mit der *Waschaktivität* mancher möglicher Syndetbestandteile gegeben, so erwiesen sich die seit Ende der 50er Jahre verfügbaren neuartigen Syndetpräparate rasch als auch in ihrer *Reinigungskraft* den bisher üblichen Seifen überlegen. Bei Untersuchungen an mehreren Tausend beruflich einer starken Verschmutzung ausgesetzten Individuen erwies sich die Waschkraft in vielen Fällen als so stark, daß auf den Einsatz sog. Vorreiniger weithin verzichtet werden konnte. Da gerade diesen Vorreinigern eine Vielzahl von Hautschäden angelastet werden mußte, konnte so eine Verbesserung des Hautzustandes bei vielen Arbeitnehmern erreicht werden [18]. Diese vergleichsweise hohe Waschaktivität konnte im übrigen erst in jüngster Zeit wieder im Rahmen von experimentellen Untersuchungen mit Hilfe einer Hautwaschmaschine an künstlich gefärbter Vorderarmhaut bestätigt werden. Es ergaben sich wesentliche Unterschiede des Syndet-Präparates seba med gegenüber dem als herkömmlich zusammengesetzt anzusehenden Seifenpräparat Lux aber auch gegenüber der von ihrem Hersteller als neutral aufgefaßten Präparation Neutrogena [24].

Gerade die hohe *Waschkraft* der handelsüblichen Syndet-Präparate muß aber *aus dermatologischer Sicht* auch mit einer gewissen Zurückhaltung gesehen werden. Gilt doch auch heute noch uneingeschränkt der bereits 1965 von Modd und Mitarbeitern [13] formulierte Satz: „Daraus leitet sich auch die sicher im Prinzip – wenn auch nicht im Detail – gültige Auffassung des Dermatologen ab, daß gute Reinigungswirkung auf der einen Seite gleichzeitig auch eine hohe Nebenwirkungsquote bedingt". So ist denn auch in der Tat die heutige Befassung mit der möglichen Weiterentwicklung von Syndets zur Hautreinigung viel stärker orientiert an der Erfassung und möglichen Minimierung von unerwünschten Wirkungen als an einer weiteren Steigerung der Rcinigungswirksamkeit.

Nebenwirkungen von Syndets

Die *Erfassung möglicher Nebenwirkungen* von Hautreinigungspräparaten kann sich im Prinzip zunächst einmal an dem orientieren, was an Methoden in den 40er Jahren entwickelt wurde, um die unerwünschten Wirkungen der Seifen besser zu erfassen. Angeführt sei in diesem Zusammenhang die wegweisende Arbeit von Kooyman und Synder [9], die bereits gleichermaßen den Läppchentest wie den Arm-Immersionstest anführt. Eine gewisse Akzentuierung der Diskussion über unerwünschte Wirkungen von Syndet-Präparaten ergab sich aus der Einführung des an sich unphysiologischen Duhring-Kammer-Tests. Diesem Test, der zufolge den Untersuchungen von Kästner und Frosch [6] gut mit anderen denkbaren Testverfahren korreliert – das Spektrum reicht dabei von einem In-vitro-Test in Form des Zein-Tests bis zum Intrakutantest an weißen Mäusen, der wiederholten Auftragung auf die Haut haarloser Mäuse und zum Draize-Test am Kaninchenauge – läßt unter anderem Natriumlaurylsulfat, einen wesentlichen Inhaltsstoff herkömmlicher Syndet-Präparationen zur Hautreinigung, als potentes Irritans erscheinen. Eine neuere Abwandlung des Duhring-Kammer-Tests besteht darin, die Hautveränderungen nicht nur visuell zu erfassen, sondern über die Bestimmung des transepidermalen Wasserverlustes. Van der Valk et al. [23] stellten so eine Reihung unterschiedlicher Seifen- bzw. Syndet-Präparate zur Hautreinigung her, wobei sich Seifen als verträglicher unter dem Aspekt des genannten Parameters erwiesen. Ein wesentlicher Nachteil des Duhring-Kammer-Testes und auch seiner Modifikationen ist in seiner Ferne zum eigentlichen „Gebrauchstest" zu sehen, ein Nachteil, den er mit dem Ellenbogen-Waschtest, dessen Ergebnisse in der Regel gut korrelieren sollen, teilt [3]. Wohl nicht zuletzt vor dem Hintergrund der aufgrund der Duhring-Kammer-Testungen gewonnenen Daten ist in letzter Zeit freilich eine Zuwendung zu anderen Syndet-Inhaltsstoffen zu erkennen. Genannt seien hier Ethersulfate, Amidobetaine, Sulfosuccinate und Isethionate [8, 17].

Neutrale Syndet-Präparate

Eine *andere Neuentwicklung* stellt die zunehmende Ausbietung von auf den chemischen Neutralpunkt eingestellten Syndet-Präparaten zur sog. neutralen Hautreinigung dar. Das Spektrum der in handelsüblichen Waschsyndets anzutreffenden pH-Werte reicht heute in der Regel von 5,0 bis 7,0 [16]. Diese Tendenz scheint sich an Auffassungen von Tronnier zu orientieren, wonach die „Einstellung an der Hautoberfläche ... nicht bei pH 5, sondern etwa zwischen 6,4 und 6,5 beträgt" und wonach „die Austrocknung bei synthetischen Waschmitteln um den pH-Wert von 5 oder darunter stärker ist, als wenn sie auf einen pH-Wert z. B. zwischen 7 und 8 eingestellt wird" [21].

In diesem Zusammenhang ist zunächst festzuhalten, daß die inzwischen fast 60 Jahre alte Auffassung von Marchionini und Schade (1929) von der leicht sauren Reaktion der Hautoberfläche bis heute nicht experimentell erschüttert werden konnte (vergl. [4]). Die Mehrzahl der Untersucher geht bis heute immer noch von einem mittleren Wert von 5,5 aus, besonders bemerkenswert erscheint in diesem Zusammenhang der in den eigenen experimentellen Untersuchungen von Tronnier und Bussius [22] selbst gefundene Mittelwert von 5,8. Des weiteren erscheint auch die These von dem vergleichsweise großen Austrocknungseffekt relativ sauer eingestellter Syndets bislang keineswegs hinreichend experimentell gestützt. Hierzu bedürfte es nämlich vergleichender Untersuchungen mit chemisch im wesentlichen identisch zusammengesetzten Syndet-Präparationen unterschiedlichen pH-Wertes. Die vergleichene Prüfung von chemisch durchaus different zusammengestzten handelsüblichen Präparationen mit unterschiedlichem pH-Wert im Hinblick auf Hautrauhigkeit und -fettigkeit [16] erscheint in diesem Zusammenhang nicht hilfreich. Ohne hinreichenden Grund sollte man aber keineswegs zu einer im chemischen Sinne neutralen pH-Einstellung von Syndet-Präparaten zur Hautreinigung tendieren. Es findet sich nämlich bei wiederholter Anwendung eines sauer (pH 5,5) eingestellten Syndet-Präparates ein signifikant niedrigerer Hautoberflächen-pH als bei wiederholter Waschung mit (alkalischer) Seife und damit wohl ursächlich verknüpft eine signifikant geringere Besiedelung der Hautoberfläche mit Propionibakterien [11], deren pathogene Bedeutung besonders in der Aknepathogenese diskutiert wird. Interessant erscheint in diesem Zusammenhang die signifikant niedrigere spezifische Wachstumsrate von Propionibacterium acnes bei pH 5,5 als bei pH 6,0, 6,5 oder 7,0 [10].

Zusammenfassung

Abschließend könnte man somit bezüglich der Hautreinigung die Gegenwart als eine Art Übergangsphase der späten Seifen- und der frühen Syndet-Aera definieren. Die größere Differenzierungsfähigkeit bei Syndet-Präparaten in bezug auf ihre chemische Zusammensetzung, ihre Reinigungskraft, auf pH-Einstellung und Hautpflege läßt für die Zukunft ein immer weiteres Vordringen von Syndets auf dem Sektor der Hautreinigung erwarten.

Dabei stellt sich allerdings noch eine ganze Fülle von Fragen. Angesichts der hohen Waschaktivität von Syndet-Inhaltsstoffen und der generell zurückgehenden Hautverschmutzung in der postindustriellen Gesellschaft dürften in naher Zukunft Aspekte von Verträglichkeit, Hautschutz und kosmetischer Akzeptanz immer stärker in den Vordergrund treten.

Literatur

1. Blank IH (1939) Action of soap on skin. Arch Dermatol 39:811–824
2. Braun F, Lachmann D, Zweymüller E (1986) Der Einfluß eines synthetischen Detergens (Syndet) auf das pH von Säuglingen. Hautarzt 37:329–334 (1986)
3. Braun-Falco O (1983) Leserzuschrift „Tests am Menschen". Ärztl Kosmetol 13:397–406
4. Braun-Falco O, Korting HC (1986) Der normale pH-Wert der menschlichen Haut. Hautarzt 37:125–129
5. Braun-Falco O, Plewig G, Wolff HH (1984) Dermatologie und Venerologie. III. Auflage. Springer, Berlin Heidelberg Berlin New York Tokyo, S 322
6. Kaestner W, Frosch PJ (1981) Hautirritationen verschiedener Anionen-aktiver Tenside im Duhring-Kammer-Test des Menschen im Vergleich zu In-vitro- und tierexperimentellen Methoden. Fette, Seifen, Anstrichmittel 83:33–46
7. Keining E (1959) Zur Frage der Reinigung gesunder und kranker Haut. Dermatol Wochenschr 140:1245–1251
8. Koch E, Frenk E, Kligman AM (1983) Experimentelle und klinische Untersuchungen auf Hautirritationen durch Syndets. Ärztl Kosmetol 13:11–20
9. Kooyman DJ, Snyder FH (1942) Tests for mildness of soap. Arch Dermatol 46:846–855
10. Korting HC, Bau A, Baldauf P (1987) pH-Abhängigkeit des Wachstumsverhaltens von Staphylococcus aureus und Propionibacterium acnes. Implikationen einer In-

vitro-Studie für den optimalen pH-Wert von Hautwaschmitteln. Ärztl Kosmetol 17:41–53

11. Korting HC, Kober M, Mueller M, Braun-Falco O (1987) Influence of repeated washings with soap and synthetic detergents on pH and resident flora of the skin of forehead and forearm. Results of a cross-over trial in healthy probitioners. Acta Derm Venereol (Stockh) 67:41–47

12. Löhr A (1963) Grundlagen des Waschvorganges. Berufsdermatosen 11:213–230

13. Modde H, Schuster G, Tronnier H (1965) Experimentelle Untersuchungen zum Problem der Hautverträglichkeit Anion-aktiver Tenside in der Arbeitsmedizin. Tenside 2:368–373

14. Möhn R, Schimpf A (1973) Zum „Waschverbot" bei Ekzemkrankheiten. Ther Gegenw 112:98–102

15. Moss EM (1978) Atopic dermatitis. Pediatr Clin N Amer 25:225–137

16. Nissen HP, Kreysel HW (1985) Flüssige Waschsyndets verschiedener pH-Wert-Einstellungen. Vergleichende Untersuchungen. Ärztl Kosmetol 15:304–313

17. Puschmann M, Meyer-Rohn J (1983) Hautverträglichkeitsnachweis neuartiger Syndet-Präparate auf der Basis von Ethersulfaten, Amidobetainen, Sulfosuccinaten und Isäthionaten. Ärztl Kosmetol 13:225–234

18. Schwarz HG (1964) Zur Frage des Einsatzes von Syndets anstelle von Fettseifen. Fette, Seifen, Anstrichmittel 66:1006–1011

19. Schweinsheimer (1959) Fette, Seifen, 380; zit. nach: Keining, E (1959) Zur Frage der Reinigung gesunder und kranker Haut. Dermatol Wochenschr 140:1245–1251

20. Stauffer H (1930) Die Ekzemproben. (Methodik und Ergebnisse). Arch Dermatol Syph 162:562–576

21. Tronnier H (1985) Seifen und Syndets in der Hautpflege und Hauttherapie. Ärztl Kosmetol 15:19–30

22. Tronnier H, Bussius H (1961) Über die Zusammenhänge zwischen dem pH-Wert der Haut und ihrer Alkalineutralisationsfähigkeit. Z Hautkr 30:177–195

23. Van der Valk GPM, Crejns MC, Nater JP, Bleumink E (1984) Skin irritancy of commercially available soap and detergent bars as measured by water vapour loss. Dermatosen 32:87–92

24. Weber G (1987) A new method for measuring the skin cleansing effect of soaps and detergents. Acta Derm Venereol (Stockh) Suppl 134:33–34

Chemie der Hautreinigungsmittel

*Chemische Grundlagen
synthetischer Detergentien*

Der Syndetbegriff

K. Schumann

Syndet – Ein Begriff im Wandel der Zeit

Man schätzt, daß unser gesamter Wortschatz zu etwa 25 % aus Fremdwörtern besteht. Nicht alle sind auf Anhieb als solche zu erkennen, da sie häufig schon lange im Gebrauch und so jedem geläufig sind. Auf das Kunstwort Syndet trifft dies jedoch nicht zu. Es ist immer noch kein Bestandteil der Umgangssprache und seine Bedeutung ist überwiegend nur in Fachkreisen bekannt.

In der 4. Auflage seines Chemie-Lexikons – erschienen 1958 – gibt Hermann Römpp folgende Definition: Syndets. Amerikanische Bezeichnung für synthetische waschaktive Substanzen wie z. B. Arylalkylsulfonate, Alkylsulfonate, Alkylsulfate, Fettalkoholsulfonate, Fettsäurekondensationsprodukte, Äthylenoxydaddukte.

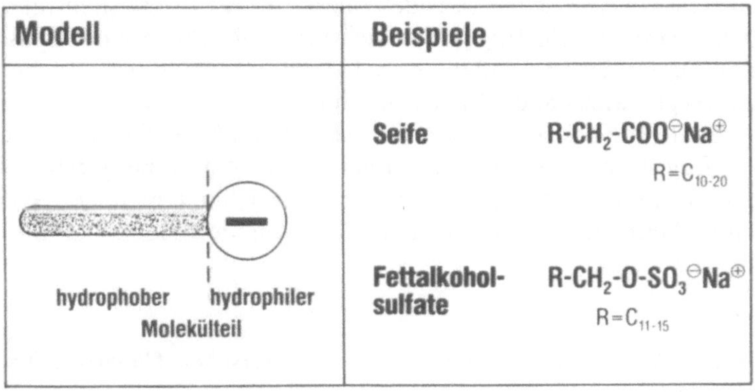

$$R\text{-}CH_2\text{-}COO^{\ominus}Na^{\oplus}$$
$$R = C_{10\text{-}20}$$
$$R\text{-}CH_2\text{-}O\text{-}SO_3^{\ominus}Na^{\oplus}$$
$$R = C_{11\text{-}15}$$

Abb. 1. Strukturelles Aufbauprinzip der Tenside

Abgeleitet wurde der Begriff Syndet von *„synthetic de*tergents". Dies führte zu einer über Jahre andauernden Sprach- und Begriffsverwirrung. Zum einen bezeichnete man als Syndet lediglich oberflächenaktive chemische Substanzen, zum anderen verstand man darunter die aus ihnen herge-

O. Braun-Falco, H. C. Korting (Hrsg.)
Hautreinigung mit Syndets
© Springer-Verlag Berlin Heidelberg 1990

stellten Wasch- und Reinigungsmittel. Während in den USA für oberflächenaktive Stoffe noch heute gelegentlich neben der Bezeichnung „surfactants" das Wort „syndet" benutzt wird, setzte 1964 der Düsseldorfer Chemiker Ernst Götte für den deutschen und später auch für den europäischen Sprachraum allen Unklarheiten ein Ende, indem er für ober- bzw. grenzflächenaktive Verbindungen die Bezeichnung Tenside einführte. Der neue Begriff „Tenside" für alle grenzflächenaktiven amphiphilen Verbindungen ist zugleich der Titel einer Zeitschrift, die als Erstausgabe vor uns liegt. Die neue Wortprägung wurde längere Zeit intern erfolgreich vorgeprüft und gelegentlich des III. Internationalen Kongresses für Grenzflächenaktive Stoffe 1960 in Köln der Öffentlichkeit vorgestellt.

Der Begriff „Tensid" ist abgeleitet vom lateinischen tensio = Spannung, hier ist speziell die Oberflächen- und Grenzflächenspannung gemeint [1]. Heute ist dieser Begriff in den technischen Normen zahlreicher Staaten enthalten und damit eindeutig definiert [2].

Als Syndet bezeichnet man in Europa seit den 60er Jahren seifenfreie Produkte, die reinigend und pflegend auf die Haut wirken. Bade- und Duschpräparate gehören nicht in den Bereich der Syndets, obwohl deren waschaktive Substanzen ebenfalls synthetischen Ursprungs sind. Der Begriff „Syndet" ist somit auf den Schwerpunkt der Seifenanwendung in der Kosmetik begrenzt [3].

Bekannt sind z. B. Bezeichnungen und Beschreibungen wie „Syndet – Stückseife", „Syndet – Reinigungsmittelstück", „Synthetische Seife", „Seife auf Basis synthetischer Tenside" oder „pH-regulierte (neutral/sauer) Seife". Dabei ist es gleichgültig, ob es sich um feste, flüssige oder pastöse Konfektionierungsformen handelt, es sei denn, die Produktbezeichnung definiert den Aggregatzustand. Wie es zur Eingrenzung des Begriffs „Syndet" auf die erwähnte Produktgruppe kam, ist schwer nachvollziehbar. Im Gegensatz zu den Begriffen Seife und Tensid gibt es für ihn keine durch Normen festgelegte Definition. Mit großer Wahrscheinlichkeit geht der Syndetbegriff in seiner heutigen Bedeutung auf Aussagen der Hersteller dieser Produkte zurück.

Vergleich zwischen den physikalisch-chemischen Eigenschaften der Syndets und Seifen

Syndets und Seifen enthalten als Hauptkomponenten Tenside. Sie besitzen somit grenzflächenaktive Eigenschaften. Diese beruhen auf dem strukturellen Aufbauprinzip der Tenside (Abb. 1). Ihre Moleküle sind aus einem hydrophoben und hydrophilen Teil zusammengesetzt, man spricht auch vom amphiphilen Molekülaufbau dieser Substanzen. Durch ihn bedingt, verteilen sich die Tenside im Wasser nicht homogen, wie das beispielsweise beim Zucker der Fall ist. Neben den im Wasser gelösten Molekülen reichern sich Tenside an Grenzflächen an, z. B. Wasser/Luft, und verändern deren Grenzflächenspannung. Wird die Tensidkonzentration so weit erhöht, daß die

Grenzflächen belegt sind, so treten die Tensidmoleküle mit sich selbst in Wechselwirkung. Sie bilden in der Volumenphase Aggregate, die man als Assoziationskolloide oder Mizellen bezeichnet. Die Mizellen stehen mit den Tensidmolekülen in der Grenzfläche und den Einzelmolekülen in der umgebenden Volumenphase im Gleichgewicht.

Die hier beschriebenen physikalisch-chemischen Eigenschaften sind bestimmend für den Einsatz von Syndets und Seifen als kosmetische Hautreinigungsmittel. Die Adsorption und Anreicherung der Tensidmoleküle an den Grenzflächen bewirkt, daß beim Reinigungsprozeß mit wässrigen Tensidlösungen schwerlösliche Substanzen von den Oberflächen abgelöst und in der Volumenphase verteilt werden.

Neben diesen gemeinsamen Tensideigenschaften besitzen Syndets und Seifen jedoch deutlich unterschiedliche Anwendungsmerkmale. Seifen bilden als Salze starker Laugen und schwacher Säuren durch Hydrolyse in wässrigen Lösungen Hydroxylionen. Dies ist der Grund dafür, daß Seifenlösungen immer alkalisch reagieren. Im neutralen und sauren pH-Bereich gehen ihre Tensideigenschaften verloren. Syndets dagegen behalten, abhängig vom chemischen Aufbau, im sauren, neutralen und alkalischen Bereich ihre grenzflächenaktiven Eigenschaften, sind somit „pH-reguliert" einsetzbar.

Seifen reagieren mit den härtebildenden Ionen des Wassers, vornehmlich mit Ca^{++}-Ionen, zu schwerlöslichen, waschinaktiven Salzen, die als Kalkseifen bezeichnet werden. Durch diese Härteempfindlichkeit der Seifen verlieren sie ebenfalls ihre Tensideigenschaften. Syndets dagegen behalten ihre Grenzflächenaktivität selbst in sehr hartem Wasser. Ihr Reinigungsvermögen kann durch entsprechende Tensidauswahl dem Verwendungszweck angepaßt werden. Von besonderer Bedeutung ist, daß sie keine unlöslichen Kalkseifen bilden.

Geschichte und Entwicklungsperspektiven der Syndets und Seifen

Seit 4500 Jahren werden Seifen für die Körperreinigung benutzt. In Tello, einer Stadt in Mesopotamien, wurden Tontafeln ausgegraben, die die Herstellung eines Reinigungsmittels aus Öl und Holzasche in sumerischer Keilschrift beschreiben. Seifen werden auch heute noch aus Fetten und Ölen durch Umsetzung mit Alkalien hergestellt. Das chemische Grundprinzip der Seifenherstellung hat sich bis in die Gegenwart nicht verändert, die Herstellungstechnologie hingegen wurde natürlich den industriellen Erfordernissen angepaßt [4]. Seifen gelten in unserer Zeit als alltägliche Konsumgüter. Kaum jemand macht sich Gedanken darüber, daß auch sie Produkte der modernen Chemie sind. Ihre Bedeutung als Reinigungsmittel in der Kosmetik blieb bis heute erhalten. Von den 1987 weltweit hergestellten 15 Mio. Tonnen Tensiden waren 8,3 Mio. Tonnen Seifen [5], wobei ihr Einsatz in der Technik von untergeordneter Bedeutung ist.

Nachdem es den Chemikern im vorigen Jahrhundert gelang, den prinzipiellen Aufbau der Seifen aufzuklären, wurden in unserem Jahrhundert Tenside mit verbesserten Eigenschaften entwickelt. Die Alkalität und Härteempfindlichkeit der natürlichen Seifen sollte vermieden werden. Im Jahre 1928 synthetisierten Bertsch und Schrauth mit den Fettalkoholsulfaten die ersten praktisch nutzbaren Seifensubstitute [6], die als synthetische Tenside zunächst nur in Waschmitteln eingesetzt wurden.

Gegen Ende der 30er Jahre wurden mit sogenannten „Meerwasserseifen" erstmals Fettalkoholsulfate als Tenside in Stück- und Flüssigseifen verwendet, und zwar zunächst noch in Kombination mit Seifen, später als alleinige Basistenside. In den USA und Europa wurden nach dem 2. Weltkrieg Syndets für die Körperreinigung entwickelt, die in Ergänzung zur klassischen Seife breitere Anwendung fanden.

Fettalkoholsulfate werden auch heute noch als Basistenside in Syndets verwendet. In den letzten 60 Jahren ist eine große Zahl an weiteren synthetischen Tensiden entwickelt worden. Den Chemikern gelang es, grenzflächenaktive Substanzen mit maßgeschneiderten Eigenschaften herzustellen, die allein oder in Kombination weit bessere Anwendungseigenschaften als die natürlichen Seifen besitzen. Trotz aller Vorzüge (Tabelle 1) können Syndets derzeit mit den Seifen auf den Märkten des Massenkonsums nicht konkurrieren. Für Spezialanwendungen auf dermatologischem Gebiet oder bei Kinderseifen liegen die Verhältnisse anders. Diese Aussage wurde von Kunstmann vor nahezu 20 Jahren getroffen und ist trotz aller Markterfolge der Syndets – vornehmlich in hochindustrialisierten Ländern – auch noch heute gültig [7]. Von großer Bedeutung ist dabei der günstige Preis der Seifen und das weltweit vorhandene Know-how für ihre Herstellung.

Syndets und Seifen sollten nicht als Rivalen auf konkurrierenden Märkten angesehen werden. Sie ergänzen sich. Die künftigen Marktchancen für beide Produkttypen sind so einzuschätzen, daß unter den derzeitigen Einflußgrößen auf lange Sicht eindeutig die Seifen dominieren. Syndets bieten indes aufgrund ihrer breiten Rohstoffbasis, der Variationsbreite ihrer Eigenschaften und der erweiterten Formulierungsfreiheit mehr Ansatzpunkte für

Tabelle 1. Vorzüge der Syndets

Syndets sind ...	Anwendungstechnische Vorteile
● in hartem Wasser einsetzbar	– störende Kalkseifen werden vermieden
	– Reinigungsvermögen und Schaumkraft bleiben erhalten
● im pH-Wert einstellbar	– schonende Hautreinigung im neutralen bis sauren pH-Bereich
● kompatibel mit vielen Hilfsstoffen	– Anpassungsmöglichkeit an spezielle Erfordernisse

Innovationen. Dies könnte die bisherige Marktsituation bei diesen Produkten schnell verändern.

Literatur

1. Folienserie des Fonds der Chemischen Industrie 14: Tenside, Fonds der Chemischen Industrie, Frankfurt am Main, 1987
2. DIN 53900 (Juli 1972)
3. Schneider W, Thor G (1988) Hautwasch- und Reinigungsmittel. In: Umbach W (Hrsg) Kosmetik. Thieme, Stuttgart, pp 57–79
4. Adler W, Thor G (1987) Manufacture of Bar Soap from Natural Raw Materials. In: Falbe J (Hrsg) Surfactants in Consumer Products. Springer-Verlag, Berlin Heidelberg, pp 426–439
5. Richtler HJ, Knaut J (1988) World Prospects for Surfactants. 2nd World Surfactants Congress „Surfactants in Our World – Today and Tomorrow"
   Paris 24.–27. Mai 1988
6. DE 640 997 (1928) Böhme Fettchemie
   DE 659 277 (1928) Böhme Fettchemie
7. Kunzmann Th (1971) Syndetstücke und Feinseifen. Seifen–Öle–Fette–Wachse 97:57–60

Seifen: Chemische Bestandteile

G. Kolaczinski

Chemische Bestandteile von Grundseife

Seife ist das Produkt einer chemischen Umsetzung natürlicher Fette und Öle mit Alkalilauge.

Die Herstellung von Seife ist eine der ersten chemischen Reaktionen, die Menschen durchgeführt haben [1]. Das Produkt dieser Reaktion ist ein Gemisch der Alkalisalze der in den Ausgangsstoffen enthaltenen Fettsäuren.

Die Palette der für die Seifenherstellung verfügbaren Fette und Öle ist begrenzt und durch die Jahrtausende weitgehend unverändert geblieben.

Die Zusammensetzung der in Frage kommenden Fette und Öle ist in der Abbildung 1 dargestellt.

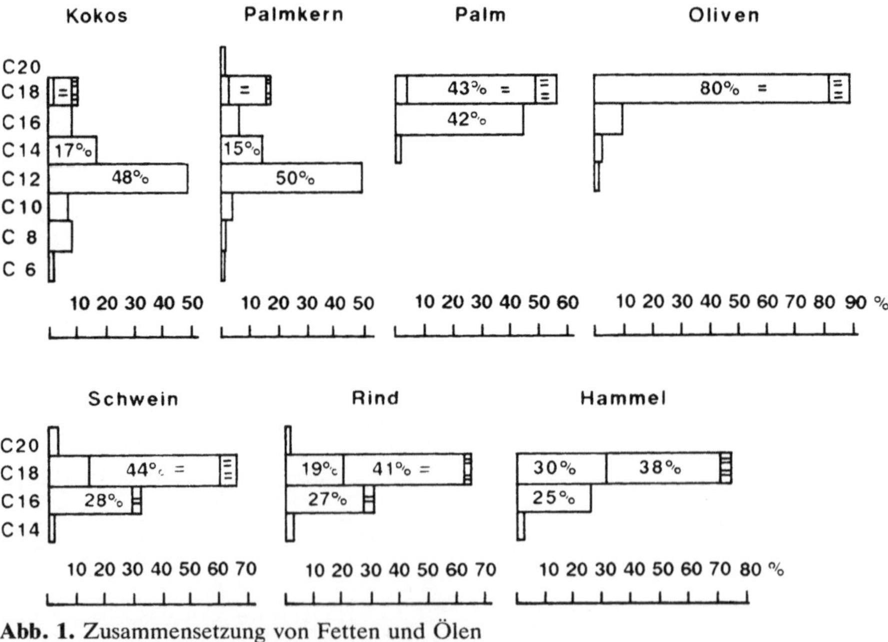

Abb. 1. Zusammensetzung von Fetten und Ölen

O. Braun-Falco, H. C. Korting (Hrsg.)
Hautreinigung mit Syndets
© Springer-Verlag Berlin Heidelberg 1990x

Man erkennt, daß die für die Seifenherstellung verwendeten Fette und Öle zwei Gruppen zuzuordnen sind. Die erste Gruppe bilden Kokos- und Palmkernöl, die als Hauptbestandteil Laurinsäure mit 12 C-Atomen enthalten. Zur zweiten Gruppe mit vorzugsweise C16- und C18-Fettsäuren zählen Palm- und Olivenöl sowie die aufgeführten tierischen Fette.

Während ursprünglich für die Auswahl des Fettes zur Seifenherstellung sicherlich die lokale Verfügbarkeit maßgebend war, sind heute die unterschiedlichen anwendungstechnischen Eigenschaften der Seifen verschiedener Kettenlänge für die Zusammensetzung des Fettansatzes ausschlaggebend.

Im frühen Mittelalter war die Seifenherstellung über den gesamten Mittelmeerraum verbreitet. Hier wurde vorwiegend Olivenöl als Rohstoff verwendet. Bei der modernen Seifenfabrikation werden hauptsächlich Rindertalg und Kokos- bzw. Palmkernöl sowie in geringem Umfang Palm-, Erdnuß- und Olivenöl, desweiteren auch Schmalz eingesetzt.

Die anwendungstechnischen Unterschiede zwischen Seifen aus Fettsäuren unterschiedlicher Kettenlänge bestehen unter anderem im unterschiedlichen Schaumverhalten. Die C12-, C14-Seifen schäumen schnell an, ergeben jedoch einen grobblasigen, unbeständigen Schaum, dagegen schäumen C16- und C18-Seifen langsam an, aber der Schaum ist feinblasig und beständig.

Aufgrund dieses unterschiedlichen Verhaltens ist jeder Seifenhersteller bemüht, einen optimalen Fettansatz zu finden. Üblicherweise kommen heute 75–85% Talg und 15–25% Kokosöl als Hauptkomponenten zum Einsatz.

Neben dem Mischungsverhältnis der Fettstoffe ist für die Qualität der Seife die Reinheit der Rohstoffe von größter Bedeutung. Bewertungskriterien sind neben physikalischen und chemischen Kennzahlen Farbe und Geruch.

Die Umsetzung des Fettgemisches mit Alkalilauge kann entweder nach dem klassischen Verfahren – der Kesselverseifung – erfolgen, oder es findet der industrielle Prozeß, die kontinuierliche Verseifung, Anwendung.

Vorzugsweise bei der Kontiverseifung wird als Ausgangsmaterial ein Fettsäuredestillatgemisch eingesetzt, das in einem vorgelagerten Prozeß durch Fettspaltung und Destillation hergestellt wird.

Bei beiden Verfahren erhält man eine Seife mit einem Fettsäuregehalt von ca. 60%. Der Wassergehalt beträgt dabei ca. 35%. Durch Trocknung auf einen Fettsäuregehalt von 80% erhält man die sog. Grundseife, das Ausgangsmaterial für die Feinseifenherstellung, mit einem auf ca. 14% reduzierten Wassergehalt. An Begleitstoffen sind ca. 0,5% Kochsalz und max. 0,05% freies Alkali sowie bei Anwendung der Kesselverseifung ca. 0,5–1% Glyzerin enthalten.

Eine typische Kettenlängenverteilung der Fettsäuren in Seife ist aus Abbildung 2 ersichtlich.

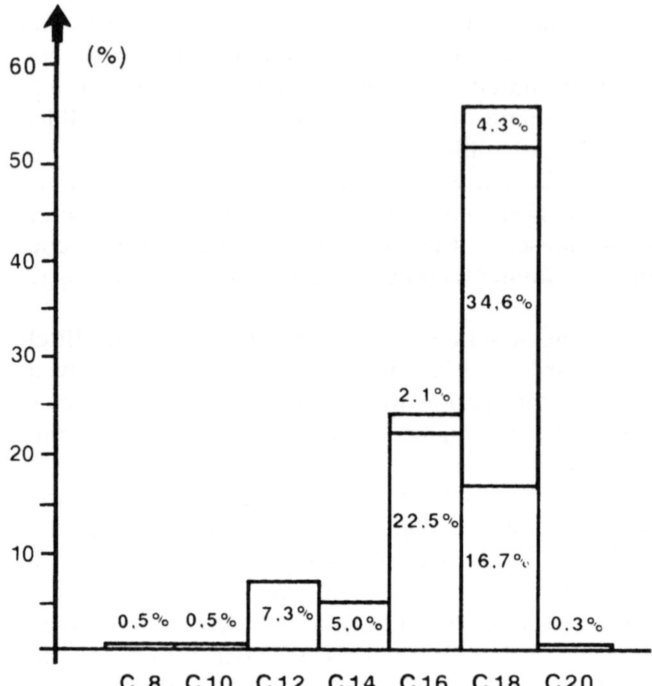

Abb. 2. Kettenlängenverteilung der Fettsäuren in Seife

Zusatzstoffe

Qualitativ hochwertige Feinseifen erhält man dadurch, daß in Grundseife eine Reihe von Zusatzstoffen eingearbeitet werden. Diese dienen dazu, die anwendungstechnischen Eigenschaften der Seife zu optimieren bzw. Seife mit besonderen Eigenschaften herzustellen.

Rückfettende Bestandteile, Schaumstabilisatoren

Rückfettende Zusätze haben die Aufgabe, der Entfettung der Haut beim Waschen entgegenzuwirken und ein angenehmes Hautgefühl zu erzeugen.

Schaumstabilisatoren unterstützen die Bildung eines cremigen, feinblasigen Schaums. Zum Einsatz kommt eine Vielzahl von Substanzen, die üblicherweise in Mengen zwischen 1 und 10% zugesetzt werden. U. a. werden freie Fettsäuren, Fettalkohole, Glyzerin, Lanolin, Vaseline, Kakaobutter, Mandelöl, Weizenkeimöl aber auch synthetische Verbindungen wie substituierte Sulfobernsteinsäureester, Fettsäureisethionate oder Fettsäureethanolamide verwendet [2, 3, 4].

In jüngster Zeit werden auch Polymere wie Polymer JR oder Carbomere, d. h. polymere Acrylate, zur Optimierung von Schaumqualität und hautpflegenden Eigenschaften empfohlen [5].

Antioxidantien, Komplexbildner

Die Funktion von Antioxidantien und Komplexbildnern in Seife ist, den Verderb, insbesondere das Ranzigwerden, zu verhindern. Besonders gefährdet sind Seifen, in denen freie Fettsäuren, die leicht der Autoxidation zugänglich sind, als rückfettende Komponenten eingesetzt werden. Geeignete Antioxidantien sind Butylhydroxytoluol, BHT, oder Stearylhydrazid. Die erforderliche Einsatzmenge liegt zwischen 0,02 und 0,1 %.

Komplexbildner binden die in Seife in geringer Menge vorhandenen Schwermetallionen, die oxidative Reaktionen katalysieren. Nachdem lange Zeit praktisch ausschließlich EDTA, das Natriumsalz der Ethylendiamintetraessigsäure, verwendet wurde, hat das vor einer Reihe von Jahren entwickelte HEDP, 1-Hydroxyethan–1,1-diphosphonat, wegen seiner besseren Wirksamkeit zunehmend in die Seifenherstellung Eingang gefunden. Bei Komplexbildnern beträgt die erforderliche Einsatzmenge 0,1–0,2 %.

Deowirkstoffe

Das Segment der Deo-Seifen verdankt seine Existenz der Entwicklung von Deowirkstoffen zu Beginn der 50er Jahre. Die kritische Beurteilung einer Reihe der ursprünglich eingesetzten Substanzen hat dazu geführt, daß z. Z. nur noch zwei Wirkstoffe verwendet werden. Es sind dies 3, 4, 4′-Trichlorcarbanilid (TCC) und 2, 4, 4′-Trichlor-2′-dihydroxydiphenylether (Irgasan DP300) [2]. Diese Stoffe werden sowohl einzeln als auch im Gemisch mit 0,5–1,5 % in die Seife eingearbeitet.

Farbstoffe

Der überwiegende Teil der auf dem Markt befindlichen Feinseifen ist gefärbt. Ursprünglich wurden Luxusseifen vorzugsweise in Oliv- oder Brauntönen angeboten, vermutlich, um die hauptsächlich durch die Parfümöle verursachten Verfärbungen zu überdecken. Inzwischen steht eine umfangreiche Palette von Farbstoffen, die den Vorschriften der Kosmetikverordnung entsprechen, zur Verfügung. Damit lassen sich Seifen, abgestimmt auf die jeweiligen Marketingkonzepte, in vielen Nuancen einfärben. Besonders geeignet sind, wegen ihrer Beständigkeit, Pigmente. Die benötigten Mengen sind sehr gering (0,01–0,05 %).

Eine besondere Funktion hat Titandioxid, das nicht nur in weißen Seifen, sondern auch zur Erhöhung der Brillanz von farbigen Seifen mit bis zu 0,2% eingearbeitet wird.

Im Rahmen der Farbstoffe müssen auch die optischen Aufheller Erwähnung finden. Sie werden im wesentlichen nur noch weißen Seifen zugesetzt. Zunehmende öffentliche Kritik hat zu weitgehenden Einschränkungen bei der Verwendung geführt. Als Beispiel kann Tinopal genannt werden, das in einer weißen Seife mit etwa 0,01% wirksam ist.

Parfümöl

Die Betrachtung der chemischen Bestandteile von Seife wäre unvollständig ohne die Erwähnung der Parfümöle. An Parfümöle für Seifen werden besondere Anforderungen hinsichtlich der Beständigkeit gegen Verfärbungen und gegen Alkali gestellt. Darüber hinaus muß der Eigengeruch der Seife, der von Hersteller zu Hersteller unterschiedlich ist, bei der Parfümierung Berücksichtigung finden [6].

Die Vielfalt der zum Einsatz kommenden Kompositionen, die ihrerseits ein komplexes Gemisch zahlreicher sowohl natürlicher als auch synthetischer Riechstoffe darstellen, läßt das Eingehen auf einzelne Substanzen nicht zu. Die Einsatzmengen betragen, je nach Verwendungszweck und Positionierung der Seife im Markt, zwischen 0,5 und 5% mit steigender Tendenz in den letzten Jahren.

Spezielle Wirkstoffe

Eine Reihe von Stoffen, die keiner der erwähnten Gruppen unmittelbar zuzuordnen sind, werden Feinseifen unter dem Aspekt spezieller Anwendungen bzw. Auslobungen zugesetzt. Als Beispiele können genannt werden: Milchpulver, Honig, Kamillenextrakte, Vitamin E oder auch Abrasivmittel, die der intensiven Hautreinigung dienen.

Für alle Zusatzstoffe gilt jedoch in gleicher Weise, daß sie den Vorschriften der Kosmetikverordnung unterliegen und damit ihre Verwendung entsprechend dem Stand der Wissenschaft unbedenklich ist.

Die Zusammenstellung der chemischen Bestandteile von Seife läßt erkennen, daß das Produkt Seife neben seinen Hauptbestandteilen, den Alkalisalzen der Fettsäuren, eine Vielzahl von Zusatzstoffen enthalten kann, die mit dem Ziel der Optimierung der anwendungstechnischen Eigenschaften zugesetzt werden.

Dieser Prozeß unterliegt einer laufenden Entwicklung, wobei gegenwärtig die Tendenz zu erkennen ist, auf den Einsatz einer Reihe von Stoffen (Deowirkstoffe, optische Aufheller, Antioxidantien) zu verzichten und ein weitgehend von Zusatzstoffen freies Produkt anzubieten.

Literatur

1. Bertrich F (1966) Kulturgeschichte des Waschens. Econ, Düsseldorf
2. Jungermann E (1985) Toilet Bar Soaps. Trends and Technologies. HAPPI 22/3:44–48, 72, 73
3. Jungermann E (1988) An Update on Bar Soaps. Soap/Cosmetics/Chemical Specialties 6:22–25
4. Dahlgren RM, Lukacovic MF, Michaels SE, Visscher MO (1987) Effects of Bar Soap Constituents on Product Mildness. In: Baldwin AR (ed) Second World Conference on Detergents. A.O.C.S, pp 127–134
5. Nagarajan MK (1988) New Carbomer Resins as Specialty Additives to Toilet Soap. Seifen, Öle, Fette, Wachse 114:589–594
6. Boeck A, Streschnak B (1988) Parfümierung kosmetischer Mittel. In: Umbach W (Hrsg) Kosmetik. Thieme, Stuttgart, S 332–334

Syndets: Chemische Bestandteile

W. Schneider

Klassische Seife – modernes Syndet

Syndets als Präparate zur Reinigung der Haut zählen zu den modernen kosmetischen Mitteln, sind sie doch nur einige wenige Dekaden alt und gegenüber so etablierten Produkten wie beispielsweise Seifen, Cremes, Lotionen oder Zahncremes vergleichsweise jung. Legt man die Geburtsstunde von kosmetischen Syndets in der Bundesrepublik Deutschland und im europäischen Umfeld etwa in die Mitte der 50er Jahre – Abb. 1 zeigt die Werbung für eines der ersten deutschen Syndets –, so wurde die Zukunft dieser Produktkategorie in den ersten Jahren ihrer beginnenden Verbreitung von viel Optimismus über Wachstum und Zukunft begleitet [1–4]. Wenngleich nicht alle optimistischen Prognosen eingetroffen sind, haben sich Syndets inzwischen neben Seifen doch weltweit einen festen Platz gesichert.

Allerdings ist für viele Verbraucher Syndet noch immer ein Begriff, der gleichermaßen schwer merkbar und zu begreifen ist. Nicht umsonst versuchen die Anbieter von jeher, griffigere Synonyma dafür zu finden, bisher eigentlich immer noch ohne durchschlagenden Erfolg (Tabelle 1).

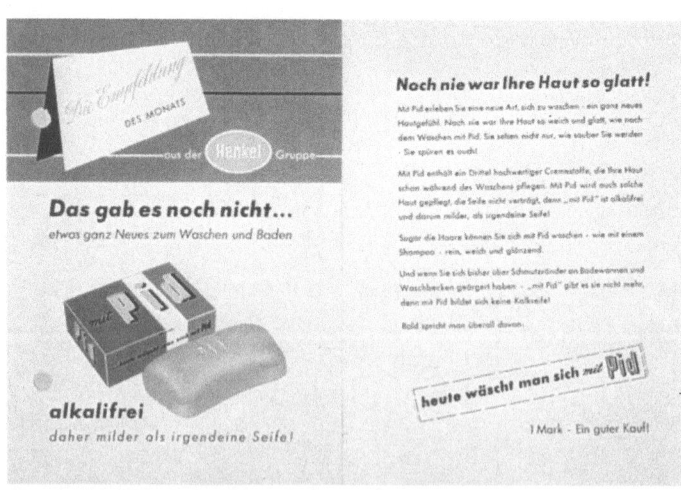

Abb. 1. Syndet Pid-Werbung der 50er Jahre

O. Braun-Falco, H. C. Korting (Hrsg.)
Hautreinigung mit Syndets
© Springer-Verlag Berlin Heidelberg 1990

Tabelle 1. Syndet – Beispiele alternativer Produktbezeichnungen

Wasch-Syndet
Seife, die nicht aus Seife ist
Compact
Waschstück-Syndet
Seifenfrei Compact
Seifenfreies Waschstück
Alkalifreies Reinigungsstück
Schaumseife

Zwischen den chemisch eindeutig definierten Seifen und (seifenfreien) Syndets sind Kombinationsstücke (sog. Combars) mit mehr oder weniger hohem Seifenanteil [5] sowie die sog. Hartwasserseifen, d. h. Seifen mit relativ geringen Anteilen an kalkseifendispergierenden Zusätzen, zu finden [6].

Tenside als Hauptinhaltsstoffe

Für den Verbraucher beschränkt sich die Verwandtschaft eines Syndets zum Seifenstück häufig nur auf das Äußere und die gleiche Art der Anwendung. Beide Varianten – Syndet und Seife – enthalten als reinigende und schäumende Hauptbestandteile sog. Tenside oder waschaktive Substanzen. Durch Herabsetzung der Grenzflächenspannung führen Tenside zur Verbesserung der Benetzung, zur Dispersion von wasserunlöslichen Komponenten, zum Schaum, und sie verhindern die Wiederzusammenballung dispergierter Stoffe. Erst in der Chemie der Tenside zeigen sich dann die zum Teil sehr deutlichen Unterschiede zwischen klassischer Seife und einem modernen Syndet. Die Einteilung der Tenside erfolgt gemäß ihrem Aufbau und dem daraus resultierenden physikochemischen Verhalten in wäßriger Lösung. Man unterscheidet anionische, kationische, nichtionische und amphotere Tenside [7] (Tabellen 2–5).

Der bundesdeutsche Gesamtverbrauch an synthetischen Tensiden, für Syndets, vor allem aber für Wasch- und Reinigungsmittel, für Badezusätze, Shampoos und unzählige technische Anwendungsgebiete [7] lag 1987 bei ca.

Tabelle 2. Charakterisierung anionischer Tenside

Eine hydrophobe Kohlenwasserstoffgruppe ist mit ein oder zwei hydrophilen Gruppen verknüpft. In wäßriger Lösung liegt ein negativ geladenes Anion und ein positiv geladenes Kation vor. Träger der grenzflächenaktiven Eigenschaften ist das Anion.
Beispiele: Carboxylate, Sulfate, Sulfonate
– $COO^{\ominus}$ $Me^{\oplus}$
– $OSO_3^{\ominus}$ $Me^{\oplus}$
– $SO_3^{\ominus}$ $Me^{\oplus}$

Tabelle 3. Charakterisierung kationischer Tenside

Verknüpfung von hydrophoben mit hydrophilen Gruppierungen im Molekül. In wäßrigem Medium Dissoziation in Anion und Kation. Träger der grenzflächenaktiven Eigenschaften ist das Kation.

Beispiel: Quartäre Ammoniumverbindungen

$$\left[\begin{array}{c} R_2 \\ | \\ R_1 - N - R_4 \\ | \\ R_3 \end{array} \right]^{\oplus} \quad X^{\ominus}$$

Tabelle 4. Charakterisierung nichtionischer Tenside

Ebenfalls Verknüpfung von hydrophoben mit hydrophilen Gruppierungen. Aber: keine Dissoziationen zu Ionen in wäßriger Lösung. Die Wasserlöslichkeit dieser Tensidklasse resultiert aus Wechselwirkungen der polaren Gruppen mit dem Lösungsmittel Wasser.

Beispiele: Ethoxylate, Alkanolamide, Aminoxid

$$- O - (CH_2 - CH_2 - O)_n H$$

$$- CO - N \Big\langle \begin{array}{l} (CH_2 - CH_2 - O)_m H \\ (CH_2 - CH_2 - O)_n H \end{array}$$

$$\mathord{>}N \rightarrow O$$

Tabelle 5. Charakterisierung amphoterer Tenside

Verknüpfung von hydrophoben und hydrophilen Gruppen im Molekül. In wäßriger Lösung enthalten amphotere Tenside sowohl positive als auch negative Ladungen in demselben Molekül. Je nach Zusammensetzung und pH-Bedingungen können Amphoter-Tenside anionische oder kationische Eigenschaften aufweisen.

Beispiele: Betaine, Sulfobetaine

$$\mathord{>}N^{\oplus} - CH_2 - COO^{\ominus}$$

$$\mathord{>}N^{\oplus} - (CH_2)_n - SO_3^{\ominus}$$

Tabelle 6. Auswahlkriterien für Syndet-Tenside

- Hautverträglichkeit
- Biologische Abbaubarkeit
- Schaumvermögen
- Unempfindlichkeit gegen Wasserhärte
- Verträglichkeit mit anderen Inhaltsstoffen
- Verfügbarkeit in gleichbleibender Qualität
- Verarbeitbarkeit
- Wirtschaftlichkeit

Tabelle 7. Anionische Tenside in Syndets

---

a) Sulfate

$R-CH_2-OSO_3Na$ — Fettalkoholsulfat (FAS)

$R-CH_2-O-(CH_2-CH_2-O)_n-SO_3Na$ — Fettalkoholethersulfat (FAES)

$$\begin{array}{l} CH_2-COOR \\ | \\ CH-OH \\ | \\ CH_2-OSO_3Na \end{array}$$ — Monoglyzeridsulfat

b) Sulfonate

$$\begin{array}{l} \qquad OH \\ \qquad | \\ R-CH_2-CH-CH_2-CH_2-SO_3Na \\ R-CH_2-CH=CH-CH_2-SO_3Na \end{array} \Bigg\}$$ — Olefinsulfat

$$\begin{array}{l} R-CH-COO\,CH_3 \\ \quad | \\ \quad SO_3Na \end{array}$$ — α-Sulfofettsäureester

$$\begin{array}{l} R \diagdown \\ \qquad CH-SO_3Na \\ R \diagup \end{array}$$ — sek. Alkansulfonat

$$\begin{array}{l} \quad \diagup SO_3Na \\ CH \\ \quad | \diagdown COONa \\ CH_2-COOR \end{array}$$ — Sulfobernsteinsäurehalbester (Sulfosuccinat)

$$\begin{array}{l} R-CO-N-CH_2-CH_2-SO_3Na \\ \qquad\quad | \\ \qquad\quad CH_3 \end{array}$$ — Methyltaurid

$R-CO-O-CH_2-CH_2-SO_3Na$ — Fettsäureisethionat

c) Carboxylate, Phosphate

$R-COONa$ — Seife

$RO-(CH_2-CH_2-O)_n-CH_2-COONa$ — Ethercarboxylat

$$\begin{array}{l} \qquad CH_3 \\ \qquad | \\ R-CO-N-CH_2-COONa \end{array}$$ — Sarkosinat

$$\begin{array}{l} RO-PO_3Na_2 \\ \\ RO \diagdown \\ \qquad PO_2Na \\ RO \diagup \end{array} \Bigg\}$$ — Alkylphosphat

$$\begin{array}{l} COONa \\ | \\ (CH_2)_2 \\ | \\ CH-COONa \\ | \\ NH-COR \end{array}$$ — Acylglutamat

---

380000 Tonnen. Innerhalb der einzelnen Tensidklassen ist das Angebot vielfältig. Welche der Tenside bei der Entwicklung eines Syndets Verwendung finden, hängt sowohl von anwendungstechnischen als auch technischen und ökonomischen Kriterien ab (Tabelle 6), wobei zumeist Gemische verschiedener Tenside (anionisch, nichtionisch, amphoter) eingesetzt werden. In den Tabellen 7–9 sind Tensidtypen zusammengestellt, die besonders häufig in Syndets verwendet werden.

Tabelle 8. Nichtionische Tenside in Syndets

$R-O-(CH_2-CH_2-O)_nH$	Polyglykolether
$R-COO-(CH_2-CH_2-O)_nH$	Polyglykolester
$R-CO-NH-CH_2-CH_2-OH$	
$R-CO-N\big<{CH_2-CH_2-OH \atop CH_2-CH_2-OH}$	Fettsäurealkanolamide
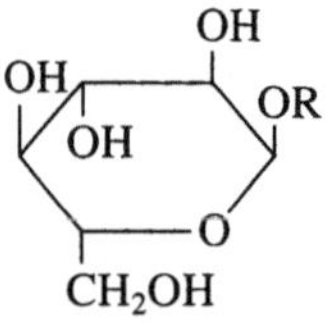 Zuckerring mit OH, OR, CH_2OH	Alkylglycoside
$R-N(CH_3)_2 \rightarrow O$	Aminoxid

Tabelle 9. Amphotere Tenside in Syndets

$R-N^{\oplus}(CH_3)_2-CH_2-COO^{\ominus}$	Alkylbetain
$R-CONH-(CH_2)_3-N^{\oplus}(CH_3)_2-CH_2-COO^{\ominus}$	Alkylamidopropylbetain
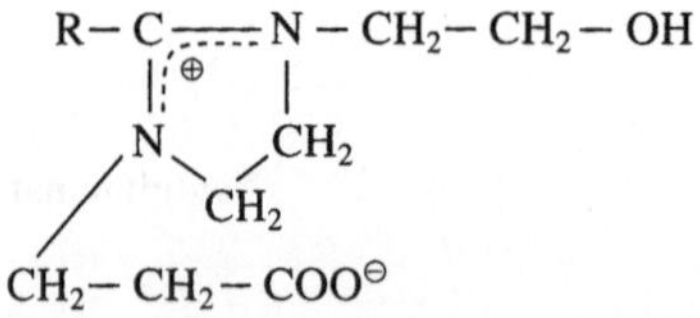 Imidazolinium-Ring: $R-C$, $N-CH_2-CH_2-OH$, $CH_2-CH_2-COO^{\ominus}$	Imidazoliniumbetain

Weitere Inhaltsstoffe

Ein stückförmiges Körperreinigungsmittel, das, analog zur klassischen Seife, praktisch ausschließlich aus synthetischen Tensiden bestünde, hätte wenig Chancen, dem Verbraucher außer hoher Reinigungskraft Vorteile zu bieten – falls es überhaupt technisch herstellbar wäre. Deshalb werden Syndet-Formulierungen weitere Inhaltsstoffe zugesetzt [5, 8] (Tabelle 10).

Tabelle 10. Weitere Zusätze in Syndets

Plastifizierungsmittel
Rückfetter
Strukturanten
pH-Regulatoren
Duftstoffe
Farbstoffe
Sonstige

Tabelle 11. Plastifizierungsmittel in Syndets

Fettalkohole
Fettsäuren
Monoglyzeride
Seife
Metallseifen

Tabelle 12. Rückfetter in Syndets

Vaseline
Paraffin
Triglyzeride
Lanolin
Lecithin

Dabei dienen Plastifizierungsmittel (Tabelle 11) der Verbesserung von Gebrauchseigenschaften und Verarbeitbarkeit. Sie können darüber hinaus auch zu einer erwünschten Rückfettung der Haut beitragen. Spezielle Überfettungsmittel (Tabelle 12) verstärken diesen Effekt und wirken einer unerwünscht intensiven Tensidwirkung auf der Haut entgegen. Feste Strukturanten (Tabelle 13) verbessern die Struktur des Stückes bei Herstellung und Gebrauch. Sie können auch im Hinblick auf ein kostengünstiges Angebot der Syndets im Markt von Interesse sein. Voraussetzung hierfür ist generell die Herstellbarkeit von Syndets auf normalen Seifen-Herstellungsanlagen.

Tabelle 13. Strukturanten in Syndets

Stärke und andere Kohlenhydrate
Titandioxid
Talkum
koll. Kieselsäure
anorganische Salze

Das wiederum setzt ähnliches Plastizitäts- und Temperaturverhalten wie bei Seifen voraus. pH-Regulatoren, wie z. B. Citronensäure, ggf. Duftstoffe, Farbstoffe und sonstige ggf. ausgelobte Inhaltsstoffe vervollständigen die Zusammensetzung von Syndets. Ein Zusatz von Antioxidantien und Komplexierungsmitteln kann vorteilhaft sein, während Konservierungsstoffe in den wasserarmen Syndets (Wassergehalt: unter 10 %) nur selten verwendet werden.

Einige aktuelle Beispiele für Rahmenrezepturen von Syndets wurden in den letzten Jahren publiziert [5, 7–9].

Ausblick

Verheggen [1] faßt 1964 zusammen (frei übersetzt): „…aufgrund der Wechselwirkungen der meisten Eigenschaften ist es undenkbar, sich ein Syndetstück vorzustellen, das zugleich am stärksten schäumt und reinigt, am hautverträglichsten, am ergiebigsten, am temperaturbeständigsten sowie optisch am schönsten ist und das darüber hinaus zu den günstigsten Kosten". 25 Jahre Fortschritt haben das damals Undenkbare zumindest denkbar gemacht.

Literatur

1. Verheggen G (1964) Pains de toilette sans savon. Parf. Cosm. Sav. 7:485–495
2. Manneck H (1969) Tensid-(Syndet-)Reinigungsmittel in Stückform. Seifen, Öle, Fette, Wachse 95:467–471
3. Uzzan A (1970) Situation et avenir des détergents en barre et produits mixtes pour la toilette. Rev. Franc. Corps Gras 17:667–672
4. Kunzmann T (1971) Syndetstücke und Feinseifen. Seifen, Öle, Fette, Wachse 97:57–60
5. Jungermann E (1982) The Formulation and Properties of Syndet Bars. Cosm. Toil. 97:77–80
6. Schneider W, Werner C (1980) Seifen mit verbesserten Gebrauchseigenschaften. Fette, Seifen, Anstrichmittel 82:312–316
7. Falbe J (Hrsg) (1987) Surfactants in Consumer Products, Springer-Verlag, Berlin, Heidelberg
8. Hollstein M, Spitz L (1982) Manufacture and Properties of Synthetic Toilet Soaps. JAOCS 59:442–448
9. Schneider W, Thor G (1988) Hautwasch- und Reinigungsmittel. In: Umbach W (Hrsg) Kosmetik, Thieme, Stuttgart S. 57–79

Zusammensetzung marktüblicher Syndet-Zubereitungen zur Hautreinigung

W. Schadenböck

Einleitung

Prinzipiell ist eine Differenzierung zwischen festen (stückförmigen) Syndets und flüssigen Zubereitungen erforderlich. Die verschiedenen Aggregatzustände setzen die Verwendung recht unterschiedlicher Rohstoffe zur Herstellung eines marktfähigen Produktes voraus.

Ganz allgemein kann das feste Syndet als eine quasi seit Jahrhunderten – von der Seife her – gelernte Form eines Körperreinigungsmittels bezeichnet werden, das, abgesehen von den besonderen, vorteilhaften Eigenschaften gegenüber der Seife, nicht erklärungsbedürftig im Sinne des Verwendungszwecks ist. Anders sieht es beim flüssigen Syndet aus. Diese modernere Darreichungsform muß in weniger entwickelten Ländern als Reinigungsprodukt erst „gelernt" werden. Und dies, obschon die evidenten Hygiene- und Anwendungsvorteile aus unserer Sicht überzeugend sind.

Feste Syndets

Vergleicht man die heutigen Waschgewohnheiten mit denen vor 30 oder 40 Jahren, so fällt auf, daß die Textilwaschmittel nicht mehr auf Seifen- sondern auf synthetischer Basis aufgebaut sind, auf dem Toilettseifenmarkt aber praktisch noch überall die Feinseifen vorherrschend sind. Dies dürfte zum einen auf die praktisch universelle Verfügbarkeit von Seifen und zum anderen auf die ökonomischen Gesichtspunkte zurückzuführen sein. Eine Syndetmasse ist, und das lehrt schon ein kurzer Blick auf die Chemie der Rohstoffe, wesentlich teurer als eine Seifenmasse.

Geschichtliche Anmerkungen

Die Entwicklung geformter Reinigungsmittel auf synthetischer Basis geht u. a. auf Arbeiten der Firma Böhme AG um 1930 herum mit Verfahrensbeschreibungen in amerikanischen und deutschen Patenten zurück. In Deutschland wurden um 1942 erste Versuche unternommen, auf Basis von Mersolat [5] (Alkan- und Chloralkansulfonate) und unter Verwendung von

O. Braun-Falco, H. C. Korting (Hrsg.)
Hautreinigung mit Syndets
© Springer-Verlag Berlin Heidelberg 1990

Füllkörpern der verschiedensten Art, stückförmige Waschmittel herzustellen [4]. Nach heutigen Gesichtspunkten mit zum Teil abenteuerlichen Verfahren (gemeinsame Kondensation von Harnstoff und Formaldehyd in Gegenwart von Mersolat und Cholesterinderivaten!) mit unkalkulierbaren Reaktionen und Risiken.

Ab 1950 liefen sowohl in Europa [1] als auch in den USA Entwicklungen zu hochwertigen Syndets als Ersatz für Feinseifen. Mitte der 50er Jahre waren Syndetstücke (korrekter: Halbsyndets) in Amerika bereits bekannt und eroberten sich in der Folge einen stetig steigenden Marktanteil. Sie wurden unter den Namen „Dove" und „Zest" angeboten und existieren heute noch.

Auf dem deutschen Markt erschienen ebenfalls Mitte der 50er Jahre die ersten Syndetstücke. Ihnen folgte Ende der 50er Jahre das Syndetstück „Rie", wie seine Vorläufer auf Fettalkoholsulfatbasis, mit einem an die Hautphysiologie angepaßten pH-Wert. Offensichtlich war jedoch damals die Zeit für diese festen Syndetstücke noch nicht reif, so daß erst mit dem 1967 eingeführten seba med Compact [3, 8, 2] der Markt der stückförmigen Syndets bereitet wurde. Ein wahrer Boom in Syndets ist seit Anfang der 80er Jahre festzustellen.

Anforderungen an Syndetstücke

Optik
Das Stück muß glatt und fehlerfrei ausgeformt sein, die Farbe einen sympathischen Eindruck machen und die Form gebrauchsgerecht gestaltet sein.

Geruch
Eine angenehme, nicht zu extreme, eher neutrale Geruchsnote, die primär den Rohstoffeigengeruch überdecken muß, ist anzustreben.

Härte, Versumpfung
Ausreichende Härte für problemloses Handling im Zuge der Herstellung muß gewährleistet sein. Die Versumpfung [4], ein Weichwerden, Schmieren des Stückes im Zuge des Gebrauchs (ähnlich auch bei Seifen), ist zwangsläufig abhängig von der Ausgangshärte, der Wasserlöslichkeit und dem Schmelzbereich eines Stückes. Die Versumpfung sollte möglichst gering sein. Da jedoch Versumpfung und Schaum zumindest mittelbar zusammenhängen, ist eine „Null-Versumpfung" nicht erstrebenswert.

Schaum
Ein feiner, dichter, sich schnell entwickelnder, beständiger Schaum, ist der Idealzustand.

Hautgefühl
Ein angenehm cremiger, nicht austrocknender Eindruck ist zu vermitteln. Die Haut darf weder zu stark entfettet noch darf sie stumpf oder gar rauh

werden, sondern muß glatt bleiben. Dennoch muß die Reinigung gewährleistet sein.

Hautverträglichkeit
Im praktischen Gebrauch dürfen keine Irritationen oder gar Allergien auftreten, wobei ein 100%iger Ausschluß, wie bei allen anderen Produkten, nicht gewährleistet werden kann. Klinische Prüfungen vom Epikutan- über den mehrwöchigen Gebrauchstest bis hin zur „Hypoallergenitätsprüfung" [6] (hierzu sind ethische Aspekte zu berücksichtigen) sind üblich.

Feste Syndets setzen sich prinzipiell zusammen aus:

– Waschaktivsubstanzen
– Gerüstsubstanzen/Plastifikatoren
– Füllstoffen
– Wirkstoffen
– Parfüm/Farbstoffen

Die für die resultierende Gebrauchseigenschaft wichtigste Rohstoffgruppe, die WAS bzw. Tenside, ist die Basis, die in erster Linie bei Variationen zu neuen Produkten führt.

Als Ausgangspunkt für Variationen dient die nachstehende Formulierung:

Basis-Variante 1
1. Fettalkoholsulfate (WAS)   30–60 %
2. Gerüstsubstanzen/Plastifikatoren: Mono-, Di- und
   Triglyceride, Paraffine, Mikrowachse, Fettalkohole   30–50 %
3. Füllstoffe: Stärke, Talkum, Zinkoxid, Titandioxid   0–15 %
4. Rückfettungs-/Überfettungskomponenten:
   Lecithine, Lanolin, Öle, Alkylolamide   1–7 %
5. Wirkstoffe: D-Panthenol, Vitamin E, Aminosäuren,
   desinfizierende Substanzen   1–3 (10) %
6. Feuchthaltesubstanzen/Wasser: Lactate, Aminosäuren,
   Sorbit, Glycerin   1–5 %
7. Farbstoffe   0–Spuren
8. Parfüm   0–1 %

Variante 2
1. Fettalkohol-Sulfosuccinate (WAS)   10–35 %
2. Fettalkoholsulfate (WAS)   10–40 %
Rest wie unter Variante 1 (2. bis 8.)

Variante 3
1. Fettsäure-Isethionate (WAS)   10–40 %
2. Fettalkoholsulfate (WAS)   10–40 %
Rest wie unter Variante 1 (2. bis 8.)

Variante 4
1. Fettsäure-Isethionate (WAS)	30–50%
2. Fettalkohol-Sulfosuccinate (WAS)	0–20%

Rest wie unter Variante 1 (2. bis 8.)

Variante 5
1. Fettalkoholsulfate (WAS), Kaliumsalze [7]	ca. 70%

Rest wie unter Variante 1 (2. bis 8.)

Im europäischen Raum haben weitere mögliche WAS-Substanzen wie Laurylsulfoacetate, Acylglutamate und Taurate keine Bedeutung.

In Deutschland und europaweit sind derzeit 2 Formulierungen vorherrschend:

Rezeptur A – Zusammensetzung:
ca. 50%	Fettsäureisethionate (WAS)
ca. 10%	Fettalkohol-Sulfosuccinate (WAS)
ca. 30%	Gerüstsubstanzen/Plastifikatoren
ca. 5%	Feuchthaltesubstanzen/Wasser
ca. 2–3%	Rückfetter
ca. 1–2%	Wirkstoffe
Rest:	Parfüm, Farbstoffe

Die Rezeptur A wurde in den letzten Jahren sukzessive, ausgehend von ca. 50% Fettalkoholsulfat (WAS) über ca. 20% Fettalkoholsulfat (WAS) und ca. 30% Fettsäure-Isethionat (WAS), zu der vorliegenden Fettalkohol-sulfat-freien Variante weiterentwickelt.

Der tatsächliche Gehalt an WAS ist in den Rezepturen mit ca. 50% Fettalkoholsulfat bzw. ca. 50% Fettsäureisethionat + 10% Fettalkoholsulfosuccinat in etwa gleich, da die Rohstoffe mit unterschiedlichen WAS-Gehalten geliefert werden (Fettalkoholsulfat > 90% WAS; Fettsäureisethionat < 80% WAS).

Rezeptur B
Diese ist eine, bis heute über Jahre hinweg mit gleicher Zusammensetzung angebotene Basisformulierung [8], die im Endprodukt mit ca. 85–99% enthalten ist.

Zusammensetzung:
ca. 25%	Fettalkoholsulfat (WAS)
ca. 25%	Fettalkohol-Sulfosuccinate (WAS)
ca. 46%	Gerüstsubstanzen/Plastifikatoren
ca. 2–5%	Wasser

Nimmt man nun für eine Endformulierung eine Einsatzmenge von ca. 90% dieser Basisformulierung an, so kann folgende Rezeptur abgeleitet werden:

ca. 23%	Fettalkoholsulfat (WAS)

ca.   23 %   Fettalkoholsulfosuccinat (WAS)
ca.   42 %   Gerüstsubstanzen/Plastifikatoren
ca. 2–10 %   Wasser
Rest: Rückfetter, Feuchthaltemittel, Eiweißverbindungen, weitere
               WAS (z. B. Betaine), Wirkstoffe, Parfüm und Farbstoffe.

Eine gezielte Komposition von festen Syndets allein aus der Kenntnis der Eigenschaften der Einzelmaterialien heraus ist ohne große praktische Erfahrung nicht möglich. Zu groß sind die Variationsmöglichkeiten und zu häufig die unerwartet unlogischen Ergebnisse bei oft vermeintlich geringfügigen Abänderungen der Rezeptur. Empirie ist vorherrschend. Und da auch Laborversuche schwierig in bezug auf die Praxis zu interpretieren sind, ist die Entwicklung von festen Syndets äußerst zeit- und kostenaufwendig.

Herstellung

Feste Syndets können grundsätzlich auf bestehenden Seifenstraßen mit Mischer (Kneter), Walzenstühlen und Vakuumstrangpressen hergestellt werden. Der über die Strangpresse erhaltene homogene und glatte Strang wird geschnitten, in Kastenformen gepreßt (Seifen werden üblicherweise in Quetschformen verarbeitet) und nach eventueller Zwischenlagerung verpackt. Bei einer aus allen Einzelstoffen vor Ort gefertigten Rezeptur werden sowohl pulvrige Rohstoffe als auch geschmolzene oder aufgelöste Rohstoffe zur fertigen Syndetmasse vermischt. Eine vorcompoundierte Rezeptur erfordert im Normalfall nurmehr die Zugabe von gelösten oder pulvrigen Substanzen, keine Schmelze. Die Weiterverarbeitung ist prinzipiell in allen Fällen gleich.

Flüssige Syndets

Neben den stückförmigen (Seifen und) Syndets beginnen sich immer mehr die flüssigen Zubereitungen auf Syndetbasis (bei verschwindender Bedeutung flüssiger Seifen) durchzusetzen.
Vorteile der flüssigen Syndets liegen in der unzweifelhaft hygienischeren Anwendung, der leichteren Dosierbarkeit und der größeren Variationsbreite. Im Gegensatz zu den festen Syndets ist jedoch eine Konservierung erforderlich.
Die flüssigen Syndets, in Deutschland seit Anfang der 70er Jahre mit steigender Bedeutung im Markt, haben mittlerweile wertmäßig die festen Syndets weit überflügelt, was beweist, daß der Verbraucher die Vorteile erkannt hat. Wie bei den festen Syndets seba med Compact war bei den flüssigen Syndets seba med Flüssig marktöffnend und wegbereitend.

Zusammensetzung flüssiger Syndets

- Waschaktivsubstanzen
- Verdickungsmittel
- Rückfetter/verträglichkeitsverbessernde Substanzen
- Wirkstoffe
- Farbstoffe/Parfüme
- Konservierungsstoffe/Antioxidantien

Syndetvarianten

Typische Rezepturen für flüssige Syndets sind die nachfolgenden. Die Prozentangaben beziehen sich auf die Lieferkonzentration. Bei den WAS-Substanzen sind dies vorwiegend ca. 30 oder 40 %ige Lösungen/Mischungen. Auf 100 %ige Ware bezogen liegen die WAS-Gehalte meist zwischen 10 und 20 % und daher deutlich niedriger als bei stückförmigen Syndets mit 30–50 %.

Basis-Variante 1

1. Ethersulfate, organ. neutralisiert (56 %ig)(WAS)	30–40 %
2. Eiweißfettsäurekondensate (WAS)	0– 5 %
3. Betaine (WAS)	0– 5 %
4. Eiweißhydrolysate	0– 5 %
5. Verdickungsmittel	1– 8 %
6. Perlglanz	0– 5 %
7. Rückfetter	1– 7 %
8. Wirkstoffe	1– 5 %
9. Farbstoffe	0 Spuren
10. Parfüme	0– 1 %
11. Konservierungsstoffe/Antioxidantien	0,05– 1 %
	(in Einzelfällen auch 0)

Variante 2

1. Betaine (WAS)	10–40 %
2. Fettalkoholether-Sulfosuccinate (WAS)	10–30 %
Rest wie unter Variante 1 (4.–11.)	

Variante 3

1. Betaine (WAS)	10–40 %
2. Eiweißfettsäurekondensate (WAS)	5–15 %
Rest wie unter Variante 1 (4.–11.)	

Variante 4

1. Eiweißfettsäurekondensate (WAS)	20–50 %
2. Olefinsulfonate (WAS)	0–20 %
Rest wie unter Variante 1 (4.–11.)	

Variante 5
1. Fettalkohol-Ethersulfate (WAS)   25–45 %
2. Ethercarboxylate (WAS)   5–15 %
Rest wie unter Variante 1 (4.–11.)

Variante 6
1. Fettalkoholether-Sulfosuccinate (WAS)   20–35 %
2. Fettalkohol-Sulfoacetate (WAS)   10–15 %
Rest wie unter Variante 1 (4.–11.)

An marktbedeutenden Formulierungen können die nachfolgenden Zusammensetzungen angeführt werden:

Rezeptur A
ca. 35 % Ethersulfat, organisch neutralisiert (56 %ig) (WAS)
ca. 5 % Eiweißfettsäurekondensat (WAS)
ca. 2 % Betaine (WAS)
Rest wie unter Variante 1 (5.–11.)

Rezeptur B
ca. 35 % Fettalkoholether-Sulfosuccinate (WAS)
ca. 20 % Betaine (WAS)
ca. 10 % Eiweißfettsäurekondensat (WAS)
Rest wie unter Variante 1 (5.–11.)

Rezeptur C
ca. 30–50 % Fettalkohol-Ethersulfat, organisch neutralisiert 30 %ig (WAS)
Rest wie unter Variante 1 (4.–11.)

Rezeptur D
ca. 40 % Fettalkohol-Ethersulfat-Natrium-Salz (WAS)
ca. 10 % Fettalkoholether-Sulfosuccinate (WAS)
Rest wie unter Variante 1 (5.–11.)

Rezeptur E
ca. 40 % Fettalkohol-Ethersulfat, organisch neutralisiert (WAS)
ca. 10 % Fettalkoholether-Sulfosuccinate (WAS)
ca. 5 % Betaine (WAS)
Rest wie unter Variante 1 (5.–11.)

Aufgrund der vielen mehr oder weniger geeigneten grenzflächenwirksamen Stoffe ist eine praktisch unendliche Variationsbreite gegeben. Durch die Vorgaben/Vorbedingungen zu neuen Produkten, wie extreme Hautverträglichkeit, frei von hochstilisierten (wie z. B. Dioxan) wie auch tatsächlichen Schadstoffen (wie z. B. Nitrosamine) etc. und Preislimits sowie optischen und geruchlichen Anforderungen, werden die Rezepturmöglichkeiten wieder überblickbar.

Herstellung flüssiger Syndets

Flüssige Syndets können in offenen oder geschlossenen Systemen mit einfachen Rührwerkzeugen (Schnellrührer, Ankerrührer etc.) gemischt werden. Je nach Rezeptur erfolgt lediglich eine Mischung flüssiger Rohstoffe oder auch ein Aufschmelzen und sorgfältiges Unterrühren von einzelnen Substanzen, wie Perlglanzmittel, Antioxidantien und Verdickungsmittel. Lagerung und Konfektionierung bieten keine Probleme.

Literatur

1. Blumental A (1952) Br Patent 16672/52
2. Braun-Falco O, Heilgemeir GP (1981) Syndets zur Reinigung gesunder und erkrankter Haut. Ther Gegenw 120:1028–1045
3. Keining E (1969) Die Hautpflege mit synthetischen Detergentien. Ärztl Prax 103:5788–5794
4. Manneck H (1969) Tensid-(Syndet-)Reinigungsmittel in Stückform. Seifen Öle Fette Wachse 13:467–471
5. Neumüller OA (1985) Römpps Chemie Lexikon, 8. Auflage, S 2544: Mersolat. Franckh'sche Verlagsbuchhandlung Stuttgart
6. Shelansky HA, Shelansky MV (1953) A new technique of human patch tests. Toilet. Goods Ass. 19:46–49
7. Tensia. Lüttich (Belgien). Firmenschrift: Klinische Erprobung von Dermactif (Tensia (NOL) 167)
8. Weber G (1968) Prüfungsbericht über seba med. Firmenbroschüre Sebapharma.
9. Zschimmer & Schwarz. Lahnstein (BRD). Firmenschrift: Syndetseifenmasse Zetesap 813 A

Einsatz von Syndets in anderen Kosmetika – Einfluß auf die Gingiva

W. Weinert

Einleitung

Karies und Parodontopathien sind die wohl am häufigsten vorkommenden Krankheiten überhaupt. Die entscheidende Rolle bei der Entstehung beider Krankheiten spielt die bakterielle Plaque, also die Akkumulation von Bakterien, Speiseresten und klebrigen Zwischensubstanzen auf den Zähnen.

Die in der Plaque enthaltenen Bakterien, insbesondere solche, die in der Lage sind, Zucker verdauen zu können, scheiden als Stoffwechselprodukt organische Säuren, vorwiegend Milchsäure, aus, die zur Entmineralisierung des Schmelzes führen und damit den Beginn der Karies einleiten.

Andere Bakterien, vorwiegend Anaerobier, verursachen durch ihre Stoffwechselprodukte, die Endotoxine, eine Entzündung der Gingiva. Diese Gingivitis ist der erste Schritt für die Entstehung von Parodontopathien.

Reinigung mit Zahnpasta

Wie wohl kaum bei einer anderen Krankheit, kann man durch Prophylaxemaßnahmen der Entstehung von Karies und Parodontopathien vorbeugen. Notwendig allerdings ist die gründliche Entfernung der, aufgrund ihrer zähen, klebrigen Konsistenz, sehr fest an den Zähnen haftenden Beläge. Dies geschieht vorwiegend mit Zahnbürste und Zahnpasta, wobei die Zahnpasta die Aufgabe hat, neben der reinigenden Wirkung ihrer Putzkörper auch andere arzneilich wirksame Stoffe an Zähne und Gingiva heranzubringen. Dies betrifft insbesondere den Zusatz von Fluoriden, die die Widerstandsfähigkeit des Zahnschmelzes gegen den Angriff organischer Säuren stärken. Daneben wird aber auch durch die Zahnpasta der Putzvorgang für den Verbraucher angenehmer gestaltet, denn erfahrungsgemäß wird das Zähneputzen als lästige Pflichtübung empfunden. Zu den als angenehm empfundenen Eigenschaften gehört auch die Schaumbildung. Hier sind es vor allem die Kinder, bei denen eine schäumende Zahnpaste beliebter ist als eine nicht schäumende. Um diese Schaumwirkung zu erzielen, werden den Zahnpasten neben den Abrasivstoffen, den arzneilich wirksamen Stoffen, den Fluoriden, Konservierungsmitteln, Geschmacksstoffen, Bindemitteln, Feuchthaltemitteln und eventuell Farbstoffen, auch Tenside zugegeben. Aus

O. Braun-Falco, H. C. Korting (Hrsg.)
Hautreinigung mit Syndets
© Springer-Verlag Berlin Heidelberg 1990

Tabelle 1. Tenside für den Einsatz in Zahncremes

Natriumlaurylsulfat
Natriumlauroylsarcosinat
Medizinische Seife
Palmkernfettsäuretensid
Natrumlaurylsulfoacetat
Kokosfettsäuremonoglyceridsulfonat
Betaine

---

der Vielzahl der für den Einsatz in Zahnpasten zur Verfügung stehenden Tenside (Tabelle 1) ist Natriumlaurylsulfat mit Abstand das weltweit am häufigsten eingesetzte. Nichtionische und kationische Tenside spielen als Zusatzstoffe für Zahnpasten nur eine untergeordnete Rolle.

Anforderungen an Zahnpasta nach der Kosmetikverordnung

Da Zahnpasten zu den Kosmetika gehören, unterliegen sie nicht dem Arzneimittelgesetz, sondern der Kosmetikverordnung, d. h. an die Bestandteile von Zahnpasten werden ganz bestimmte Anforderungen gestellt. Dabei ist es selbstverständlich, daß sämtliche Inhaltsstoffe gesundheitlich unbedenklich sind. Dies gilt natürlich auch für die Tenside, an die aber auch noch andere Anforderungen gestellt werden, z. B. galenische. Hier ist vor allem wichtig, daß sich die Tenside mit den übrigen Inhaltsstoffen von Zahnpasten vertragen, und, um die Aromatisierung nicht zu beeinflussen, geschmacksneutral sind. Es ist selbstverständlich, daß die Tenside, wie alle anderen Inhaltsstoffe von Zahnpasten auch, in hochgereinigter Form, also in DAB- oder Lebensmittelqualität, Verwendung finden.

Angaben der Tenside in Zahnpasten

Neben den *Tensiden,* die als reine Schaumbildner eingesetzt werden, gibt es aber auch Wirkstoffe, die Tensidcharakter haben, z. B. *quaternäre Verbindungen,* s. g. Quats, die antibakterielle Eigenschaften besitzen. Hier sind es insbesondere Cetylpyridinchlorid und Domiphenbromid, die als Wirkstoffe vorwiegend in Mundwässern enthalten sind.

Eine andere Gruppe sind die *Aminfluoride,* kationische Tenside, z. B. Olafluor oder Hektafluor oder Dekafluor, die als antikariogene Wirkstoffe zur Härtung des Zahnschmelzes eingesetzt werden und daneben auch noch Tensidcharakter haben. Oder aber *nichtionische Tenside,* die als Emulgatoren, also Lösungsvermittler für Aromen oder spezielle Wirkstoffe gebraucht werden. Sie werden in diesem Fall als „Hilfsstoffe" für die Zahnpastenformulierung eingestuft.

Die erwünschte Wirkung der Tenside liegt vor allen Dingen in der Schaumbildung durch Herabsetzung der Grenzflächenspannung. Dadurch wird eine gleichmäßige Verteilung der Zahnpastenbestandteile gewährleistet und somit eine Unterstützung des Putzvorgangs durch die Auflockerung der Plaque vor allem dort, wo mit der Bürste nicht hingekommen wird, also hauptsächlich in den schwer zugänglichen Interdentalräumen.

Durch ihre benetzende und emulgierende Wirkung unterstützen die Tenside in der Zahnpasta somit ganz entscheidend die Reinigungswirkung beim Zähneputzen. Deswegen wurden sie sogar als kariesprotektiv bezeichnet, was aber nur als indirekte Wirkung, nämlich durch die Entfernung der bakteriellen Plaque, zu erklären ist, wenn ihnen auch eine gewisse antimikrobielle Wirkung zuzuschreiben ist.

Die Tenside sind also somit ein ganz wesentlicher und notwendiger Bestandteil der Zahnpasten und dienen der Karies- und Parodontopathievorbeugung.

Schädigen Tenside die Mundschleimhaut?

Neben diesen positiven Eigenschaften der Tenside in Zahnpasten wird aber auch von bestimmten Kreisen immer wieder darauf hingewiesen, daß den Tensiden in Mundhygiene-Artikeln schädliche Eigenschaften innewohnen. Diese sog. Nebenwirkungen konzentrieren sich im wesentlichen auf zwei Faktoren, nämlich eine angebliche Schädigung der Mundschleimhaut und das Auftreten von Geschmacksirritationen. Hauptsächlich durch eine „Monitor"-Sendung im Fernsehen wurde die Bevölkerung, aber auch Fachkreise, irritiert durch Darstellung schädlicher Wirkungen von Tensiden, vorzugsweise Natriumlaurylsulfat, in Zahnpasten. Es wurde behauptet, daß die Tenside aufgrund ihrer oberflächenaktiven Eigenschaften Zellen zerstören könnten, also auch Zellen der Mundschleimhaut. Demonstriert wurde dieser Effekt an der Zerstörung von roten Blutkörperchen. Die Quintessenz dieser Angriffe war, daß durch die Anwendung von Tensiden in Zahnpflegemitteln nicht etwa die Gesundheit der Gingiva gefördert wird, sondern im Gegenteil es zu einer Gingivitis, also zu einer Entzündung des Zahnfleisches aufgrund der die Epithelzellen schädigenden Wirkung kommen muß.

Sollte diese Behauptung richtig sein, dann müßten klinische Untersuchungen, die mit Zahnpasta gemacht werden, die die entsprechende Konzentration von Tensiden enthalten, zu negativen Ergebnissen bezüglich der Gingival-Parameter führen. Dies ist aber nicht der Fall, ganz im Gegenteil. Wie zahllose klinische Untersuchungen zeigen, werden die untersuchten Gingival-Parameter wie Sulcus-Bleeding-Index, Gingival-Index oder Sulcus-Fluid-Flow-Rate, unter dem Putzen mit tensidhaltigen Zahnpasten signifikant verbessert. Negative Auswirkungen auf die Mundschleimhaut konnten beim Putzen mit solchen bis zu 2 % Tensid enthaltenden Zahnpasten nicht nachgewiesen werden (Abb. 1).

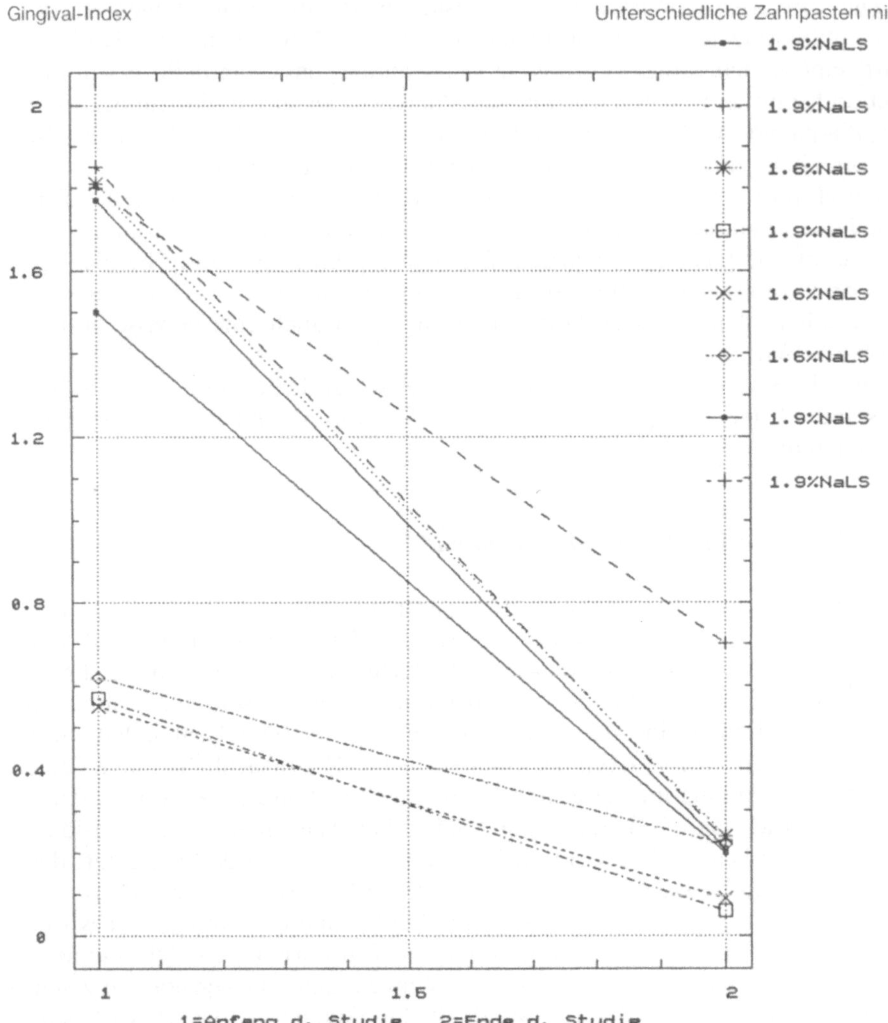

Abb. 1. Tensidwirkung an der Gingiva (nach [3])

Untersuchungen an der Universität Freiburg, die zum Ziel hatten, die Einwirkung von verschiedenen Tensiden auf die Keratinschicht der Mundschleimhaut zu untersuchen, zeigten ebenfalls, daß unter Tensiden keine negative Beeinflussung der Keratinschicht der Mundschleimhaut stattfindet. Bei unsachgemäßer Anwendung von Zahnpasten mit weit höheren Tensidkonzentrationen als 2% kann es allerdings zu Schleimhautirritationen kommen. Deshalb hat auch das Bundesgesundheitsamt als obere Grenze für die Tensidkonzentration in Zahnpasten 2% festgelegt. Alle im Handel befindlichen Zahnpasten haben einen geringeren Tensidanteil, bis auf ganz wenige

Ausnahmen, wobei die eine davon ein Konzentrat darstellt, das bei sachgemäßer Anwendung auch innerhalb der als unschädlich angesehenen Konzentration liegt.

Es zeigt sich also, daß aufgrund klinischer Untersuchungen eine negative Auswirkung auf die Mundschleimhaut, insbesondere eine negative Auswirkung auf die Keratinschicht, nicht auftritt, sondern es vielmehr zu einer Verbesserung des gingivalen Zustands kommt.

Die Geschmacksirritationen nach dem Gebrauch von Zahnpasten, der sog. „Orangen-Effekt", ist vorhanden. Diese Beeinflussung des Geschmacksempfindens durch Zahnpasten ist aber nicht allein durch Tenside verursacht, sondern auch durch andere Inhaltsstoffe dieser Zahnpflegemittel, z. B. Aromen. Wie diese Geschmacksirritation hervorgerufen wird, ist im einzelnen nicht geklärt. Sicher ist jedoch, daß sie reversibel ist und nach kurzer Zeit wieder verschwindet.

Natürlich können Tenside auch wie alle anderen Stoffe *Allergien* hervorrufen. So sind auch Überempfindlichkeiten gegen tensidhaltige Wasch- und Reinigungsmittel oder Kosmetika bekannt. Jedoch sind diese im Verhältnis zur Zahl der Anwendung als äußerst selten zu bezeichnen. Grundsätzlich können also wie bei allen anderen Produkten des täglichen Bedarfs im Einzelfall auch bei Tensiden Überempfindlichkeitsreaktionen nicht ausgeschlossen werden. Viel häufiger sind jedoch allergische Reaktionen von Seiten der aromatisierenden Inhaltsstoffe der Zahnpasten.

Bei der Anwendung von Zahnpasten kommt es natürlich auch zum Verschlucken von geringen Anteilen dieser Pasten. Untersuchungen haben ergeben, daß bei Erwachsenen ca. 10 % der zugeführten Zahnpastamenge unbewußt verschluckt werden. Bei Kindern liegt dieser Prozentsatz wesentlich höher. Hier sind es 30 bis 40 %, in manchen Fällen sogar noch viel mehr, wenn diese Kinder nicht ans Ausspucken der Zahnpasta gewöhnt sind und diese, weil sie ihnen schmeckt, herunterschlucken. Deshalb muß auch auf die vielleicht systemische Wirkung von Zahnpastenbestandteilen geachtet werden. Da es sich beim Zähneputzen um einen täglich wiederholten Vorgang handelt, ist natürlich auch die Frage zu beantworten, ob dieser Dauergebrauch schädlich sein könnte. Kemper (pers. Mitt.) hat auf diese Frage geantwortet, daß durch Langzeituntersuchungen mit weit größeren Tensidmengen als sie beim Zähneputzen in den menschlichen Organismus gelangen können, belegt ist, daß Tenside, die in Zahnpasten benutzt werden, bei sachgerechter Anwendung in der Mundpflege, d. h., auch unter der Voraussetzung des Verschluckens bestimmter Anteile von Zahnpasten, unbedenklich sind.

Zusammenfassung

Abschließend läßt sich also sagen, Tenside sind als Bestandteil von Zahnpasten notwendig, vor allem, weil sie die reinigende Wirkung der Zahnpasten wirksam unterstützen. Dabei sollte eine Konzentration von 2 % nicht überschritten werden.

Schädliche Einwirkungen auf die Mundschleimhaut sind bei sachgemäßer Anwendung der Tenside in den Zahnpasten aufgrund umfangreicher klinischer Versuche auszuschließen. Somit sind Tenside ein wertvoller Bestandteil von Zahnpasten und aus diesen nicht wegzudenken.

Literatur

1. Götze W (1977) Untersuchungen zum Einfluß von Zahnpasta auf die Gingiva. Dtsch Zahnärztl Zeitschr 32:448–449
2. Riethe P, Schmelzle R, Schwenzer N (1980) Arzneimitteltherapie in der Zahn-, Mund- u. Kieferheilkunde. Thieme, Stuttgart
3. Seichter U (1987) Paradontopathien, Zahncremes und Natriumlaurylsulfat. Zahnärztl Mitt 77:2253–2256
4. Vollmer G, Franz M (1985) Chemische Produkte im Alltag. Thieme, Stuttgart
5. Wallhäußer K-H (1988) Praxis der Sterilisation – Desinfektion – Konservierung. Thieme, Stuttgart
6. Die fleißigen Verbindungen. Wissenswertes über Tenside. Brosch.: TEGEWA, Karlstr. 21, 6000 Frankfurt 1

*Physiologische und pathophysiologische
Grundlagen der Anwendung synthetischer
Detergentien zur Hautreinigung*

Haut-pH

Physikalische Grundlagen des pH-Begriffs und Meßmethoden speziell an Oberflächen

H. Galster

Wasserstoffionenaktivität

Die Bedeutung der Wasserstoffionenaktivität in biologischen Systemen ist bekannt. Bezeichnenderweise steht die grundlegende Arbeit von Sørensen [11] über ihre Definition und Bestimmung unter dem Titel „Enzymstudien".

Seit Sørensen rechnet man wegen der Kleinheit dieses Maßes nicht mit dem numerischen Wert, sondern mit dem mit -1 multiplizierten Logarithmus der Anzahl der Mole im Liter. Diese Größe wird als Abkürzung des lateinischen Ausdrucks „pondus hydrogenii" pH-Wert genannt. Da pH-Werte Logarithmen sind, müssen sie dimensionslos sein. Korrekt schreibt man daher:

$$pH = -\lg \frac{a_{H^+}}{a_{H^+}^o}$$

Darin ist $a_{H^+}^o$ die Standardaktivität von $1 \text{ mol} \cdot L^{-1}$.

Die Definition dieser Standard-Aktivität ist schwierig, denn nur in sehr verdünnten Lösungen kann die Aktivität gleich der Konzentration gesetzt werden. Experimentell ist der pH-Wert daher elektrochemisch als Spannung der Wasserstoff-Meßkette definiert. Exakte Messungen sind aber nur mit der Meßkette, die zur Bestimmung von pH-Standardlösungen dient, möglich:

Ag/AgCl, KCl, Standardlösung, H_2/Pt.

Der Einfluß des zugesetzten Kaliumchlorids wird durch Extrapolieren auf die Konzentration null und Anwenden des Debye-Hückelschen Gesetzes eliminiert [1].

Für wäßrige Lösungen reicht die pH-Skala bekanntlich von 0 bis 14. Ihre praktische Definition mit Hilfe dieser Standardlösungen ist noch immer umstritten. Nach der letzten internationalen Konferenz in Stockholm im Oktober dieses Jahres ist zu hoffen, daß es bei der thermodynamisch begründeten Mehrpunktskala des National Bureau of Standards (NBS) in Washington bleibt. An diese lehnt sich auch die deutsche Norm DIN 19266 an.

O. Braun-Falco, H. C. Korting (Hrsg.)
Hautreinigung mit Syndets
© Springer-Verlag Berlin Heidelberg 1990

pH-Messung

Die Empfindung für Wasserstoffionenaktivitäten gehört entwicklungsgeschichtlich zu den ältesten Wahrnehmungen, die Organismen von der Umwelt aufgenommen haben. Jede Zelle hat ein kompliziertes System, welches den pH-Wert im Inneren bis auf Hundertstel genau konstant hält. Auch der pH-Wert im Blutkreislauf des gesunden Menschen wird mit 7,414 ± 0,003 besser als mit jeder technischen Regelung eingehalten.

Die dafür vorhandenen Rezeptoren arbeiten aber am Bewußtsein vorbei, so daß wir gezwungen sind, unsere Kenntnisse mit Hilfe von Meßgeräten zu gewinnen.

Im Jahre 1892 hat Heuß einen ersten Hinweis auf saure Stoffe in den oberen Schichten der menschlichen Haut gefunden. Wie noch weitere Autoren führte er, dem damaligen Stand der Technik entsprechend, die pH-Bestimmungen colorimetrisch mit Hilfe von Farbindikatoren durch. Er kam damit schon auf den auch heute noch gültigen Durchschnitt von pH = 5,5.

Mit der Einführung der elektrometrischen pH-Messung entdeckten Schade und Marchionini [9] einen aus Hautsekreten bestehenden „Säuremantel". Sie benutzten dazu eine speziell konstruierte „Wasserstoff-Glockenelektrode" (Abb. 1). Sie fanden damit pH-Werte zwischen 3,0 und 5,0, die uns beim Vergleich mit neueren Werten allerdings sehr tief vorkom-

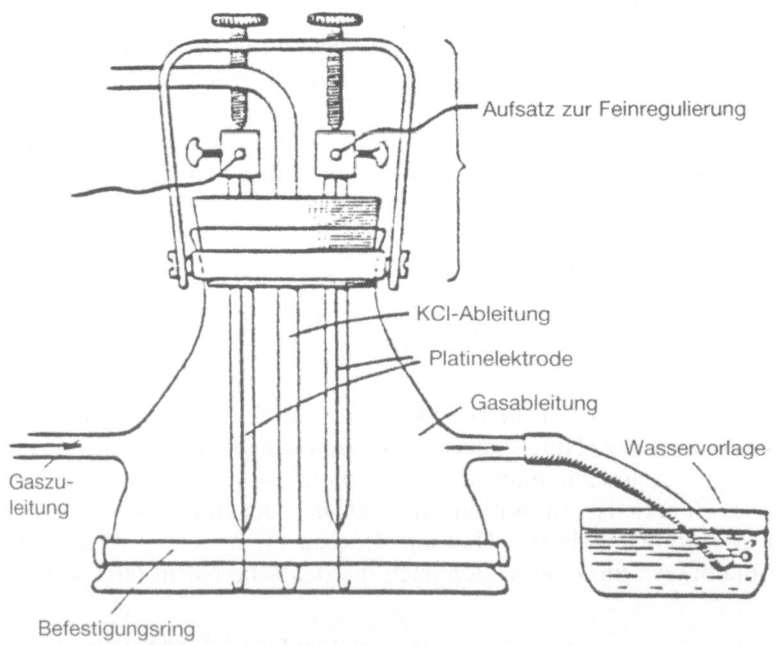

Abb. 1. Glockenelektrode nach Schade [9]. Durchmesser der Glocke 5 cm

men. Die Messungen mit der Wasserstoffelektrode auf der Haut begegnet besonderen Schwierigkeiten, die mit dem Durchleiten des Gases verbunden sind. Ohne Vorkehrungen gegen Austrocknen und Entzug von Kohlenstoffdioxid wird der pH-Wert verändert.

Vielleicht hätte Marchionini die pH-stabilisierte Schicht niemals „Säuremantel" genannt, wenn er den Durchschnittswert von pH = 5,5 gefunden hätte.

Routinemessungen sind erst nach Einführung der Glaselektrode in die Dermatologie durch Blank [2] möglich geworden. Dieses inzwischen fast universell eingesetzte Gerät beruht auf der Bildung einer Phasengrenzspannung zwischen Meßlösung und Glasmembran. Voraussetzung dafür ist eine vorausgehende Formierung der Membran in einer wäßrigen Lösung. Dabei tauschen innerhalb einer dünnen Schicht von etwa 20 nm die leichten Alkaliionen des Glases gegen Wasserstoffionen aus. Gleichzeitig nimmt das verbleibende Erdalkali-Kieselsäure-Netzwerk Wasser auf unter Bildung eines Hydrats.

Die oft gehörte Bezeichnung „Gelschicht" für diese Zone täuscht, denn die Oberfläche enthält wenig Wasser und ist nur als Gel im mineralogischen Sinne zu verstehen und etwa mit Opal oder Flintstein zu vergleichen. Es ist wichtig, dafür zu sorgen, daß die äußere Schicht nicht wieder austrocknet. Eine einmal in Gebrauch genommene Glaselektrode muß immer feucht gehalten werden.

Die Meßfunktion ist auf die Bildung einer Phasengrenzspannung zurückzuführen, die sich mit dem Gleichgewicht der elektrochemischen Potentiale der Wasserstoffionen zwischen Lösung und Glasmembran einstellt. Der Innenseite der Membran steht ein sog. Innenpuffer gegenüber, dessen pH-Wert dem Kettennullpunkt entspricht und meistens $pH_o = 7$ beträgt. Die Membranspannung ergibt sich aus der Differenz zwischen den pH-Werten von Meßlösung und Innenpuffer. Ihre Größe regelt das Nernstsche Gesetz, welches für Glaselektroden-Meßketten in der Form

$$U = U_o + U'_N \ (pH_o - pH)$$

verwendet wird. Darin ist U_o die Kettenspannung beim sog. Kettennullpunkt pH_o und U'_N die Steilheit der Meßkette.

Die genauen Werte von pH_o und U'_N sind individuelle Parameter der Meßketten und werden vor der Messung mit Hilfe von pH-Standardlösungen eingeeicht. In der Medizin können die vom NBS empfohlenen pH-Standardlösungen verwendet werden.

Für die Meßbarkeit der Spannung U ist eine bestimmte elektrische Leitfähigkeit des Membranglases erforderlich. Aus diesem Grunde hatten die ersten Glaselektroden große, sehr dünnwandige Kugeln als Membran. Mit besser leitenden Gläsern konnten später auch dickerwandige flache Membranen hergestellt werden, die sich ohne Bruchgefahr zum Messen auf festen Oberflächen verwenden lassen. Die ersten zuverlässigen pH-Messungen mit Flachmembran-Glaselektroden (Abb. 2) gelangen Schirren [13] mit

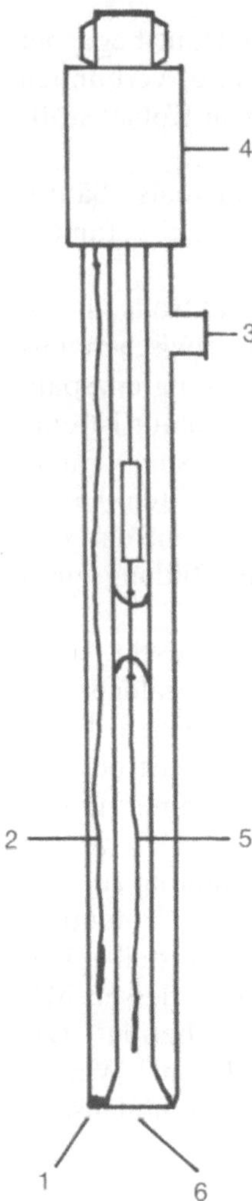

Abb. 2. Einstabmeßkette mit Flachmembran. 1 Diaphragma, 2 Bezugselektrode, 3 Nachfüllöffnung für Bezugselektrolyt, 4 Elektrodenkopf, 5 Ableitelektrode, 6 Glasmembran

Meßketten der Fa. Polymetron, die von Ingold [7] beschrieben worden waren. Mit ihnen fand er bei vergleichenden Messungen zwischen der bis dahin als genauest geltenden sog. Chinhydron-Elektrode und der Glaselektrode auf dem Handrücken die gut übereinstimmenden pH-Werte 5,17 und 5,14.

Heute benutzt man dafür Einstabmeßketten mit Flachmembran, deren Aufbau das Bild 2 zeigt: Man erkennt, daß es sich in Wirklichkeit um zwei elektrisch voneinander getrennte Elektroden handelt. Die Bezugselektrode ist über den flüssigen Bezugselektrolyten und das Diaphragma mit der Oberfläche verbunden. Ihre Einzelspannung bleibt von der Zusammensetzung des Meßmediums unabhängig.

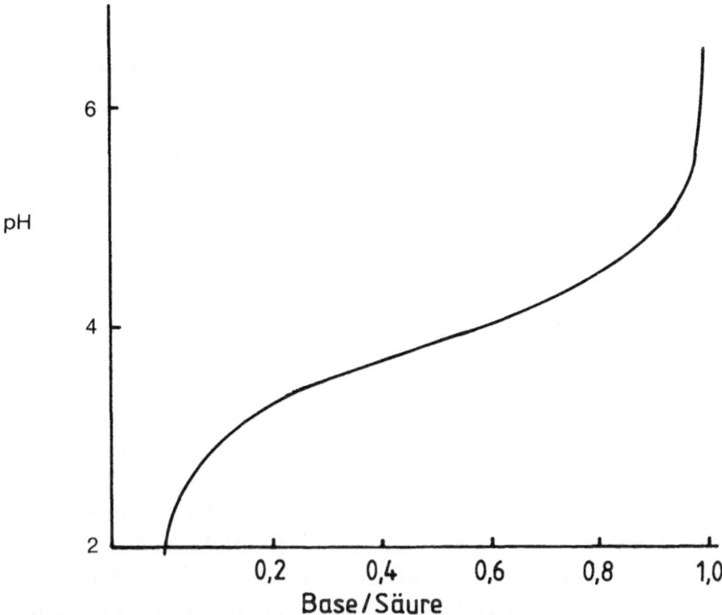

Abb. 3. Verteilung der pH-Werte auf der Haut der Unterarminnenseite bei 800 gesunden Versuchspersonen, aus Tronnier und Bussius [12]

Vor dem Aufsetzen der Meßkette wird die Haut mit einem Tropfen dest. Wasser oder physiologischer Kochsalzlösung angefeuchtet. Zuvor ist eine Waschkarenz von 24 h einzuhalten und jedes Schwitzen zu vermeiden.

Mit Hilfe der Glaselektrode ist der pH-Wert zu einer der leichtest zugänglichen Meßgrößen geworden. Reihenversuche an 800 gesunden Probanden ergaben eine schöne, fast symmetrische Gaußverteilung (Abb. 3) [12]. Die Basis der Kurve ist viel breiter als sich durch eine Streuung der Messungen erklären ließe, man kann daraus schließen, daß die pH-Werte auf der menschlichen Haut eine Bandbreite von mindestens ΔpH = 1,5 einnehmen.

Temperaturkompensation

Beim Aufsetzen nimmt die Membran der Glaselektrode die Temperatur der Hautoberfläche an. Da meistens in Standardlösungen bei Raumtemperatur geeicht wurde, darf man nicht vergessen, die Temperaturkompensation des pH-Meters von Hand auf die Oberflächentemperatur des Meßortes, z. B. 32 °C, einzustellen.

Bei länger dauernden Messungen und bei Reihenuntersuchungen wird ein größerer Teil der Meßkette erwärmt, wodurch Meßunsicherheiten von bis zu 6 mV oder ΔpH = 0,1 auftreten können. Da diese Temperatur nicht von der ganzen Meßkette angenommen wird, ist eine automatische Temperaturkompensation mit einem eingebauten Temperaturkompensationswiderstand zwecklos. Es ist darauf zu achten, daß Meßketten für dermatologische Untersuchungen mit einem temperatursymmetrischen, z. B. dem „Equithal"-Ableitsystem von Bühler und Galster [3] versehen sind.

Puffergüte

Da der pH-Wert eine Art Konzentrationsmaß ist, wirkt es erstaunlich, daß seine Messung reproduzierbare Werte liefert, obwohl nicht nur Wassergehalt und Wasserabgabefähigkeit der Haut schwanken, sondern auch noch unterschiedliche Wassermengen hinzugefügt werden. Dies ist möglich, weil natürliche Lösungen meistens sog. Puffersysteme enthalten, die ihren eigenen pH-Wert gegenüber einer Verdünnung und zum Teil auch Zugaben fremder Stoffe innerhalb eines gewissen Bereiches stabilisieren.

Auf der Haut ist es neben dem System Kohlensäure/Natriumbicarbonat vor allem das System Milchsäure/Natriumlaktat. Man kann sich die Pufferwirkung leicht anhand einer einfachen Formel klarmachen. Die Milchsäure $CH_3CHOHCOOH$ (Hlac) als Beispiel dissoziiert nach dem Gleichgewicht:

$$\frac{a_{H^+}\, a_{lac^-}}{a_{Hlac}} = K \qquad\qquad (K = 10^{-3,87})$$

Darin kann man die Aktivität der Laktationen a_{lac^-} ungefähr gleich der Konzentration des Natriumlaktats C_{lac^-} und a_{Hlac} der Konzentration der undissozierten Milchsäure C_{Hlac} setzen. Dann gilt:

$$a_{H^+} \simeq \frac{C_{Hlac}}{C_{lac^-}}\, K \qquad oder$$

$$pH \simeq pK + \lg \frac{C_{lac^-}}{C_{Hlac}} \qquad (pK = 3{,}87)$$

D. h. der pH-Wert liegt in der Nähe von 4 und ist außerdem vom Konzentrationsverhältnis von Laktat zu freier Milchsäure abhängig. Eine absolute Konzentration kommt in dieser ersten Näherung nicht vor.

Die äußere Einwirkung von Basen oder Säuren führt zur Änderung einer der Konzentrationen und damit des Verhältnisses von Natriumlaktat zu Milchsäure. Der Einfluß auf den pH-Wert ist um so geringer, je höher die Konzentration der Pufferlösung ist. Das Bild 4 zeigt anhand einer Berechnung, wie kleine Alkalimengen ohne signifikante pH-Änderung aufgefangen werden. Bis zum Zusammenbruch des Säuremantels muß also erst eine bestimmte Schwelle überschritten werden.

Der pH-Wert auf der Haut liegt im Schnitt etwas höher als in Abb. 4 gezeigt, denn er besteht nicht allein aus Milchsäure und Laktat. Er enthält außerdem noch das Puffersystem Kohlenstoffdioxid/Natriumbikarbonat mit

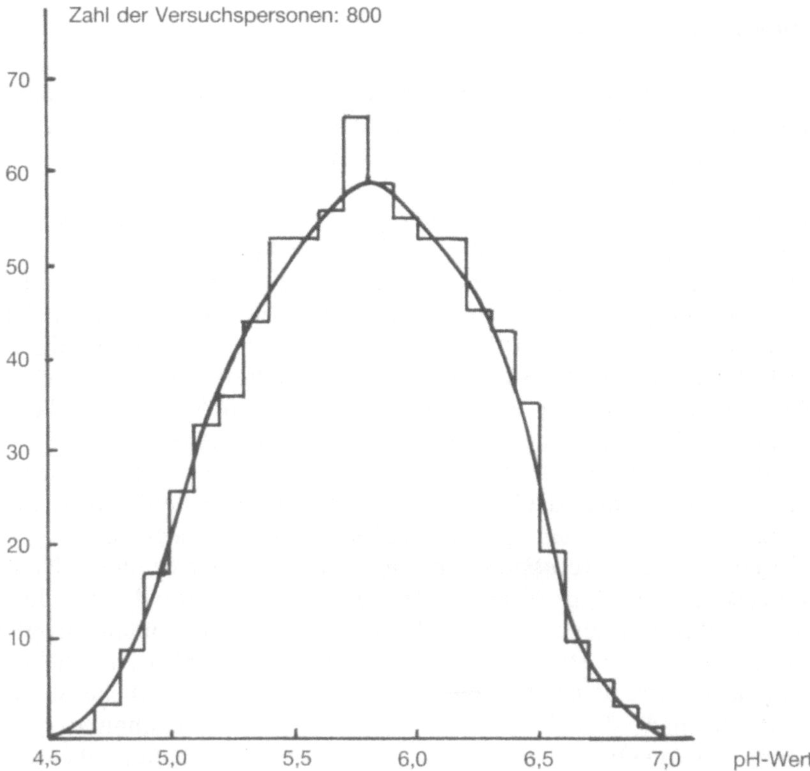

Abb. 4. Veränderung des pH-Wertes mit der Zugabe von Natriumhydroxid zu Milchsäure

dem optimalen pH-Wert 6,5 und Proteine mit ihren Abbauprodukten, die z. T. als Zwitterionen ebenfalls ein beträchtliches Puffervermögen haben.

Lotmar [8] hat angegeben, wie man die Puffergüte des Säuremantels bestimmen kann:

Die Puffersubstanzen auf einer Hautoberfläche von 24 cm^2 werden bei neutraler Reaktion mit 12 mL einer 0,004 mol $\cdot$ mL^{-1} Natriumbicarbonatlösung (pH $\simeq$ 8) innerhalb von 10 min aufgelöst und durch potentiometrische Rücktitration bestimmt.

Wir müssen bei den Reaktionen der Haut vier Eigenschaften unterscheiden:

1. pH-Wert (pH $\simeq$ 5,5)
2. Puffergüte ($\gamma \simeq$ 50 nmol cm^{-2})
3. Neutralisationsfähigkeit (q $\simeq$ 1 nmol cm^{-2}s^{-1})
4. Alkaliresistenz.

Sie kommen mit steigendem Grad der Alkalibelastung nacheinander zum Tragen.

Neutralisationsvermögen

Von einem nicht sofort kompensierbaren pH-Anstieg wird ein Reiz auf die Haut ausgeübt, das Puffersystem durch vermehrte Produktion von Säuren wieder instand zu setzen. Während pH-Wert und Puffergüte Eigenschaften der Oberfläche sind, besteht das Neutralisationsvermögen in der Fähigkeit, Säuren aus tieferen Schichten nachzuliefern. Als schnell verfügbar kommt dafür in erster Linie das Kohlenstoffdioxid in Frage.

Burckhardt [4] führte als erster quantitative Messungen aus durch Auflegen von Filterpapierstückchen von 0,5 bis 1 cm^2 Größe, die mit 0,03 mL einer 0,0125 $mol \cdot L^{-1}$ Natronlauge getränkt waren. Er stoppte die Zeit bis zur Entfärbung von Phenolphthalein beim pH-Wert 8,3. Auch nach zehnfacher Wiederholung dieser Bestimmung wurde auf gesunder Haut keine signifikante Verlängerung der Neutralisationszeit festgestellt.

Schneider und Tronnier [10] haben eine „modifizierte Alkalineutralisation (MAN)" eingeführt, die mit einem größeren Volumen von 4 mL einer 0,0005 $mol\ L^{-1}$ Natronlauge auf 9,25 cm^2 Hautfläche arbeitet.

In beiden Verfahren kann man die Zeitpunkte der erfolgten Neutralisation elektrometrisch genauer anzeigen als mit dem Farbindikator. In Anlehnung an das Vorgehen von Burckhardt wird der Natronlaugetropfen von 0,03 mL zwischen Haut und Glasmembran eingeschlossen. Die geprüfte Hautfläche beträgt dabei ziemlich genau 1 cm^2. Der zeitliche Verlauf des pH-Wertes ließe sich dann sogar mit einem Schreiber festhalten.

Bei allen diesen Messungen ist die Luft fern zu halten, da das in ihr enthaltene Kohlenstoffdioxid die Natronlauge ebenfalls neutralisieren würde. Bewährt hat sich eine Kammer, welche auf den Unterarm geschnallt wird (Abb. 5).

pH-Messungen in Kosmetika und Waschmitteln

In Cremes und Salben, soweit sie Fett in Wasser-Emulsionen sind, können pH-Messungen direkt ausgeführt werden. Es ist lediglich darauf zu achten, daß die Bezugselektrode mit flüssigem Elektrolyt gefüllt ist und daß der Ausfluß durch das Diaphragma mindestens 20 µL/d beträgt.

In vielen Vorschriften wird eine Verdünnung mit dem 5- bis 10-fachen Volumen destillierten Wassers empfohlen.

Stark fetthaltige Zubereitungen oder reine Fette werden vor der pH-Messung immer in einem 5 bis 10-fachen Volumen destillierten Wassers emulgiert. pH-Messungen sind zwar auch in wasserfreien Medien möglich, hier interessiert jedoch derjenige pH-Wert, welcher auch der wäßrigen Hautphase mitgeteilt wird.

Aus dem bisher gesagten geht hervor, daß bei einem von 5,5 abweichenden pH-Wert auch die Puffergüte eines Kosmetikums oder Waschmittels wichtig ist. Sie sollte möglichst klein sein, damit die Haut ihren natürlichen pH-Wert schnell wieder einstellen kann.

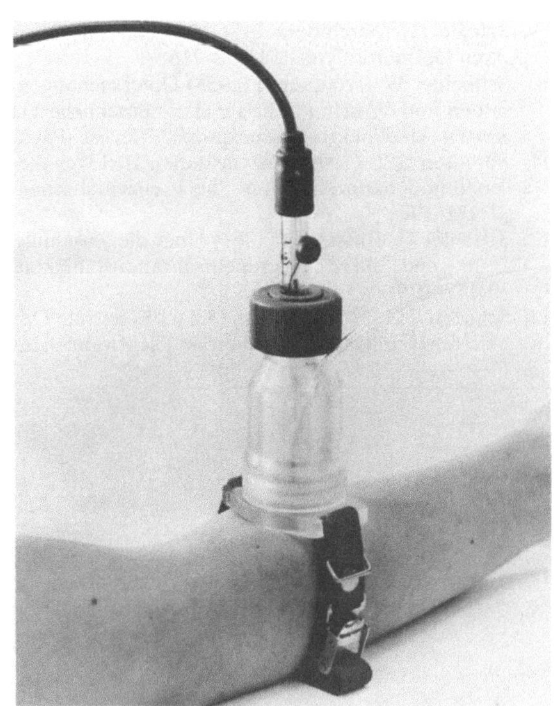

Abb. 5. Kammer zur Bestimmung der Neutralisationskapazität der Haut (Werkfoto Ingold Messtechnik AG, CH-8902 Urdorf)

Die Aufstellung von allgemein anerkannten Bestimmungsmethoden für pH-Werte und Säurebindungsvermögen könnten am besten im Rahmen des Deutschen Instituts für Normung (DIN) in Abstimmung mit evtl. bereits bestehenden internationalen Standards erarbeitet werden.

Literatur

1. Bates RG (1954) Determination of pH, Theory and Practice. John Wiley & Sons, New York
2. Blank KTH (1939) Measurement of the pH of the Skin Surface I. Technique. J Invest Dermatol 2:67–74
3. Bühler H, Galster H (1985) Temperaturunabhängige Einstabmeßkette für potentiometrische Messungen. DBP 3 405 401
4. Burckhardt W (1935) Die Rolle des Alkali in der Pathogenese des Ekzems speziell des Gewerbeekzems. Arch Dermatol Syph 173:155–167
5. DIN 19266 (1979) pH-Messung, Standardpufferlösungen. Beuth Verlag GmbH, Berlin
6. Heuß (1892) Monatsh prakt Dermatol 14:501 (zitiert nach A Marchionini [1929] Untersuchungen über die Wasserstoffionenkonzentration der Haut. Arch Dermatol Syph 158:290–333)
7. Ingold W (1951) Elektroden für die Potentiometrie und ihre Anwendungen in Laboratorium und Technik. Chimia 5:196–203
8. Lotmar R (1964) Die potentiometrische Titration als neues Verfahren zur Bestimmung des Puffervermögens der menschlichen Haut. Arch klin exp Dermatol 219:610–613

9. Schade H, Marchionini A (1928) Zur physikalischen Chemie der Hautoberfläche. Arch Dermatol Syph 154:690–716
10. Schneider W, Tronnier H (1958) Untersuchungen über die Einwirkungen von Schutzsalben und Waschmitteln auf die menschliche Haut unter Anwendung einer modifizierten Alkalineutralisationsprobe. Riechst.-Parfüms-Seifen 60:6–10
11. Sørensen SPL (1909) Enzymstudien II. Über die Messung und Bedeutung der Wasserstoffionenkonzentration bei enzymatischen Prozessen. Biochem Zeitschr 21:131–199
12. Tronnier H, Bussius H (1961) Über die Zusammenhänge zwischen dem pH-Wert der Haut und ihrer Alkalineutralisationsfähigkeit. Zeitschr Haut-Geschl Krankh 30:177–195
13. Schirren CG (1955) Does the Glass Electrode Determine the Same pH-Values on the Skin Surface as the Quinhydrone Elektrode. J Invest Dermatol 24:485–488

Bestimmung des Hautoberflächen-pH bei Probanden: Methodik und Ergebnisse im Rahmen klinischer Studien

M. Kober

Einleitung

Bereits Ende letzten Jahrhunderts bewegte die Frage nach dem normalen pH-Wert der Haut die Medizin. Die Werte von Sharlit und Sheer [26], die sich um pH 5,5 bewegten, wurden in der Folgezeit durch weitere Untersuchungen bestätigt [18], die einschlägigen Angaben aber auch im saureren [20] bzw. alkalischeren [29] Bereich angesiedelt. Zur Beobachtung des Haut-pH-Wertes wurden in der Literatur zahlreiche Methoden wie die kolorimetrische Meßmethode [26] oder die Gaskettenmessung mit der Wasserstoffelektrode respektive Chinhydronelektrode [21] angeführt, jedoch werden in Untersuchungen neuerer Zeit [22, 15] fast ausschließlich die von Ingold [11] erstmals entwickelten Glaselektroden verwendet, da sich diese nicht nur als zuverlässig, sondern auch als der Chinhydronelektrode ebenbürtig erwiesen haben [23]. In der vorliegenden Arbeit (vgl. [14]) wurde deshalb die neueste von Ingold entwickelte Flachglaselektrode verwendet, um die pH-Werte der Hautoberfläche zu messen.

Material und Methoden

An sämtlichen Versuchen nahmen fünf männliche und fünf weibliche gesunde Probanden teil. Die Probanden, die weder an der Stirn noch an der Beugeseite des Unterarms pathologische Veränderung aufwiesen, hatten das Durchschnittsalter von 28 Jahren, wobei der jüngste Proband 21 Jahre und der älteste 38 Jahre alt waren. Sie wurden, unabhängig von Alter, Geschlecht und Hauttyp in zwei Gruppen aufgeteilt, die jeweils zunächst Seife oder Syndet verwendeten, als Seife wurden das „LUX" Seifenstück der Fa. Lever-Sunlicht, Hamburg, als Syndet „SEBAMED-flüssig Waschemulsion" der Fa. Sebapharma, Boppard, verwendet. Für die verwendeten Waschmittel wurde vor Versuchsbeginn bei der LUX-Seife ein pH von 9,8 und bei SEBAMED-flüssig ein pH von 5,59 mit den weiter unten angegebenen Methoden ermittelt.

Nach den ersten drei Tagen der Messungen ohne Waschmittelbeeinflussung begannen Waschphase I und im Anschluß daran Waschphase II von jeweils 4 Wochen Dauer. Im Anschluß an die Messungen während der

O. Braun-Falco, H. C. Korting (Hrsg.)
Hautreinigung mit Syndets
© Springer-Verlag Berlin Heidelberg 1990

ersten drei Tage wuschen sich die Probanden zur Bestimmung der initialen Ausgangswerte vier Wochen lang zuerst mit LUX-Seife und dann mit SEBAMED-flüssig die Stirn morgens und abends jeweils 2 Minuten, respektive vice versa (Cross-over-Design). Im vorliegenden Fall wuschen sich die Probanden 1 bis 5 in der Waschphase I mit LUX-Seife und in der Waschphase II mit SEBAMED-flüssig. Die Probanden 6 bis 10 begannen mit SEBAMED-flüssig und wuschen nach 4 Wochen mit LUX-Seife weiter. Die erste Gruppe wird im folgenden Gruppe LUX, die zweite wird Gruppe SEBAMED genannt. Im exakten 7-Tage-Rhythmus wurden die Probanden an der Stirn und am Arm auf den pH-Wert hin untersucht.

Eine Waschung der Hautoberfläche mit Hautreinigungsmitteln kann grundsätzlich nicht nur kurzfristig – über mehrere Stunden –, sondern darüber hinaus möglicherweise auch langfristig eine erhebliche Veränderung des Haut-pH-Wertes hervorrufen [17, 27]. Um diese langfristigen Auswirkungen der Seifen – bzw. Syndetwaschungen bestmöglich erfassen zu können, wurden die regelmäßigen Messungen stets etwa in der Mitte des Applikationsintervalls vorgenommen, nämlich am Nachmittag. Um darüber hinaus auch die kurzfristigen Veränderungen des Haut-pH-Wertes erfassen zu können, wurde einmalig in der zweiten Waschperiode von jedem Probanden der pH-Wert an der Stirn unmittelbar vor und nach Waschung sowie in den folgenden vier Stunden alle 30 Minuten ermittelt.

Zur Ermittlung der pH-Werte selbst wurde das Präzisions-pH-mV-Meter „pH 521" der Fa. WTW (Wissenschaftlich-technische Werkstätten GmbH, Weilheim) gewählt und zwar in Verbindung mit der Glaselektrode 403–S7 (Einstabmeßkette für Oberflächenmessungen) der Fa. Ingold, Steinbach/Ts. Die Verbindung beider Geräteteile erfolgte mittels des Steckkopfverbindungskabels Typ AS7 derselben Firma. Die Meßanordnung wurde vor jeder Meßreihe auf ihre Genauigkeit hin mit den gebrauchsfertigen Pufferlösungen pH 4,00, 4,66, 5,00, 6,00, 6,88 und 7,00 der Fa. Merck, Darmstadt, nach Einstellung und Eichung mehrfach überprüft. Dabei ergab sich eine Genauigkeit von mindestens 0,02 pH-Einheiten über den relevanten Meßbereich.

Während des gesamten Versuchs wurde der pH-Wert folgendermaßen ermittelt:

1. Vor jeder Messung wurde die Glaselektrode zur Nullpunkteichung in die Pufferlösung pH 7,00 getaucht und nach stabiler Anzeige das pH-Meter auf den Wert und die Temperatur der Pufferlösung justiert. Die anschließende Steilheitseichung erfolgte nach Abspülen der Meßkette mit bidestilliertem Wasser [13, 24, 15] durch Eintauchen in die Pufferlösung pH 4,00 und Einstellen der Steilheit am pH-Meter. Für die Oberflächenmessung auf der Haut wurde zur Temperaturkompensation eine Einstellung von 25 Grad Celsius [2] gewählt.

2. Die Messungen wurden grundsätzlich an dem zu untersuchenden Hautareal dreimal durchgeführt, um eventuelle Schwankungen auch an dicht beieinanderliegenden Bereichen auszugleichen. Dazu wurde die Elektrode nach Spülung in bidestilliertem Wasser abgeschüttelt und in diesem

leicht feuchten Zustand [13, 14] mit sanftem Druck sowohl zentral über der Nasenwurzel auf der Stirn als auch nahe der Beuge auf den Vorderarm aufgesetzt [1, 2, 23]. Ein Abwischen der Elektrode mit Papiertüchern hatte sich als nachteilig erwiesen. Abgelesen wurde die Anzeige nach Erreichen eines stabilen Wertes, spätestens jedoch nach 1 Minute.

Da der pH-Wert als der negative dekadische Logarithmus der Wasserstoffionenkonzentration definiert ist, mußten die pH-Werte für die weiteren Berechnungen zur Bildung der jeweiligen Mittelwerte in der delogarithmierten Form verwendet werden. Zur besseren Übersichtlichkeit wurden die gemittelten Wasserstoffionenkonzentrationen wieder logarithmisch ausgedrückt.

Die Untersuchung der einzelnen Meßdaten erfolgte mit statistischen Standardmethoden nach Immich [10]. Im einzelnen kamen folgende Methoden zur Anwendung:
– Wilcoxon-Test für gepaarte Meßwerte
– Wilcoxon-Test für den Vergleich zweier unabhängiger Stichproben

Die für die einzelnen Tests charakteristischen Kenndaten wurden den Wissenschaftlichen Tabellen [6] der Fa. Geigy, Basel, entnommen.

Ergebnisse der pH-Messung

Um die Eingangsvoraussetzungen der Probandengruppen vergleichen zu können, wurde am Anfang der Untersuchungen an drei aufeinanderfolgenden Tagen der pH-Wert an der Stirn und am Arm gemessen. In der folgenden Tabelle sind die Mittelwerte der einzelnen Probanden sowie der Probandengruppen dargestellt:

Vergleich pH-Werte – initial –

STIRN

Gruppe LUX:

Proband	1	2	3	4	5	Mittel	Mittel gesamt
1. Tag	4,75	4,81	4,59	5,26	4,62	4,75	
2. Tag	4,49	4,97	5,53	5,29	4,52	4,79	
3. Tag	4,49	4,70	5,40	5,51	5,09	4,87	<u>4,80</u>

Gruppe SEBAMED:

Proband	6	7	8	9	10	Mittel	Mittel gesamt
1. Tag	4,95	4,65	4,80	4,48	5,57	4,77	
2. Tag	4,81	4,51	5,05	4,53	5,56	4,76	
3. Tag	5,34	4,77	5,13	4,48	5,63	4,89	<u>4,80</u>

ARM

Gruppe LUX:

	1	2	3	4	5	Mittel	Mittel gesamt
1. Tag	4,43	4,29	4,53	4,76	4,68	4,50	
2. Tag	4,58	4,38	4,64	4,97	4,73	4,62	
3. Tag	4,57	4,82	4,81	4,60	5,10	4,74	4,61

Gruppe SEBAMED:

	6	7	8	9	10		
1. Tag	5,23	5,04	4,22	4,70	5,02	4,68	
2. Tag	5,08	4,94	4,31	4,91	5,31	4,76	
3. Tag	5,44	5,39	4,47	4,81	5,05	4,88	4,77

Bei beiden Probandengruppen zeigte sich an der Stirn ein einheitlicher und am Arm ein geringfügig differierender initialer pH-Wert.

Wie aus den Abb. 1 (Stirn) und Abb. 2 (Arm) ersichtlich, war bei der Gruppe LUX ein Anstieg des pH-Wertes in der 1. Waschphase zu verzeichnen. Dieser Erhöhung folgte ein erheblicher Abfall des pH-Werts in der zweiten Waschperiode mit SEBAMED-flüssig.

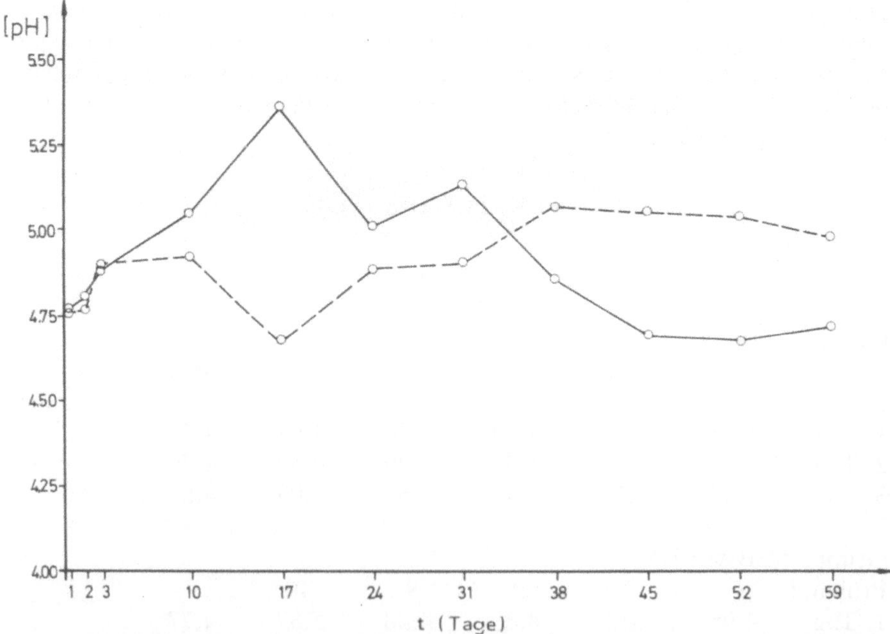

Abb. 1. Entwicklung der mittleren pH-Werte an der Stirn in der Gruppe LUX (—) und in der Gruppe SEBAMED (---) (nach [14])

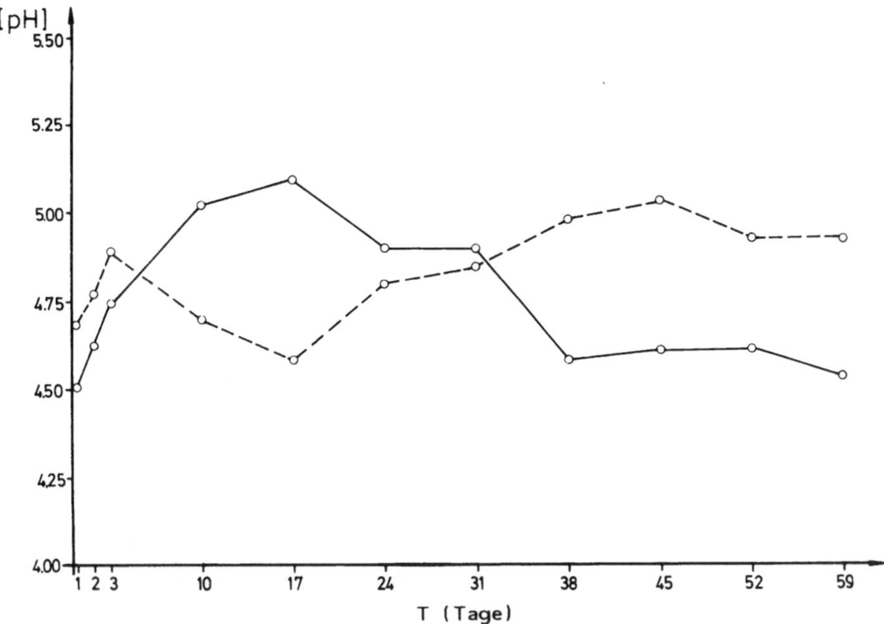

Abb. 2. Entwicklung der mittleren pH-Werte am Arm in der Gruppe LUX (—) und in der Gruppe SEBAMED (---) (nach [14])

Einem relativ unveränderten pH-Wert während der ersten Waschperiode folgte bei der Gruppe SEBAMED in der zweiten Periode ein mäßiger Anstieg des pH-Werts unter Waschung mit der LUX-Seife.

Mit dem Wilcoxon-Test ließ sich der in den Abb. 3 und 4 zu erkennende Trend statistisch absichern. Vergleicht man die Werte der Probanden in der Phase der LUX-Waschung (n=10) mit denen in der Phase der SEBAMED-Waschungen, so liegt der pH-Wert bei Waschung mit LUX-Seife merklich höher (P < 0,01).

Der mittlere pH-Wert aller Probanden während der Phase der LUX-Waschungen lag um 0,3 pH-Einheiten höher als während der Phase der SEBAMED-Waschungen.

Vergleicht man nun die korrespondierenden Wochen aller Probanden miteinander, d.h. zum Beispiel 1. Woche unter LUX-Seife mit 1. Woche unter SEBAMED-flüssig des ersten bis zehnten Probanden, so zeigt sich in der 2. Woche eine erhebliche Verschiebung des pH-Werts ins Alkalische unter LUX-Seife (P < 0,01), die sich auch in der 3. und 4. Woche weiter erkennen ließ (P = 0,02).

Abschließend wurden in jeder Gruppe die korrespondierenden Wochen der Waschphasen der einzelnen Probanden miteinander verglichen (z. B.: Proband 1: 1. Woche LUX-Seife mit 1. Woche SEBAMED-flüssig, 2. Woche mit 2. Woche usw.), wobei sich mit Deutlichkeit für beide Gruppen jeweils das oben genannte Ergebnis noch einmal bestätigte (P = 0,01).

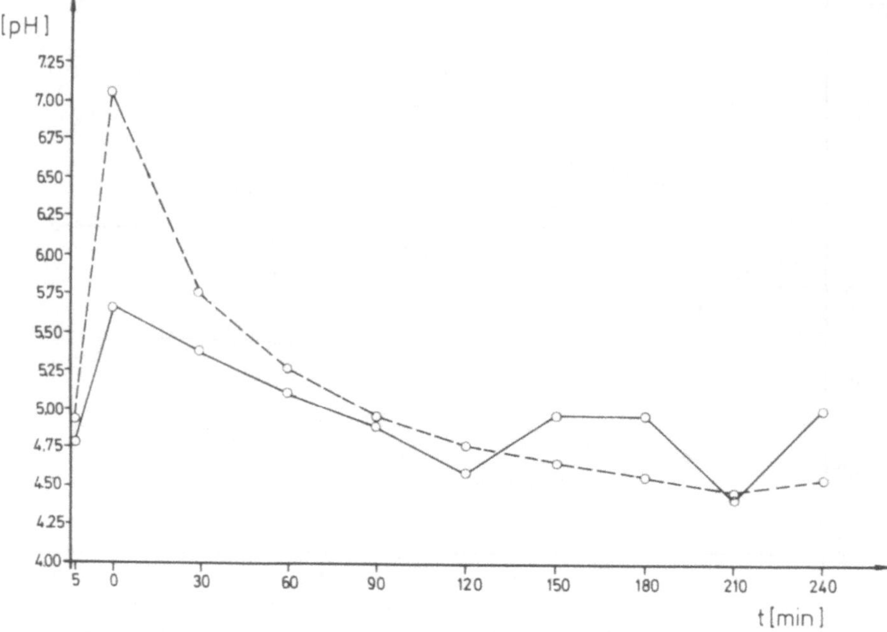

Abb. 3. Kurzzeitige Entwicklung des mittleren pH-Wertes an der Stirn nach Anwendung von LUX-Seife (---) und SEBAMED-flüssig (---) (nach [14])

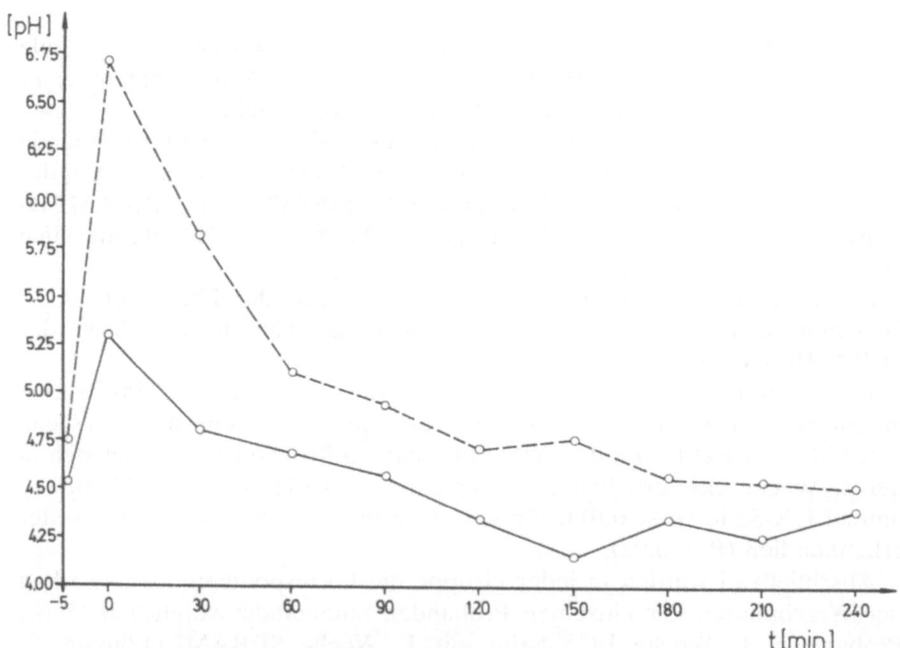

Abb. 4. Kurzzeitige Entwicklung des mittleren pH-Wertes am Arm nach Anwendung von LUX-Seife (---) und SEBAMED-flüssig (---) (nach [14])

Die pH-Werte bei dieser Meßreihe wurden direkt vor und direkt nach Behandlung mit dem jeweiligen Waschmittel gewonnen. In den folgenden 4 Stunden wurde die Regeneration des Haut-pH-Wertes an der betroffenen Stelle alle 30 Minuten registriert.

Diese Messung fiel bei allen Probanden in die zweite Waschperiode. Bei der sich demnach mit SEBAMED-flüssig waschenden Gruppe LUX wurde nach einem sofortigen mäßigen Anstieg der Ausgangs-pH-Wert nach ca. 2 Stunden wieder erreicht. Bei der Gegengruppe wurde der Ausgangswert nach einem sofortigen und wesentlich stärkeren Anstieg ebenfalls nach ca. 2 Stunden erreicht.

Beim Vergleich der beiden Probandengruppen Abb. 7 (Stirn) und Abb. 8 (Arm) wurde grundsätzlich durch die Waschung mit LUX-Seife/SEBA-MED-flüssig eine Erhöhung des pH-Wertes festgestellt, jedoch war bei der Gruppe LUX der Anstieg, wie der Wilcoxon-Test für den Vergleich zweier unabhängiger Stichproben zeigte, wesentlich deutlicher (P = 0,01).

Diskussion

Wie schon Braun-Falco und Korting [6] in ihrer Übersichtsarbeit ausführten, hat sich in Deutschland die von Ingold 1951 entwickelte Flachglaselektrode für die Hautoberflächen-pH-Messung durchgesetzt, deren Gleichwertigkeit mit der Chinhydronelektrode Schirren [23] aufzeigen konnte. Die von diesem Autor gefundene Übereinstimmung der mit zwei doch recht unterschiedlichen Methoden gewonnenen Meßwerte deutet zudem darauf hin, daß mit der bis heute regelmäßig eingesetzten Glaselektrode nicht nur gut reproduzierbare, sondern vermutlich auch richtige Werte für den pH-Wert der Hautoberfläche ermittelt werden. Auch ich konnte wie Stüttgen et al. [27] feststellen, daß ein Medium zur Anfeuchtung der zu messenden Stelle äußerst wichtig ist, um stabile und wiederholbare Meßwerte zu erhalten.

Bei Durchsicht der Literatur wurde rasch klar, daß es den einheitlichen pH-Wert der menschlichen Haut nicht gibt und daß dies auch für einzelne Hautareale wie hier die Stirn oder den Arm gilt. Ich fand einen mittleren pH-Wert unbehandelter Haut an der Stirn von 4,80, am Arm von 4,68, als Extremwerte wurden pH 4,49 und pH 5,63 bzw. pH 4,22 und pH 5,44 ermittelt. In gleicher Lokalisation fanden Arbenz [2] Werte von 5,2 bis 6,8 (Stirn) und 4,7 bis 5,8 (Arm), Blank [5] Werte von 4,0 bis 5,6 (Stirn) und 4,45 bis 5,15 (Arm) und Draize [9] Werte von 4,2 bis 6,2 (Stirn) und 4,2 bis 5,4 (Arm).

Wie jedoch bereits im Teil mathematisch-statistische Methoden dargelegt, ist es unzulässig, den Mittelwert von gemessenen pH-Werten direkt arithmetisch zu bestimmen. Des weiteren kann man eine Standardabweichung nur im Bereich der Wasserstoffionenkonzentration nicht aber in den Werten der pH-Skala angeben. Im allgemeinen werden in der Literatur keine einzelnen Meßdaten aufgeführt. Bei Schade, Marchionini (1928), Jolly et al. [12] und Schirren [23] war dies jedoch der Fall. Eine eingehende Prüfung dieser

Arbeiten zeigte, daß die angegebenen Mittelwerte das arithmethische Mittel logarithmierter Einzeldaten darstellen. Deshalb wurden die angeführten Rohdaten in mathematisch unanfechtbarer Weise nochmals für Mittelwertberechnungen herangezogen. Dabei zeigten sich Unterschiede von bis zu 0,7 Einheiten zwischen den angegebenen und den tatsächlichen pH-Mittelwerten. Stets lagen die angeführten pH-Mittelwerte zuweit im Alkalischen, wie dies auch mathematisch nicht anders zu erwarten war. Diese Überlegungen erscheinen besonders wichtig, um die – aus bisher verbreiterter Sicht – relativ weit im Sauren liegenden Ausgangswerte meiner Probanden richtig einordnen zu können. Im übrigen mag das aufgezeigte, mathematisch nicht haltbare Rechenverfahren auch andere Autoren veranlaßt haben, den „normalen" Haut-pH etwas weiter zum Alkalischen hin orientiert zu vermuten. In diesem Zusammenhang sei auch darauf hingewiesen, daß aus mathematischer Sicht Standardabweichungen für pH-Meßergebnisse nicht angegeben weden können, obwohl dies in einer Reihe früherer Arbeiten zu beobachten ist [5, 2, 14, 4, 15, 30]. In den eigenen Abbildungen werden demnach auch konsequent derartige Angaben vermieden, obwohl dies mit einem scheinbaren Verzicht auf erhöhte Übersichtlichkeit verbunden ist.

Bei beiden Probandengruppen wurden zu Beginn der Untersuchungen der pH-Wert der unbehandelten Haut auf ihre Vergleichbarkeit hin überprüft. Beide Gruppen hatten den gleichen Mittelwert von 4,80 an der Stirn und 4,61 bzw. 4,77 am Arm und erschienen somit in bezug auf den pH-Wert der Haut vollkommen vergleichbar.

Im allgemeinen wird es bei einem Hautreinigungsmittel für besonders vorteilhaft gehalten, wenn der pH-Wert der Haut bei seiner Anwendung konstant bleibt [3]. Bei der vorliegenden Untersuchung traf dies nicht auf Seife (LUX-Seife), wohl aber auf ein sauer eingestelltes Syndet (SEBAMED-flüssig) zu. Bei regelmäßiger Anwendung des letzteren Präparats verblieb der Haut-pH im Ausgangsbereich, der in diesem Zusammenhang als physiologisch angesehen werden kann. Darüberhinaus bewirkte SEBAMED-flüssig eine Aufhebung der bei der wiederholten Waschung mit LUX-Seife zu verzeichnenden relativen Alkalisierung der Haut.

Neben diesen divergenten Langzeiteffekten unterschiedlich zusammengesetzter Hautreinigungspräparate erscheinen deren kurzfristige Wirkungen ebenfalls nicht ganz unbeachtlich. Unter LUX-Seifenwaschung kam es wiederum zu einem deutlichen Anstieg der pH-Werte, der über einen Zeitraum von zwei Stunden post expositionem nachweisbar war. Ein prinzipiell ähnlicher Effekt ließ sich auch unter SEBAMED-flüssig beobachten, er war aber weit schwächer ausgeprägt. Diese Untersuchungsergebnisse stimmen in bezug auf die Normalisierung des pH-Wertes gut mit den von Schneider [25] bereits 1936 gewonnenen Erkenntnissen überein. Daß es unter SEBAMED-flüssig zu einer leichten kurzzeitigen Verschiebung hin zum Alkalischen kam, könnte auf die auch bei SEBAMED-flüssig noch zu verzeichnende geringe Diskrepanz zwischen dem eingestellten pH-Wert (5,59, s. o.) und dem zu verzeichnenden Mittelwert bei den Probanden von 4,80 bzw. 4,68 zurückzuführen sein.

Der Langzeiteffekt der Waschmittelbeeinflussung wurde bisher noch nicht über einen so ausgedehnten Zeitraum untersucht, doch läßt sich aufgrund der vorliegenden Ergebnisse rückschließen, daß es für die Konstanthaltung des Haut-pH-Wertes sehr wohl wichtig ist, ob man sich mit einer zwangsläufig alkalischen Seife, oder mit einem im physiologischen pH-Bereich eingestellten Syndet wäscht.

Literatur

1. Anderson DS (1951) The acid base balance of the skin. Brit J Dermatol 63:283–296
2. Arbenz H (1952) Untersuchungen über die pH-Werte der normalen Hautoberfläche. Dermatologica 105:133–153
3. Athanassion AE (1964) The effects of a soap-free cleansing agent on the pH of skin. Brit J Dermatol 76:122–125
4. Bearc M, Cheeseman EA, Gailey AAH, Neill DW, Merrett JD (1960) The effect of age on the pH of the skin surface in the first week of life. Brit J Dermatol 72:62–66
5. Blank JH (1939) Measurement of pH of the skin surface. J Invest Dermatol 2:67–79, 231–242
6. Braun-Falco O, Korting HC (1986) Der normale pH-Wert der menschlichen Haut. Hautarzt 37:126–129
7. Burckhardt W (1964) Methoden zur Untersuchung der Wirkung synthetischer Waschmittel auf die Haut. Dermatologica 129:37–46
8. Documenta Geigy Wissenschaftliche Tabellen. Geigy AG, Basel, 7. Auflage
9. Draize JH (1942) The determination of the pH of the skin of man and common laboratory animals. J Invest Dermatol 5:77–85
10. Immich H (1974) Medizinische Statistik. Schattauer Verlag, Stuttgart
11. Ingold W (1951) Elektroden für die Potentiometrie und ihre Anwendungen in Laboratorium und Technik. Chimia 5:196–203
12. Jolly HW, Hailey CW, Netick J (1961) pH determinations of the skin. J Invest Dermatol 36:305–308
13. Kordatzki W, Schirren CG (1952) Uber eine neue Haut-pH-Meßelektrode. Klin Wochenschr 30, 840–843
14. Korting HC, Kober M, Mueller M, Braun-Falco O (1987) Influence of Repeated Washings with Soap and Synthetic Detergents on pH and Resident Flora on the Skin of Forehead and Forearm. Acta Derm Venereol (Stockh) 67:41–47
15. Lotmar R (1958) Untersuchungen über das pH der menschlichen Haut mit besonderer Berücksichtigung seines Verhaltens nach Thermalbädern. Fundamenta Balneo-Bioclimatologica 1:160–177
16. Peker J, Wohlrab W (1972) Zur Methodik der pH-Messung der Hautoberfläche. Dermatol Monatsschr 158:572–575
17. Pösl H (1966) Beeinflussung des pH-Wertes der Hautoberfläche durch moderne Waschmittel, Seifen und Syndets. Dissertation, München
18. Pösl H, Schirren CG (1966) Beeinflussung des pH-Wertes der Hautoberfläche durch Seifen, Waschmittel und synthetische Detergentien. Hautarzt 17:37–40
19. Rothman S (1954) Physiology and biochemistry of the skin. University of Chicago Press, Chicago, pp 221–232
20. Schade H, Marchionini A (1928) Zur physikalischen Chemie der Hautoberfläche. Arch Dermatol Syph 154:690–718
21. Schade H, Marchionini A (1928) Der Säuremantel der Haut. Klin Wochenschr 7: 12–14

22. Schauwecker R (1955) Zur Frage der pH-Verhältnisse der nichtbefallenen Hautoberfläche bei Ekzematikern. Dermatologica 111:197–203
23. Schirren CG (1953) Vergleichende pH-Messungen an der Hautoberfläche mit einer Chinhydron- und einer Glaselektrodenkette. Arch Dermatol Syph 197:73–84
24. Schmid M (1952) Vergleichende Untersuchungen über die Säure-Basen-Verhältnisse auf der Haut. Dermatologica 104:367–391
25. Schneider W (1936) Methodisches zur Bestimmung der Wasserstoffionenkonzentration. Dissertation, Gießen
26. Sharlit H, Sheer M (1923) The hydrogen-ion concentration of the surface of the healthy intact skin. Arch Dermatol Syph 7:592–598
27. Stüttgen G, Spier HW, Schwarz E (1981) Normale und Pathologische Physiologie der Haut. Springer Verlag, Heidelberg
28. Stüttgen G (1965) Die normale und pathologische Physiologie der Haut. Fischer Verlag, Stuttgart
29. Tronnier H (1985) Seifen und Syndets in der Hautpflege und -therapie. Ärztl Kosmetol 15:19–30
30. Ude P (1978) Physikalische Hautmeßwerte und ihre topographischen Unterschiede. Ärztl Kosmetol 8:221–227

Hautoberflächen-pH in der Gesamtbevölkerung: Meßdaten und ihre Korrelation mit weiteren Parametern

K. Klein, H. Evers, H.W. Voß

Einleitung

In den Jahren 1987 und 1988 haben die Forschungsstelle für Gesundheitserziehung der Erziehungswissenschaftlichen Fakultät der Universität zu Köln und die Gesellschaft für Umwelt, Gesundheit und Kommunikation e.V. Köln in Zusammenarbeit mit den Innungskrankenkassen ein Projekt zur Messung verschiedener Hautparameter durchgeführt.

Bisher ist in der Bundesrepublik Deutschland kein Projekt zur Messung von Hautoberflächenparametern in diesem Umfang durchgeführt worden. Die gesamte Untersuchung diente dem Zweck, festzustellen, ob diese Methode geeignet ist, durch eine einmalige Messung unter normalen Bedingungen einen Probanden einem bestimmten Hauttyp zuzuordnen.

Material und Methoden

Die Untersuchungen wurden bundesweit durchgeführt. Abbildung 2 zeigt die einzelnen Standorte und die Fallzahlen. Ein Hautmeßstand bestand aus einem Sebumeter SM 410 bzw. SM 810 zur Bestimmung des Hautfettgehaltes, einem Corneometer CM 420 bzw. CM 820 zur Bestimmung der Hautfeuchtigkeit, einem pH-Meter SMT-pH-90 und einem Computer mit angeschlossenem Drucker. Abbildung 1 zeigt einen solchen Meßplatz. Das Computerprogramm diente einmal zur Erfassung persönlicher Daten und dann zum Ausdruck der gemessenen Werte und des ermittelten Hauttyps sowie von Hautpflegetips für den jeweiligen Hauttyp des Probanden (vgl. [4]). Die persönlichen Daten bestanden neben dem Geschlecht, dem Alter und den Körpermaßen in den Fragen nach der Gesichtspflege, dem Beruf und dem momentanen Befinden.

Die Meßmethode

Die pH-Wert-Messung wurde mit einem pH-Meter SMT-pH-90 der Firma Schwarzhaupt Medizintechnik, Köln, durchgeführt (vgl. [5]). Die Geräte bestehen aus einer Meßelektrode und dem eigentlichen Meßgerät mit digita-

O. Braun-Falco, H. C. Korting (Hrsg.)
Hautreinigung mit Syndets
© Springer-Verlag Berlin Heidelberg 1990

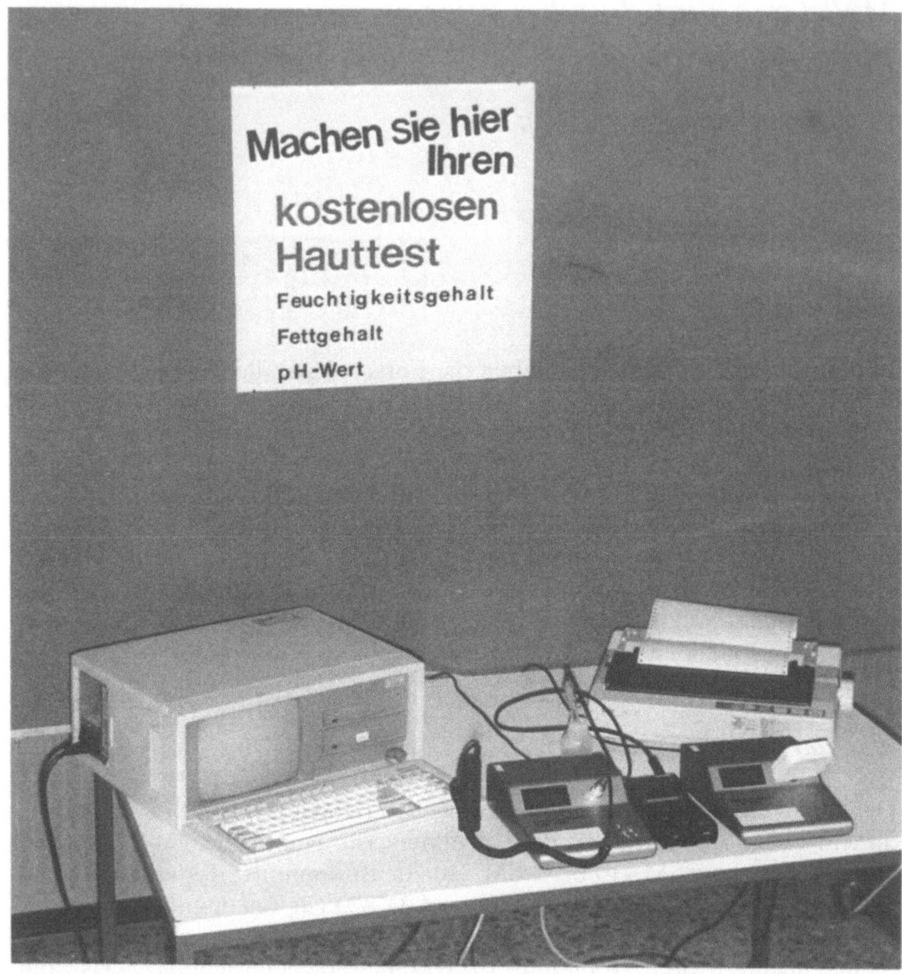

Abb. 1. Meßplatz zur Hautoberflächencharakterisierung

ler Anzeige (Abb. 1). Vor jeder Meßreihe ist eine Eichung mit zwei Pufferlösungen, pH 4,0 und pH 6,9, notwendig. Die Meßelektrode besteht aus
Glas und hat eine plane Fläche, die mit mäßigem Druck an der Stirn
aufgesetzt wird. Zwischen den Messungen verbleibt die Elektrode in destilliertem Wasser. Zu jeder Messung muß sie leicht abgetrocknet werden,
sollte aber feucht bleiben. Mögliche Fehlerquellen bei diesem Verfahren
sind eine zu feuchte oder zu trockene Elektrode. Um einen denkbaren
Einfluß von Kosmetika so gering wie möglich zu halten, wurden Probanden
mit starker Kosmetikaanwendung an der Meßstelle mit einem Zellstofftuch
abgerieben oder auch von der Messung ausgeschlossen.

Als Meßort wurde die Stirn gewählt, da hier die Messung ohne großen
Aufwand für den Untersucher und den Probanden (Kleidung u. ä.) durchgeführt werden kann.

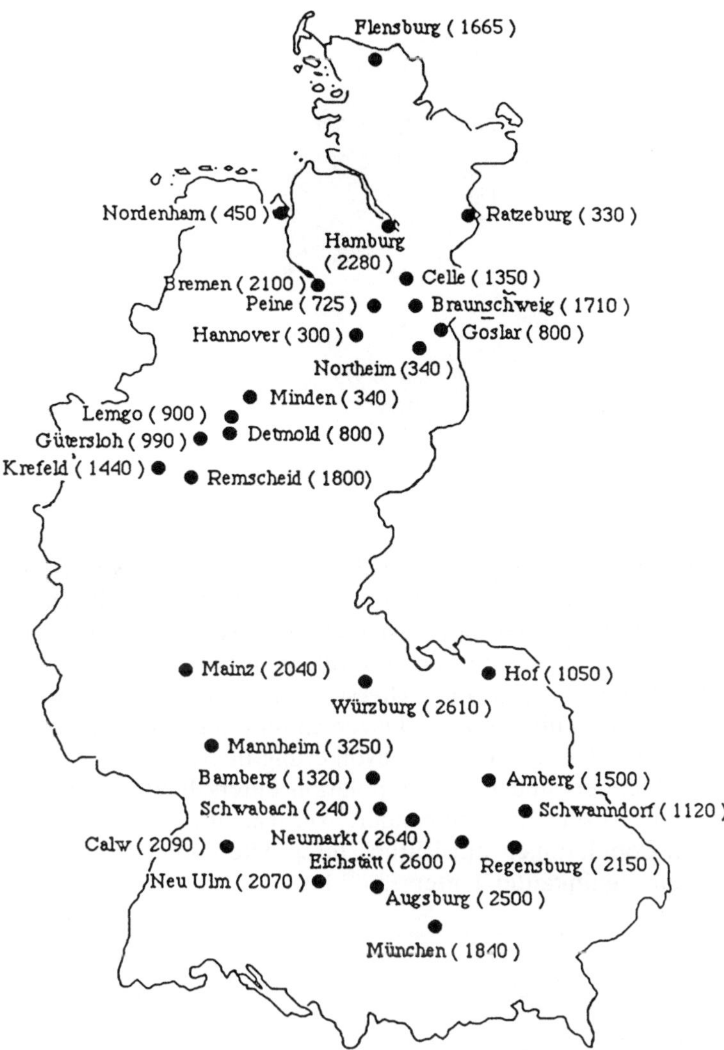

Abb. 2. Übersicht über die Einsatzorte bei der Untersuchung der Hautoberflächenparameter

Die Stichprobe

Die Stichprobe umfaßte insgesamt 23 117 Probanden (nicht von allen Teilnehmern an der Studie lagen bei der Endauswertung die jeweils relevanten Daten vor). Wie Abbildung 2 zeigt, wurde diese Untersuchung in der gesamten Bundesrepublik Deutschland durchgeführt. Die Standorte lagen nicht nur in den großen Städten und Ballungsräumen, sondern auch in kleineren Städten und ländlichen Gebieten. Viele Fehlerquellen, wie Klimaeinflüsse, Umweltverschmutzung, regionale Besonderheiten usw., werden dadurch minimiert.

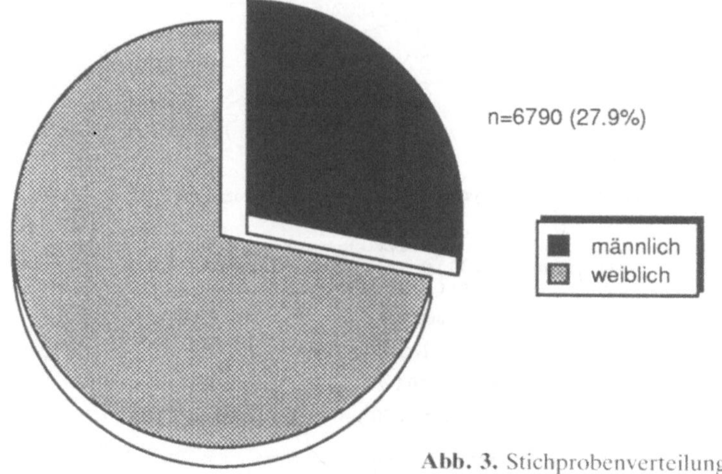

Abb. 3. Stichprobenverteilung

Abbildung 3 zeigt die Aufschlüsselung der Stichprobe nach dem Geschlecht. Da der Hautstand in der Regel nur während des Tages im Einsatz war, nahmen am Test mehr Frauen als Männer teil. Zudem sind Frauen mehr als Männer an Hautpflege interessiert.

Abbildung 4 zeigt die Altersverteilung der Stichprobe. Bis auf den Bereich unterhalb von zehn Jahren stimmt der Altersaufbau der Stichprobe in etwa mit dem der Gesamtbevölkerung überein.

Die Männer- und Frauenpopulation unterscheiden sich hinsichtlich ihrer Charakteristik nicht voneinander. Aus Tabelle 1 geht hervor, daß zwischen beiden Populationen hinsichtlich ihres Alters und der Standardabweichungen kein signifikanter Unterschied besteht.

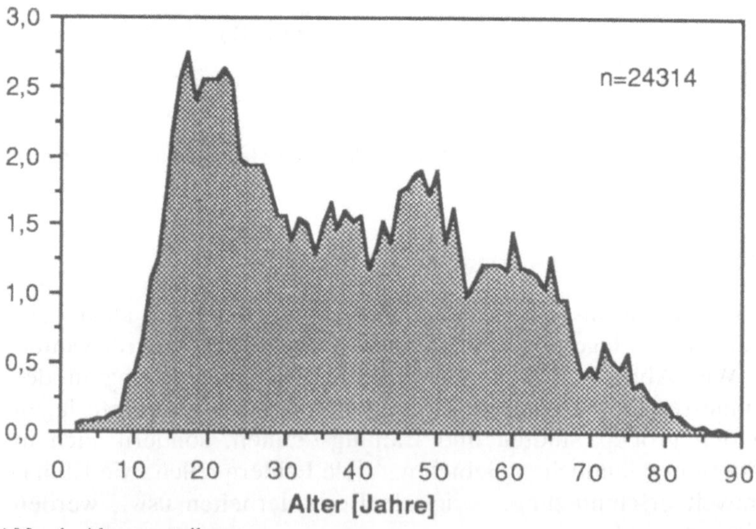

Abb. 4. Altersverteilung

Tabelle 1. Vergleich der Altersmittelwerte bei männlichen und weiblichen Probanden

Parameter Gruppe	Mittelwert Alter	Standard- abweichung	Statistik
Männer	37,65	18,83	Berechneter t-Wert: t = 0,55 Kritischer t-Wert unter: alpha = 0,05 beta = 0,1 t_{krit} = 1,96
Frauen	37,50	17,96	kein signifikanter Unterschied

Durch die große Anzahl von Probanden lassen sich aber auch aus allen Teilen der Stichprobe gute Ergebnisse ableiten.

Die Ergebnisse

Die Ergebnisse anderer pH-Wertmessungen weichen teilweise stark voneinander ab. So fanden verschiedene Untersucher einen pH-Wert von 3,5 bis 6,5.

Der pH-Wert in Abhängigkeit vom Geschlecht

Nach unseren Ergebnissen lagen die Durchschnittswerte der pH-Messungen für

Männer bei 4,85
Frauen bei 5,00

Abbildung 5 zeigt die pH-Wert-Verteilung der Gesamtstichprobe.
Der pH-Wert differiert zwischen den Geschlechtern im Durchschnitt etwa um 0,15 Einheiten. Wie den Abbildungen 6 und 7 zu entnehmen ist, liegen die Werte für Männer etwas niedriger als die für Frauen. Die Formen beider Kurven unterscheiden sich aber kaum, so daß man bei beiden Geschlechtern von einer gleichen Verteilung der Meßwerte ausgehen kann.

Alter und pH-Wert

Abbildung 8 zeigt, daß mit zunehmendem Alter der pH-Wert ansteigt. Vor der Pubertät liegt er bedeutend niedriger als in den späteren Lebensabschnitten. Aus dieser Abbildung wird ersichtlich, daß der pH-Wert während der Pubertät, also in der Zeit zwischen dem zehnten und zwanzigsten Lebensjahr, stark ansteigt und sich im Laufe des weiteren Lebens nur noch wenig nach unten ändert.

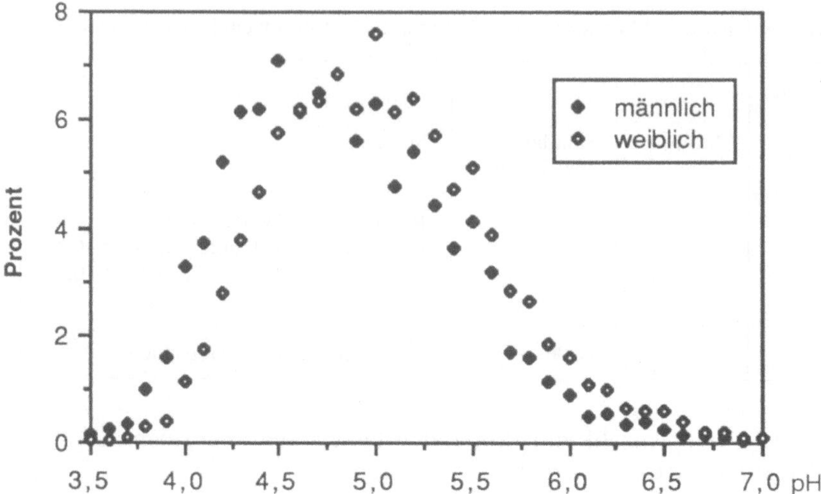

Abb. 5. pH-Wert männlicher und weiblicher Probanden

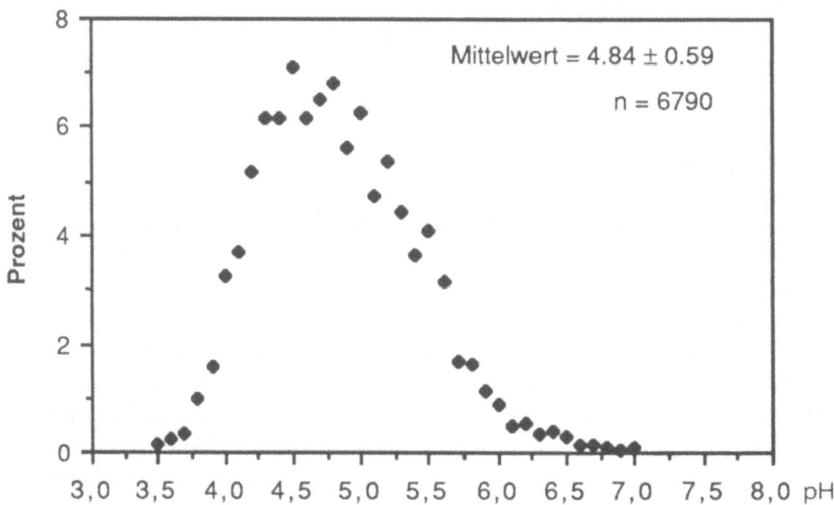

Abb. 6. pH-Wert männlicher Probanden

Subjektives Befinden und pH-Wert

Der pH-Wert hängt auch vom subjektiven Befinden ab. Die Probanden sollten ihr momentanes Befinden in fünf Kategorien einordnen. Das Ergebnis dieser Befragung in Korrelation zum gemessenen pH-Wert zeigt Abbildung 9. Der pH-Wert steigt mit zunehmendem Unwohlsein an.

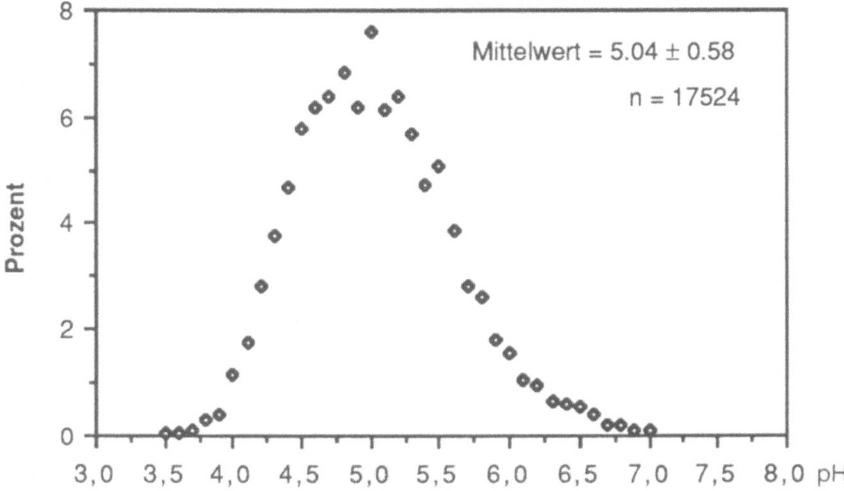

Abb. 7. pH-Wert weiblicher Probanden

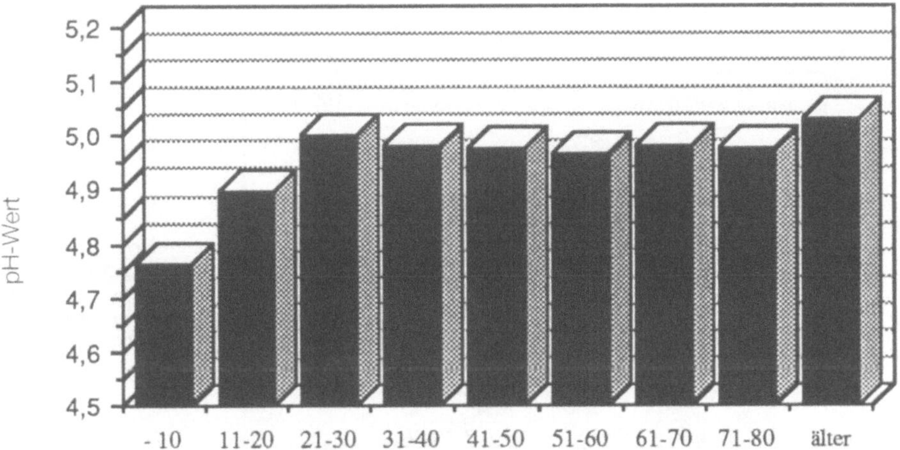

Abb. 8. pH-Wert in Abhängigkeit vom Alter (in Jahren)

Einfluß des Rauchens auf den pH-Wert

Die Abbildung 10 zeigt, daß das Rauchen keinen Einfluß auf den pH-Wert hat. Die beiden Gruppen enthielten nur Raucher bzw. Nichtraucher. Die Exraucher wurden bei der Auswertung, ebenso wie die Anzahl an Zigaretten pro Tag beim Raucher, nicht mitaufgenommen, obwohl auch die Exraucher im computergestützten Fragebogen berücksichtigt wurden, da sich zwischen Rauchern und Nichtrauchern kein relevanter Unterschied zeigt. Der hier vorliegende signifikante Unterschied ist durch die Größe der Stichprobe bedingt, erscheint aber nicht relevant.

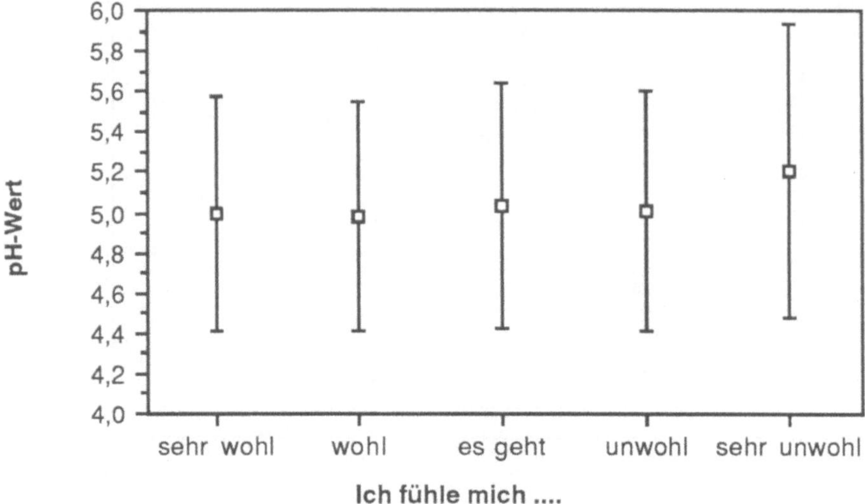

Abb. 9. Subjektives Befinden und pH-Wert

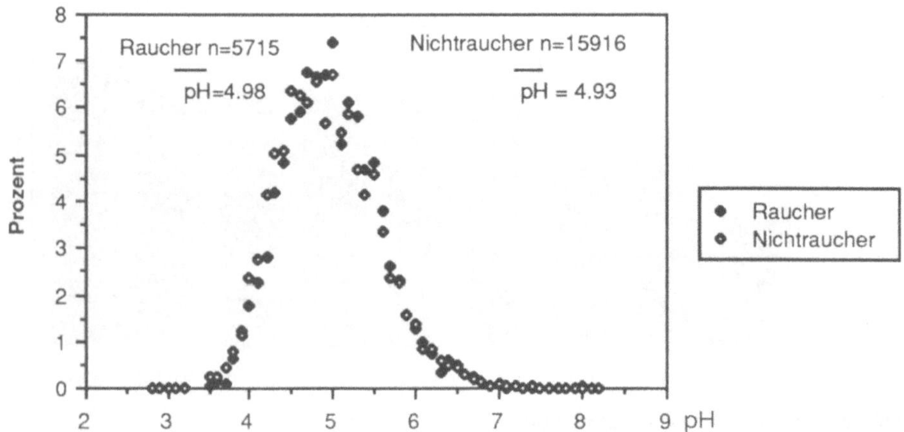

Abb. 10. Verteilung des pH-Wertes bei Rauchern resp. Nichtrauchern

pH-Wert und Kosmetika

Kosmetika stellen, wie oben erwähnt, eine mögliche Fehlerquelle dar. Deshalb wurden die Probanden über die Verwendung von Kosmetika befragt. Tabelle 2 zeigt drei verschiedene Typen von Hautpflegemitteln und ihre Wirkungen auf den Haut-pH-Wert. Es zeigt sich einmal, daß der pH-Wert durch Kosmetika im Vergleich zu Probanden ohne besondere Hautpflege ansteigt, aber der Einfluß bei allen drei Typen in etwa gleich ist.

Tabelle 2. Einfluß unterschiedlicher Kosmetika auf den Haut-pH

Parameter / Gruppe	Mittelwert pH	Standard-abweichung	Statistik
keine Mittel n=3958	4,94	0,57	▬▬▬▬
alkoholhaltige n=282	5,03	0,59	p<0,05 vs. „keine Mittel" n.s. gegen Fettcremes
Feuchtigkeitscremes n=6134	5,09	0,57	p<0,05 vs. „keine Mittel" p<0,05 vs. „alkoholhaltige Mittel"
Fettcremes n=4128	5,06	0,59	p<0,05 vs. „keine Mittel" p<0,05 vs. „Feuchtigkeitscremes"

Diskussion und Zusammenfassung der Ergebnisse

In den beiden Jahren 1987 und 1988 haben wir bundesweit ein Screening zur Bestimmung von Hautoberflächenparametern durchgeführt (vgl. [2, 3]). Bei dieser Untersuchung nahmen die Probanden freiwillig teil. Ihre Auswahl war daher rein zufällig. Die Stichprobe stimmt bis auf in einem Bereich in etwa mit dem Bevölkerungsaufbau der Bundesrepublik Deutschland überein.

Unsere Meßergebnisse lagen etwas niedriger, als in der Literatur [1] als Mittelwert mehrerer Untersuchungen angegeben wird. Die Werte schwanken aber auch in der Literatur, je nach Patientengut, Meßort und Meßmethode, sehr stark. Viele Untersucher haben den pH-Wert von Patienten in Krankenhäusern gemessen, wodurch sie zwangsläufig fast immer eine dem Patientengut entsprechende Auswahl der Probanden vornehmen mußten. Aus meßtechnischen Gründen ist die Auswahl einer Kontrollgruppe meist schwierig. Ältere Untersuchungen weisen sicher auch technische Mängel auf, da die Entwicklung brauchbarer Apparaturen im Bereich der Medizin viel Zeit in Anspruch nimmt.

Wie die Unterschiede der einzelnen Einflußgrößen zu den in dem Übersichtsartikel [1] angegebenen zustande kommen, sollte weiter diskutiert werden. Hier geht es nur um die Darstellung der Meßergebnisse. Inzwischen liegen neue Meßwerte aus dieser Untersuchung vor, die Auswertungen sind aber noch nicht abgeschlossen. Die ersten Ergebnisse bestätigen die hier vorgestellten Resultate.

Literatur

1. Braun-Falco O, Korting HC (1986) Der normale pH-Wert der menschlichen Haut. Hautarzt 37:126–129
2. Klein K, Voß HW, Voß M (1988) Untersuchungen zur Oberflächencharakteristik der menschlichen Haut Teil I. In: Umwelt und Gesundheit aktuell, Köln
3. Klein K, Voß HW, Voß M (1988) Untersuchungen zur Oberflächencharakteristik der menschlichen Haut Teil II. In: Umwelt und Gesundheit aktuell, Köln
4. Pohle H, Schmitz A, Voß HW Beratungstexte aus dem Computerprogramm „Haut“, Fassung vom 07.10.88
5. Schwarzhaupt pH-Messung auf der Hautoberfläche und Betriebsanleitung des SMT-pH-90

Hautflora

Grundprinzipien bakterieller Ökologie

W. Dott

Terminologie und Abgrenzung der bakteriellen Ökologie

Der Begriff Ökologie wurde von Haeckel 1866 geprägt, wobei er darunter die Lehre vom Haushalt der Natur verstand. Ohne die beobachtende, katalogisierende, *systematisierende Phase* abgeschlossen zu haben, hat man mit der kausalanalytischen, *experimentellen Phase* der Ökologie begonnen, um bei Kenntnis von genügend Daten computerunterstützt eine *Systemanalyse* als dritte Stufe ökologischer Forschung anzuschließen.

Die bakterielle Ökologie beschäftigt sich mit einem kleinen Ausschnitt des Systems, dem Studium der Beziehungen zwischen den Bakterien untereinander sowie zwischen den Bakterien und ihrer belebten und unbelebten Umwelt.

Das Ökosystem

Die Grundeinheit der Ökologie ist das Ökosystem. Es umfaßt als biotische Komponente die Lebensgemeinschaft der Organismen oder die Biozönose. Dabei handelt es sich um Populationen von Mikroorganismen, wobei eine Population aus Klonen einer Art oder mehrerer verschiedener Arten bestehen kann. Aufgrund der geringen Ausmaße von Bakterienzellen (das Zellvolumen einer Zelle beträgt 1 μm^3) wird in einem Ökosystem eine biologische Funktion erst bemerkbar bei einer Populationsdichte, die aus mehr als 10^6 Einzelzellen besteht.

Die Ökosysteme der Mikroorganismen sind hinsichtlich ihres Ausmaßes verschiedenartig. Als große Einheiten können beispielsweise aquatische Bereiche wie Flüsse, Seen, Kläranlagen oder terrestrische Bereiche, wie Boden und Kompostierungsanlagen, betrachtet werden. Die Ökosysteme können aber auch klein sein, wie beispielsweise die Mundhöhle des Menschen, bestimmte Bereiche der Haut, der Pansen der Wiederkäuer oder einzelne Darmabschnitte bei Säugetieren. Innerhalb eines Ökosystems kann man für jede Art einen Standort beschreiben, der von einem bestimmten Organismus normalerweise bewohnt wird. Diese an einem Standort natürlich vorkommenden Mikroorganismen bezeichnet man als *autochthon*. Ihr Vorkommen beruht auf den mehr oder weniger konstanten Umweltbedin-

O. Braun-Falco, H. C. Korting (Hrsg.)
Hautreinigung mit Syndets
© Springer-Verlag Berlin Heidelberg 1990

gungen, die für das Ökosystem typisch sind. Im Gegensatz dazu bezeichnet man Mikroorganismen als *allochthon* (oder zymogen), wenn sie nur selten dort anzutreffen sind oder in Form von Ruhe- oder Dauerstadien an dem Standort vorkommen, ohne eine wesentliche für den Standort unter normalen Bedingungen typische physiologische Reaktion wahrzunehmen.

In bezug auf die Mikroorganismenflora der Haut verwendet man die Antonyme *resident* und *transient* [8]. Zur residenten Hautflora des Menschen zählen Vertreter der Micrococcaceae *(Staphylococcus aureus, S. epidermidis, Peptococcus saccharolyticus)*, coryneforme Bakterien *(Cornybacterium spec., Brevibacterium spec.)* und Propionibakterien *(Propionibacterium acnes, P. granulosum, P. avidum)*. Die Häufigkeit des Nachweises der einzelnen Arten schwankt zwischen 20 % und 60 %. Gramnegative Bakterien, unter ihnen die Gattung Acinetobacter sowie Pilze der Gattungen Pityrosporum und Candida, zählen ebenfalls zu der residenten Mikroorganismenflora mit geringerer Nachweishäufigkeit [3, 5–8, 12].

Die ökologische Nische

Der Begriff ökologische Nische wurde früher in dem Sinne der räumlichen Lokalität und den Eigenschaften der Mikroorganismen dort zu leben gebraucht. Als typische ökologische Nische der Hautflora sind das Perineum, der Nasen-Rachenraum, die Kopfhaut und die Achselhöhlen zu nennen [8]. Im Gegensatz dazu wird heute unter ökologischer Nische die Funktion einer Art oder einer Population in der Lebensgemeinschaft verstanden. Diese Funktion ist durch die ernährungsphysiologischen Ansprüche, kinetischen Eigenschaften, biochemischen Fähigkeiten, strukturellen Besonderheiten und durch die Toleranz gegenüber den Umweltbedingungen bestimmt. In der Regel beobachtet man, daß die Verbreitung einer Art oder einer Population in Wirklichkeit geringer ist als aufgrund ihrer spezifischen Eigenschaften anzunehmen wäre. Dies bedeutet, daß die realen Nischen meist enger sind als die potentiellen, weil oft sekundäre Faktoren darüber entscheiden, ob eine Art ihre Funktion wirklich erfüllt, die sie potentiell wahrnehmen könnte [1].

Abiotische Einflußfaktoren

Unter den abiotischen Komponenten sind die physikalischen und chemischen Bedingungen des Ökosystems zu verstehen, die die Lebensbedingungen von Mikroorganismen beeinflussen. Tabelle 1 gibt einen Überblick über diese Faktoren und zeigt gleichzeitig in einigen Fällen die Grenzbereiche, in denen bakterielles Wachstum noch möglich ist.

Tabelle 1. Abiotische Einflußfaktoren auf Mikroorganismen

Standortfaktoren	Wachstumsbereiche
physikalisch:	
Temperatur	$-12\,°C$ bis $104\,°C$
Druck	Vakuum bis 1400 atm
osmotischer Druck	bidest. H_2O bis gesättigte NaCl-Lsg.
Oberflächenspannung	
Strahlung	UV, Licht, Radioaktivität
Schwerkraft	
Adsorption	
Viskosität	
chemisch:	
Wasseraktivität	a_w 1 bis 0,61
pH-Wert	0 bis 13
organische Nährstoffe	
Sauerstoffgehalt	0 bis gesättigt
Redoxpotential	350 bis 850 mV

Physikalische Einflußfaktoren

Nach den Bereichen optimaler Wachstumstemperaturen teilt man die Mikroorganismen in psychro-(psychròs [griech.] = kalt), meso-(mésos [griech.] mittel) und thermophil (thermé [griech.] = Wärme, philein [griech.] = lieben) ein [2].

Da Wasser für alle Lebensvorgänge unerläßlich ist, stellt es auch für das Wachstum von Mikroorganismen eine entscheidende Einflußgröße dar. Nicht alles an einem bestimmten Standort vorhandene Wasser ist für die Nutzung durch die Mikroorganismen tatsächlich verfügbar, weil osmotische Kräfte und die Adsorption an ungelöste organische Bestandteile das Wasser binden, so daß es für die Mikroorganismen nicht nutzbar ist. Als Maß für das nicht gebundene Wasser ist der Begriff „Wasseraktivität" – a_w (activity of water) – eingeführt worden, der durch den Quotienten aus dem Wasserdampfdruck des Milieus und dem Dampfdruck von Wasser bei der gleichen Temperatur ausgedrückt wird.

Als entscheidende Einflußfaktoren für die Besiedlung der Haut durch Mikroorganismen wird die Kombination aus Feuchtigkeit und Temperatur angesehen. Eine Erhöhung beider Faktoren kann eine Zunahme der Bakterienzahlen um den Faktor 10000 bewirken. Darüber hinaus wird auch das Artenspektrum zugunsten der gramnegativen Bakterien und der coryneformen Bakterien beeinflußt [8].

Chemische Einflußfaktoren

Mikrobielles Wachstum ist innerhalb eines recht weiten pH-Bereiches möglich. Einige Pilze und Hefen wachsen noch bei pH-Werten um oder unter

2,0. Bestimmte Bakterien *(Thiobacillus spec.)* bilden und tolerieren sogar 1N Schwefelsäure. Die meisten Mikroorganismen haben jedoch ein pH-Optimum im Bereich des Neutralpunktes. Häufiges Waschen mit Seifen bewirkt eine Alkalisierung der Hautoberfläche und begünstigt das Wachsen von Propionibakterien [7].

Mit Ausnahme der phototrophen und lithotrophen Bakterien sind alle anderen Organismen auf die Energiegewinnung durch Oxidation organischer Verbindungen angewiesen, die unter aeroben Bedingungen bis zum Kohlendioxid mineralisiert werden. Unter anaeroben Bedingungen laufen Gärprozesse ab, bei denen ein Teil des Substrates oxidiert wird, ein anderer Teil in Form von Alkohol, Säuren und Aldehyden ausgeschieden wird. Hinsichtlich der Nährstoffgehalte am Standort unterscheiden wir bei den Bakterien Arten, die an sehr geringe Konzentrationen *(oligotroph)* und solche, die an hohe Konzentrationen *(copiotroph)* angepaßt sind. Von besonderem Interesse und Gegenstand intensiver Forschung in den letzten Jahren waren die Bakterien, die sich unter extrem nährstoffarmen Bedingungen vermehren können. So wurde beispielsweise beschrieben, daß in bidestilliertem Wasser durch Nährstoffspuren aus der Luft eine Vermehrung von Bakterien der Gattung Pseudomonas möglich ist. Kennzeichnend für die oligotrophen Bakterien sind sehr effektive Aufnahmemechanismen für verschiedene Nährstoffe und eine hohe Affinität zum Substrat [9]. Im Zusammenhang mit dem Gehalt an organischen Nährstoffen und dem physikalischen Phänomen der Adsorption steht auch das Wachstum von Mikroorganismen an Grenzflächen. In diesen Bereichen findet sich häufig eine höhere Konzentration an Ionen, Makromolekülen und kolloidalem Material, das die Lebensbedingungen für Mikroorganismen verbessert. Aus diesem Grunde findet sich beispielsweise an festen Oberflächen und an der Grenzfläche zwischen Wasser und Luft *(Neuston)* eine Anreicherung von Bakterien [4]. Der Einfluß der Nährstoffe wird deutlich bei Hautbereichen mit Talgdrüsen, die stärker mit lipolytisch aktiven Mikroorganismen besiedelt sind.

Biotische Einflußfaktoren

Eine Übersicht über die möglichen Wechselwirkungen zwischen verschiedenen Mikroorganismen und zwischen Mikroorganismen und höheren Organismen findet sich in Tabelle 2 [1, 2].

Neutralismus

Als Neutralismus bezeichnet man den Fall, daß keine Wechselwirkungen zwischen den Mikroorganismen oder zwischen Mikroorganismen und höheren Organismen existieren. Dieses Phänomen ist nur möglich, wenn beide Populationen entweder räumlich voneinander getrennt sind oder vollständig

Tabelle 2. Biotische Einflußfaktoren auf Mikroorganismen

Wechselwirkung	Wirkung auf Population A	Richtung der bestimmenden Aktivität	Wirkung auf Population B
1. Neutralismus	○	keine	○
2. Kommensalismus	+	Nährstoffe ← — — — — —	○
3. Mutualismus (Symbiose)	+	in einigen Fällen ← ——————→	+
	+	direkter Kontakt ← — — — — → Nährstoffe	+
4. Antagonismus			
a) Prädation	+	Erbeuten ← — — — — — Nährstoffe	−
b) Parasitismus	+	Kontakt und ———————→ Eindringen	−
	+	← — — — — — Nährstoffe	−
c) Kompetition	+ oder −	äußere ← — — — — → Nährstoffe	− oder +
d) Amensalismus	○ oder +	inhibitorische ———————→ Substanzen	−

○ = kein Einfluß, + = positiver Einfluß, − = negativer Einfluß

andersartige Ansprüche an ihre Umgebung, durch die von ihnen benötigten Substrate, stellen.

Kommensalismus

Zieht aus einer Lebensgemeinschaft nur ein Partner einen Nutzen ohne daß der andere Schaden erleidet, so spricht man von Kommensalismus. Ein Beispiel für eine derartige Assoziation ist das Zusammenleben von Anaerobiern und Aerobiern, wobei die Aerobier durch rasche Reduktion des Sauerstoffs den Standort sauerstofffrei und somit für Anaerobier bewohnbar machen. Der positive Effekt kann auch durch Ausscheidungen wachstumsfördernder Stoffe (Nährstoffe, Vitamine usw.), Verfügbarmachen von sonst nicht verwertbaren Substraten, Neutralisieren inhibitorischer Substanzen oder durch die Änderung der physikalischen Verhältnisse des Biotops (Verschiebung des pH-Wertes etc.) ausgeübt werden. Die meisten Bakterien der residenten Hautflora können als Kommensale bezeichnet werden.

Mutualismus

In der Natur haben sich zahlreiche partnerschaftliche Verhältnisse zwischen Mikroorganismen einerseits und den Tieren und Pflanzen andererseits entwickelt. Diese Lebensgemeinschaften von zwei Organismen, aus denen beide einen Nutzen ziehen, bezeichnet man als Mutualismus oder Symbiose. Für das Phänomen der wechselseitigen Ernährung oder Syntrophie von Mikroorganismen gibt es zahlreiche Beispiele. So können Ausscheidungsprodukte eines Bakteriums dieses bei höheren Konzentrationen selbst hemmen, aber gleichzeitig als Nahrungsgrundlage für ein anderes Bakterium dienen. Durch das Zusammenleben beider Organismen wird damit in einem Fall die Nahrungsgrundlage geschaffen und im anderen Fall eine mögliche Hemmung verhindert.

Antagonismus

Wird jedoch beim Zusammenleben verschiedener Arten von einer Art ein schädigender Einfluß auf eine andere ausgeübt, so spricht man von Antagonismus. Dieser Antagonismus findet verschiedene Ausprägungsformen. Wird die eine Art von der anderen Art beispielsweise erbeutet und gefressen, so spricht man von *Prädation*. Damit begrenzt sich die Prädation auf phagotrophe Organismen, die ganze Partikel oder Organismen aufnehmen können. Für Mikroorganismen mit einer Zellwand wie Bakterien, Pilze und Algen ist eine Prädation nicht möglich, da diese eine Aufnahme von Partikeln verhindert. Die Trennung der Begriffe Prädation und Parasitismus ist jedoch nicht einwandfrei möglich, wie sich am Beispiel des Bakteriums *Bdellovibrio bacteriovorans,* einem bakterienfressenden Bakterium, zeigt, das sowohl als Prädator als auch als Parasit in der Literatur beschrieben wird [11]. Auch das Phänomen *Parasitismus* findet sich überwiegend als Wechselbeziehung zwischen Mikroorganismen und höheren Organismen, wobei erstere in den höheren Organismus eindringen und ihn in irgendeiner Form schädigen.

Im Zusammenleben zwischen verschiedenen Mikroorganismen beobachtet man häufiger eine Wechselwirkung in Form von *Kompetitismus* und *Amensalismus*. Im ersten Fall handelt es sich um die Konkurrenz von beispielsweise mengenmäßig begrenzten Nährstoffen, wobei diejenige Art Überhand gewinnt, die über bessere Mechanismen der Nährstoffaufnahme verfügt. Eine weitere Form von Kompetitismus besteht, wenn verschiedene Mikroorganismen um räumliche Bindungsstellen konkurrieren. So weiß man aus Versuchen, daß die Beladung der Haut mit nichtpathogenen

Staphylococcus aureus-Stämmen die Anheftung von pathogenen *S. aureus*-Stämmen unterbindet. Ferner kann bei einer bakteriellen Antibiotika-Therapie die Besiedlung mit Pilzen der Gattung Candida gefördert werden.

Im zweiten Fall, dem Amensalismus, ist eine Art in der Lage, Schadstoffe auszuscheiden, die das Wachstum anderer Arten hemmt. Dazu zählt die Bildung von Antibiotika, Bakteriozine, Mikrozine, Metabolite des Stoffwechsels (Alkohole, organische Säuren, Sauerstoff, H_2S), Proteine (lytische Enzyme) und Phagen, die für eine Population A temperent, für eine andere Population B aber lysogen sind. Nach der Definition handelt es sich bei Antibiotika um Substanzen, die von Mikroorganismen gebildet werden und in geringen Konzentrationen andere Mikroorganismen abtöten oder deren Wachstum hemmen. Obwohl die Ausscheidung von Antibiotika für viele Mikroorganismen nachgewiesen wurde, ist die ökologische Bedeutung umstritten.

Mikrobielle Ökologie der Haut

Obwohl der Mensch in der Umwelt mit einer Vielzahl von Mikroorganismen in Berührung kommt, sind nur wenige der Mikroorganismen in der Lage, sich auf der Hautoberfläche anzusiedeln, sich zu vermehren und damit zur residenten Flora zu werden. Die Besiedlung der Haut geschieht bereits während der Geburt durch den Kontakt mit der Vaginalflora, wobei zunächst gramnegative Bakterien und coryneforme Bakterien nachweisbar sind. Die typische durch Micrococcaceae geprägte Hautflora findet sich erst später. Im Vergleich zu Erwachsenen ist die Hautflora von Kindern artenreicher und enthält auch mehr pathogene und fakultativ pathogene Bakterien. Propionibakterien und Pityrosporum treten erst während und nach der Pubertät auf. Geschlechtsspezifische Unterschiede bestehen darin, daß die Haut von Männern in der Regel auch ein artenreicheres Spektrum und höhere mikrobielle Besiedlung aufweist als die der Frauen, was auf die höhere Schweißausscheidung und die unterschiedliche Kleidung zurückgeführt wird. Auf die unterschiedliche Besiedlung bestimmter Körperregionen wurde im Zusammenhang mit den physikalischen Einflußfaktoren Temperatur und Feuchtigkeit bereits hingewiesen (Abb. 1). Der Anteil der transienten Flora ist in den nicht durch Kleider bedeckten Hautbereichen, wie Gesicht, Hals, Kopf, Nacken und Hände hoch. Der Kontakt zur Umwelt und die Beeinflussung der Hautflora wird besonders im Klinikbereich deutlich. So findet man sowohl beim Klinikpersonal als auch bei den Patienten auf der Haut deutlich mehr pathogene, falkultativ pathogene und antibiotikaresistente Bakterien als bei anderen Personenkreisen [3, 8, 11].

Stirn/Kopfhaut
100 000/cm^2
(Staphylokokken, Mikrokokken, Propionibakterien)

Nasen-Rachen-Raum
10 000 000/ml
(Streptokokken)

bedeckte Haut
500/cm^2
(Staphylokokken, Mikrokokken)

Achselhöhle
5 000 000/cm^2
(coryneforme Bakt., Propionibakterien)

Hand
1000/cm^2
(Staphylokokken, Mikrokokken)

Perineum
5 000 000/cm^2
(gramnegative und coryneforme Bakt.)

Zehen
5 000 000/cm^2
(coryneforme Bakt., Propionibakterien)

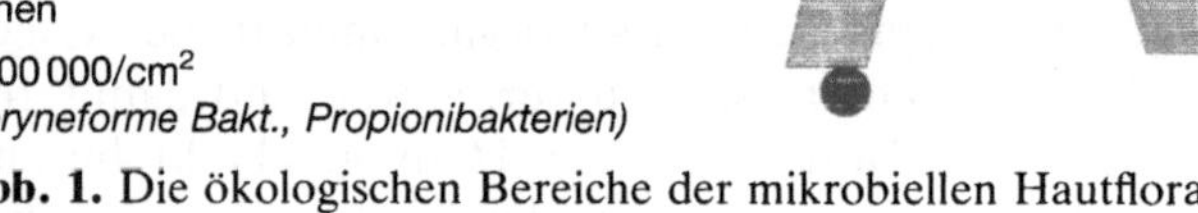

Abb. 1. Die ökologischen Bereiche der mikrobiellen Hautflora

Zusammenfassung

Die vielfältigen Beziehungsebenen zwischen Mikroorganismen und ihrer Umwelt zeichnen sich durch die dargestellten abiotischen physikalischen und chemischen Standortfaktoren und die biologischen Wechselwirkungen zwischen Mikroorganismen einerseits und Mikroorganismen und Tieren und Pflanzen andererseits aus. Die mikrobielle Besiedlung der menschlichen Haut befindet sich in einem dynamischen Gleichgewicht, das sich jedoch fortwährend innerhalb der räumlichen und zeitlichen Begrenzung ändert. Die menschliche Haut weist eine Vielzahl von Schutzmechanismen auf (intaktes stratum corneum, hohe turnover-Rate der Zellen, Fettschicht, Immunsystem), die die Besiedlung und das Wachstum von Mikroorganismen begrenzen. Durch Wechselwirkungen mit transienten pathogenen Mikroorganismen stellt die resident apathogene Hautflora ebenfalls einen Schutzmechanismus dar. Obwohl diese Mikroorganismen normalerweise in einem Neutralismus mit ihrem Wirt leben, kann unter bestimmten Umständen (immunsuppressive Therapie) daraus ein Parasitismus in Form einer Infektion werden.

Literatur

1. Campbell R (1977) Microbial Ecology, vol 5. Blackwell Scientific Publications Oxford London Edinburgh Melbourne
2. Doetsch RN, Cook TM (1973) Introduction to Bacteria and their Ecobiology. Medical and Technical Publishing Co. Ltd. Lancaster
3. Marshall J, Leeming JP, Holland KT (1987) The cutaneous microbiology of normal human feet. J Appl Bacteriol 62:139–146
4. Marshall KC (1984) Microbial Adhesion and Aggregation. Springer Berlin Heidelberg New York Tokyo
5. Mok WY, Barreto da Silva MS (1984) Microflora of the human dermal surfaces. Can J Microbiol 30:1205–1209
6. Noble WC, Pitcher DG (1978) Microbial Ecology of the Human Skin. In: Alexander M (ed) Advances in Microbial Ecology, vol 2. Plenum Press, New York London, p 245–289
7. Peterson AF (1985) Microbiology of the Hands: Factors Affecting the Population. Rev Ind Microbiol, 26:503–507
8. Roth RR, James WD (1988) Microbial ecology of the skin. In: In Ornston LN (ed) Ann Rev Microbiol Vol 42, Palo Alto, 441–464
9. Shilo M (1978) Strategies of Microbial Life in Extreme Environments. Verlag Chemie Weinheim New York
10. Price PB (1938) The bacteriology of normal skin. J Infect Dis 63:301–318
11. Schlegel HG (1985) Allgemeine Mikrobiologie. Thieme Stuttgart New York
12. Skinner FA, Carr JG (1974) The Normal Microbial Flora of Man. Academic Press, London New York

Zusammensetzung der Hautflora

A. A. Hartmann

Das Ökosystem der Hautflora des Menschen

Die Flora der gesunden Haut des Menschen wird unterteilt in die *residente,* die *temporär residente* und die *transiente* Flora [14, 16].

Grundlage dieser Unterteilung ist die Tatsache, daß die gesunde Haut des Menschen ein Biotop darstellt, in dem bestimmte Mikroorganismen zusammenleben, also ein Ökosystem bilden, mit seinen Vernetzungen, Querbeziehungen, Rückkopplungen und Mehrfachwirkungen [14, 16, 18].

Die gesunde Haut des Menschen stellt jedoch *nicht ein,* sondern *unterschiedliche* Biotope für Mikroben zur Verfügung: so Feucht-Biotope in intertriginösen Hautarealen, Trocken-Biotope an den Extremitäten und talgreiche Biotope im Bereich von Brust, Rücken, Gesicht, einschließlich des Infundibulum der Talgdrüsen.

Die Biotope der *residenten* Hautflora sind dreidimensional und liegen auf und zwischen den Cornealzellen des Stratum corneum und im Infundibulum der Talgdrüsen. Die Mikroorganismen siedeln dort in unterschiedlich großen Mikrokolonien.

Zusammensetzung der Hautflora des Menschen

Die residente Hautflora

Änderungen in der Stellung der Bakterien der *residenten* Hautflora im taxonomischen System der Bakterien [1, 19] bereiten teils erhebliche Schwierigkeiten bei der Beurteilung von Forschungsergebnissen zur Ökologie der Hautflora aus verschiedenen Zeiträumen.

Qualitative Zusammensetzung

Unter Berücksichtigung der derzeitigen Stellung der Mikroben im taxonomischen System der Bakterien sind an der Zusammensetzung der *residenten* Hautflora, d. h. den Mikroben, die regelmäßig auf der Haut des Menschen nachgewiesen werden können, folgende Genera und Spezies beteiligt:

Von der Familie der Micrococcaceae [19] sind es die Spezies *Staphylococcus epidermidis, S.warneri, S.haemolyticus, S.hominis, S.sacharolyticus,*

O. Braun-Falco, H. C. Korting (Hrsg.)
Hautreinigung mit Syndets
© Springer-Verlag Berlin Heidelberg 1990

S.auricularis, S.saprophyticus, S.cohnii subsp. 1, *Micrococcus agilis, M.cristinae.*

Vom Genus Propionibacterium sind es die Spezies *P.acnes, P.avidum* und *P.granulosum.*

Vom Genus Corynebacterium die sogenannten lipophilen Diphtheroiden oder „small colony diphtheroids", die dem *Corynebacterium xerosis* nahestehen, *C.pseudotuberculosis, C.kutscheri, C.pseudodiphthericum* und *C.bovis.*

Vom Genus Pityrosporum (Sloof), einer imperfekten Hefe, sind es *P.ovale* und *P.orbiculare* [11].

Quantitative Zusammensetzung

Die Analyse der Quantitäten der einzelnen Genera und Spezies der *residenten* Hautflora in den unterschiedlichen Biotopen bereitet aufgrund der Vielzahl an Spezies und der Problematik der Stichproben-Identifizierung von auf Nährböden isolierten Bakterien-Kolonien [2] Schwierigkeiten; für die Staphylokokken der *residenten* Hautflora wurde oder wird daher entweder nur die allgemeine Bezeichnung *„Koagulase-negative Staphylokokken"* zur Abgrenzung gegenüber *S.aureus* benutzt oder der taxonomisch veraltete Begriff *S.epidermidis* nach Baird-Parker [1] verwendet.

Um Unterschiede in der Zusammensetzung der *residenten* Hautflora in verschiedenen Biotopen der Haut aufzuzeigen, seien grob schematisch drei Biotop-Typen: trockene, feuchte und talgreiche Biotope vorgestellt.

Unterarmbeugeseite (trockenes Biotop). Im Bereich der Unterarmbeugeseite können *koagulase-negative Staphylokokken* mit Keimzahlen von 10^2 bis 10^3 pro cm^2 Hautoberfläche nachgewiesen werden, *lipophile Corynebacterium species* in Keimzahlen von 10^0 bis 10^1. *Propionibacterium species* und *Pityrosporum species* kommen hier nicht vor [3–6,8].

Änderungen im Biotop der Unterarmbeugeseite können durch äußere Einwirkungen, wie Auflegen einer Haushaltsfolie über 24–48 Stunden, erfolgen. Dabei treten Änderungen in der Biozoonose ein: die Keimzahlen der *Koagulase-negativen Staphylokokken* steigen um 3–4 Zehnerpotenzen und die der *lipophilen Corynebacterium species* um 4–5 Zehnerpotenzen an; ein Tag nach Abnahme der Folie sind die Keimzahlen noch erhöht, bewegen sich jedoch in Richtung der Ausgangswerte [8]. Aber auch im Biotop selbst kommt es unter der Folie zu einem Anstieg der Hautfeuchtigkeit von 20 rel. % auf über 80 rel. % und einen Anstieg des Haut-pH-Wertes von pH 5 auf pH 7; einen Tag nach Abnahme der Folie liegen diese Parameter knapp unterhalb der Ausgangswerte [8]. Veränderungen im Biotop Haut erfolgen rascher und haben zeitlich verzögert Veränderungen der Biozoonose zur Folge, d. h. das Ökosystem der *residenten* Hautflora des Menschen reagiert auf Veränderungen des Biotops verzögert mit Änderungen in der Biozoonose.

Axilla (feuchtes Biotop). Hier können zwei Biozoonose-Typen unterschieden werden; bei einem Teil der Menschen dominieren *Koagulase-negative*

Staphylokokken und *Corynebacterium species* machen nur einen geringen Anteil aus; umgekehrt verhält es sich bei einem anderen Teil der Menschen [16].

Stirn (talgreiches Biotop). Im Bereich der Stirn machen die *Propionibacterium species* ca. 70–90 % Anteil an der residenten Hautflora aus mit Keimzahlen von 10^4 bis 10^7 pro cm^2 Hautoberfläche [6, 7, 9, 10, 12, 13], die *Koagulase-negativen Staphylokokken* ca. 10–30 % mit Keimzahlen von 10^2 bis 10^4 pro cm^2 Hautoberfläche und die *Pityrosporum species* mit Keimzahlen von 10^0 bis 10^1. Allerdings ist das Biotop, in dem die *residente* Flora siedelt, hier unterschiedlich zu den zwei bisher genannten. Neben dem Biotop des Stratum corneum besteht hier ein weiteres Biotop im Infundibulum der Talgdrüsen; aus beiden kann mit geeigneten Hautfloragewinnungsmethoden die Flora separat gewonnen werden [7].

Im Infundibulum der Talgdrüsen findet sich darüber hinaus eine topographische Verteilung der Hautflora mit *Propionibacterium species* im gesamten Infundibulum der Talgdrüsen, *Koagulase-negativen Staphylokokken* vom mittleren Anteil des Infundibulum an aufwärts, und *Pityrosporum species* im obersten Anteil des Infundibulum [20]. Entsprechend ist es für Hautdesinfektionsmittel oder örtlich angewandte antimikrobiell wirksame Substanzen schwer, die Keimzahlen der Bakterien der *residenten* Flora der Stirn um mehr als 2 Zehnerpotenzen zu senken [9, 10, 12, 13], wobei sich die Ausgangswerte der Keimzahlen innerhalb von 24–72 Stunden nach der Anwendung wieder einstellen.

Transiente und temporär residente Hautflora

Qualitative und quantitative Zusammensetzung der transienten Hautflora

Im Gegensatz zur *residenten* Hautflora ist die transiente und temporär residente Hautflora nur auf der obersten Cornealzellage als sogenannte Anflugflora kurzzeitig und in niedrigen Keimzahlen nachweisbar. Hierzu zählen: Schimmelpilze aus der Umwelt ebenso wie *Staphylococcus aureus, gramnegative Stäbchenbakterien* u. a., wobei im Bereich der natürlichen Körperöffnungen zeitweise auch höhere Keimzahlen aus den Ökosystemen Darm, Mund- und Genitalschleimhaut und Vagina nachweisbar sein können, ohne daß diese Hautveränderungen hervorrufen.

Stabilisierende Faktoren des Ökosystems der Hautflora

Das Ökosystem der *residenten* Hautflora des Menschen ist gegenüber äußeren Einflüssen relativ resistent, solange das Biotop Haut intakt ist. Baden, 1 mal pro Tag über drei Wochen, oder ein entsprechendes Waschverbot im Bereich der Unterarme führte nicht zu einem „Umkippen" des Ökosystems der *residenten* Hautflora mit Überwucherung der Anflugflora [3, 4].

Für diese relative Stabilität der Hautflora wurden unter dem Begriff der *„Abwehrkraft der Haut"* eine Reihe von Faktoren, wie der physiologische pH-Wert der Haut, ihre relative Feuchtigkeit, die Zusammensetzung der Hautfette, die Abschilferung der Hornschicht, die Hauttemperatur und nicht zuletzt Interaktionen zwischen *residenter* und *transienter* Hautflora verantwortlich gemacht [15, 17]. All diese Faktoren des Ökosystems der Hautflora sind in einem komplexen System mit Vernetzungen, Querbeziehungen, Rückkopplungen und Mehrfachwirkungen integriert, das in vitro kaum simulierbar ist.

Literatur

1. Baird-Parker AC (1974) Micrococcaceae. In: Buchanan RE, Gibbons NR (eds) Bergey's manual of determinative Bacteriology 8th Ed. pp 478–490, Williams & Wilkins Company, Baltimore
2. Hartmann AA (1978) Staphylococci of the normal human skin flora. Variety in biotypes and antibiograms without direct correlation. Arch Dermatol Res 261:295–302
3. Hartmann AA (1978) Waschverbot und Verhalten der Hautflora. Quantitative und qualitative Untersuchungen der aeroben Flora. Arch Dermatol Res 263:105–114
4. Hartmann AA (1979) Tägliches Baden und Verhalten der Hautflora. Quantitative und qualitative Untersuchungen der aeroben Hautflora. Arch Dermatol Res 265:153–164
5. Hartmann AA (1980) Duschbaden und sein Einfluß auf die aerobe Residentflora der menschlichen Haut. Halbseitenvergleiche unter Duschen mit und ohne Duschzusätze bei einmaliger Anwendung. Arch Dermatol Res 267:161–174
6. Hartmann AA (1981) Zur in vitro- und in vivo-Untersuchung der Wirkung von Hautreinigungsmitteln auf die Residentflora der Haut des Menschen. Habilitations-Schrift Med Fak Jul-Max-Universität Würzburg
7. Hartmann AA (1982) A comparative investigation of methods for sampling skin flora. Arch Dermatol Res 274:381–385
8. Hartmann AA (1983) Effect of occlusion on resident flora, skin-moisture and skin-pH. Arch Dermatol Res 275:251–254
9. Hartmann AA (1985) A comparison of the effect of povidone-iodine and 60% n-propanol on the resident flora using a new test method. J Hosp Infect: 6 Suppl A:73–80
10. Hartmann AA, Pietzsch C, Elsner P, Lange T, Hackel H, Fischer P, Bertelt T (1986) Antibacterial efficacy of Fabry's tinctura on the resident flora of the skin at the forehead. Study of bacterial population dynamics in stratum corneum and infundibulum after single and repeated applications. Zbl Bakt Hyg B 182:499–514
11. Hartmann AA (1987) Zum Stand der Taxonomie der Residentflora der Haut des Menschen. In: Hornstein O.-P. (Hrsg) Neue Entwicklungen in der Dermatologie. Bd 4 S 81–98, Springer, Berlin Tokyo
12. Hartmann AA, Elsner P, Lutz W, Pucher M, Hackel H (1988) Effect of the application of an anionic detergent combined with Fabry's tinctura and its components on human skin resident flora. Part I, Dermofug® combined with Fabry's tinctura and 50 v/v% isopropanol. Zbl Bakt Hyg B 186:526–535
13. Hartmann AA, Elsner P, Kremer K, Hackel H (1988) Effect of the application of an anionic detergent combined with Fabry's tinctura and its components on human skin resident flora. Part II, Dermofug® combined with salicylic acid tinctura and phenol tinctura. Zbl Bakt Hyg B 186:536–544
14. Marples MJ (1965) The ecology of the human skin. CC Thomas, Springfield, Illinois

15. Müller E (1968) Zur Ökologie von Staphylococcus aureus auf der menschlichen Hautoberfläche. III. Staphylococcus aureus nach künstlicher Verimpfung auf die normale Hautoberfläche der Unterarmbeugeseite und anderer Körperregionen. Arch klin exper Dermatol 232:350–358
16. Noble WC (1981) Microbiology of human skin. 2nd ed. In: Rook A(cons edit) Major problems in dermatology. Lloyd-Luke London
17. Röckl H (1977) Probleme der Bakterienökologie der Haut. Hautarzt 28:155–159
18. Röckl H, Hartmann AA (1989) Mikrobenökosysteme Haut und Schleimhaut unter antimikrobieller Therapie. Z Hautkrkh (im Druck)
19. Schleifer KH (1986) Gram positive Cocci. In: Sneath PHA, Mair NS, Sharpe ME, Holt JG (eds) Bergey's manual of Systematic Bacteriology, Volume 2, pp 999–1103, Williams & Wilkins, Baltimore Sydney
20. Wolff HH, Plewig G (1976) Ultrastruktur der Mikroflora in Follikeln und Komedonen. Hautarzt 27:432–440

Das Säuremantelkonzept von Marchionini und die Beeinflussung der Resident-Flora der Haut durch Waschungen in Abhängigkeit vom pH-Wert

H. C. Korting

Originalpublikationen und Kommentare

Im Jahre 1928 veröffentlichte A. Marchionini zusammen mit seinem Lehrer H. Schade [22] in der Klinischen Wochenschrift eine Arbeit mit dem Titel: *„Der Säuremantel der Haut (nach Gaskettenmessungen)"*. In dieser Arbeit finden sich unter anderem folgende Feststellungen: „Nach Konstruktion einer den Sonderverhältnissen der Haut sich anpassenden „Gaskettenglokkenelektrode", welche in der ausführlichen Mitteilung (Arch. f. Dermatol. Syphilis [23; H.C.K.]) näher beschrieben wird, ist es uns gelungen, die Gaskettenmethode zur epicutanen Messung geeignet zu machen. An dieser Stelle sei kurz vom Ergebnis unserer Messungen berichtet. Jede vorhergeschickte Reinigung, wie z. B. die Waschung der Haut mit Seife resp. auch die einfache Spülung mit Wasser oder Alkohol, muß die vorhandene Oberflächenreaktion verändern. Um dies zu vermeiden, haben wir – im Gegensatz zu sämtlichen früheren Untersuchern – auf jedwede „vorbereitende Reinigung" verzichtet und lediglich an rein gehaltener, nicht aber an frisch gereinigter Haut gemessen. Die Reaktion der gewaschenen Haut stellte für uns ein Sonderproblem dar... Bei Anwendung der Methode an der Haut des Lebenden zeigten sich annähernd dieselben hohen Säuregrade (wie bei Leichenhaut, H.C.K.). Auch hier halten sich unsere pH-Werte durchweg zwischen 5,0 und 3,0; nur zwei unserer Werte unter 40 Messungen liegen etwas über 5,0... (die von Schade und Marchionini mit Hilfe ihrer Meßdaten geschaffene graphische Darstellung der Verhältnisse findet sich als Abb. 1; H.C.K.). Aufgrund unserer Untersuchungen läßt sich über den Anteil des Schweißdrüsensekretes an der stark sauren Reaktion der Hautoberflächenschicht folgendes aussagen: Der Schweiß liefert eine sehr verdünnte Lösung von Säuren auf die Haut, diese anfänglich schwache Säurelösung aber bildet sich unter der Wirkung der Verdunstung zu einer Restflüssigkeit hoher Säurekonzentration um, und diese ist es im wesentlichen, die das verhornende Epithel imprägniert und für die Hautoberfläche den hohen Säurewert herbeiführt. In solcher Art ist physiologisch die Haut des menschlichen Körpers in äußerst dünner Schicht (mittlere Dicke der verhornten Epithelschicht ca. 4/100 mm) von einem „Säuremantel" umgeben... Eng hiermit verwandt ist das, was wir als die wichtigste physiologische Aufgabe des Säuremantels der menschlichen Haut ansehen, der Abwehrschutz gegen die

O. Braun-Falco, H. C. Korting (Hrsg.)
Hautreinigung mit Syndets
© Springer-Verlag Berlin Heidelberg 1990

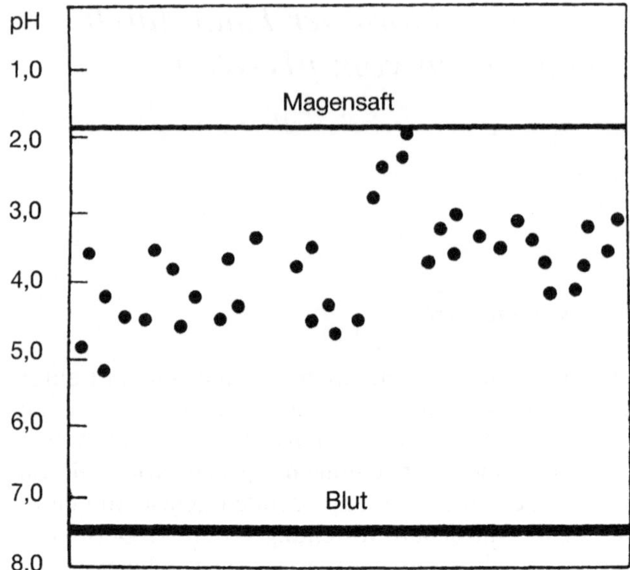

Abb. 1. Daten aus der Originaldarstellung: „Säurewerte der normalen Hautoberfläche" aus der Arbeit von Schade und Marchionini [21]

Mikroorganismen der Umwelt. Gerade für diese Aufgabe ist es von entscheidender Bedeutung, daß durch die Gaskettenmessung jene oben genannten, geradezu überraschend hohen Säuregrade auf der Haut festgestellt werden konnten... Immer wird dabei zu berücksichtigen sein, daß die Säure die Aufgabe der Mikroorganismenabwehr an der Hautoberfläche nicht allein vollzieht, sondern in dieser Aufgabe neben anderem durch die Schutzwirkung des Hauttalges und durch den Prozeß der kontinuierlichen Desquamation unterstützt wird. Und doch verdient es eine Hervorhebung, daß der Körper an drei so verschiedenen Orten wie Magen, Vagina und Haut zur Bakterienabwehr das gleiche Mittel heranzieht, eben die Säure in pH-Werten von 1,7–2,5 im Magen (L. Michaelis u. a.), von 4,0–4,7 in der Vagina (R. Schröder, Hinrichs u. Kessler) und von etwa 3,0–5,0 auf der Haut (nach den vorstehenden Messungen)".

Eine detailliertere Darstellung dieses ihres Konzeptes geben Schade und Marchionini dann im Jahre 1929 im Archiv für Dermatologie und Syphilis (23) unter dem Thema: „*Zur physikalischen Chemie der Hautoberfläche*". Noch im gleichen Jahr veröffentlicht Marchionini zudem die Arbeit: „*Untersuchungen über die Wasserstoff-Ionenkonzentration der Haut*" [11].

Ausgebaut wird dieses Konzept dann zehn Jahre später durch drei konsekutive Mitteilungen in der Klinischen Wochenschrift, die sich unter dem übergreifenden Titel „Säuremantel der Haut und Bakterienabwehr" im einzelnen beschäftigen mit den Unterthemen: „Die regionäre Verschiedenheit

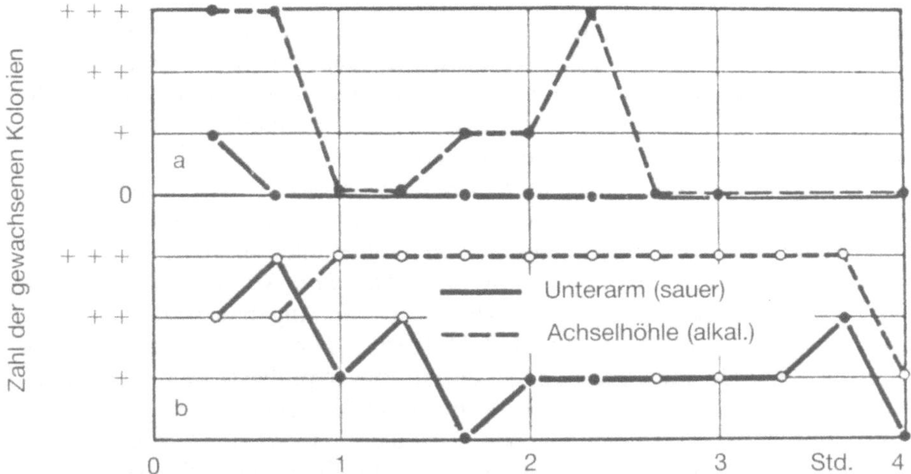

Abb. 2a, b. Daten aus der Originaldarstellung: „Bakterienwachstum auf saueren und alkalischen Hautregionen beim Erwachsenen" (**a**) Bacterium prodigiosum, (**b**) Begleitflora aus der Arbeit von Marchionini et al. [13]

der Wasserstoff-Ionenkonzentration der Hautoberfläche" [12], „Über die regionäre Verschiedenheit der Bakterienabwehr und Desinfektionskraft der Hautoberfläche" [14] sowie „Über die regionäre Verschiedenheit des Bakterienwachstums auf der Hautoberfläche" [13]. Untersucht wurde unter anderem, wie lange sich ein auf die Haut aufgebrachter Keim *(Bacterium prodigiosum,* heute *Serratia marcescens* genannt) auf der sauren Haut des Unterarmes bzw. auf der alkalischen Haut der Achselhöhle zu halten vermag, Abbildung 2 stellt Daten der Originalabbildung aus der II. Mitteilung dar.

Die Vorstellung, die Oberfläche der menschlichen Haut reagiere sauer, war an sich nicht völlig neu. Schon 1892 hatte Heuss [7] die bis heute gültige Feststellung getroffen: „Die gesamte Hautoberfläche des gesunden Menschen reagiert, wenn auch in verschiedener Intensität, sauer"; und bereits 1923 hatten Sharlit und Scheer [25] bei Untersuchungen in der Ellenbeuge einen pH-Wert in der Größenordnung von 5,5 ermittelt. Und die gefundenen Werte an sich – Werte zwischen 3,0 und 5,0 – stellen auch keineswegs das wegweisend Neue an den Erkenntnissen von Marchionini dar, sie müssen aus heutiger Sicht unglaubwürdig weit zum Sauren hin verschoben erscheinen. Findet sich doch in einer kürzlich erschienenen Übersichtsarbeit zum Thema [1] die Feststellung: „Aus der Zusammenschau aller zitierten Arbeiten heraus läßt sich somit als repräsentativer pH-Wert der menschlichen Haut ein (Mittel-)Wert im Bereich von 5,4–5,9 angeben". Richtungweisend Neues war aber schon in der angewendeten Meßtechnik zu sehen; der von Marchionini inaugurierte und bis heute übliche Gebrauch von Elektroden war noch kurz zuvor für unmöglich gehalten worden [25]. Darüberhinaus – und das vor allem – aber stellte Marchionini zusammen mit seinen

Mitarbeitern einen Zusammenhang her zwischen gefundenem saurem Haut-oberflächen-pH und der bakteriellen Besiedlung der Haut. Daß er dafür noch den überaus anschaulichen Begriff *Säuremantel* prägte, der sich in der angelsächsischen Literatur als acid cloak bzw. acid mantle wiederfindet, hat der Sache freilich keineswegs nur genützt.

Die bis heute anhaltende kontroverse Diskussion des Säuremantelkon-zeptes mit seinen hautbakteriologischen Implikationen erreichte bereits zu Beginn der 30er Jahre einen ersten Höhepunkt, als Cornbleet [3] in seiner Arbeit: *„Self-sterilizing powers of the skin. V. Are they endowed by the surface acid?"* vor dem Hintergrund der Angaben in der Literatur und eigener Untersuchungen schlußfolgert: „There is no proof in the literature nor do my experiments support the hypothesis that the self-ste-rilizing powers of the skin are due to the surface acid". 1952 geben Pills-bury und Rebell [17] den Stand der Diskussion so wieder: „The hypothe-sis of an „acid mantle" as a principal factor in making the skin a less favorable area to support the growth of microorganisms has gained wide acceptance. This hypothesis is dependent upon the fact that the surface of normal unabraded skin has been shown by many observers to have a low pH. It has also been shown that intertriginous areas have a somew-hat higher pH, and the conclusion was drawn that this higher pH was therefore the principle reason for the localisation of infection in intertri-ginous areas". Im Rahmen eigener In-vitro-Untersuchungen zur pH-Abhängigkeit des Wachstums von unterschiedlichen Spezies der Haut-flora beobachten Pillsbury und Rebell [17] ein gleich gutes Wachstum von *Staphylococcus aureus* bei pH 5, 6 und 7, bei sogenannten normalen Hautmicrococcen finden sie zwar ein etwas besseres Wachstum bei pH 6 und pH 7, sehen hierin aber keinen wesentlichen Unterschied zu pH 5. Ein wesentlich besseres Wachstum von Hautkeimen bei pH 7 als bei niedrigeren pH-Werten stellen sie freilich bei den aeroben diphtheroiden Stäbchen fest.

Eine wesentliche zusätzliche Beobachtung machten Foley und Mitarbeiter bereits 1947 [4]; sie stellen in vitro eine starke Abhängigkeit des fungistati-schen Effektes unterschiedlicher im normalen Schweiß enthaltener Fettsäu-ren bei pH 5,0, 5,6, 6,0 resp. 7,0 fest. Die stärkste Wirkung von Fettsäuren wie etwa Undecylensäure findet sich stets bei pH 5,0. Auf dem bakteriologi-schen Sektor finden diese Ergebnisse ihre Bestätigung in der Feststellung einer wesentlich stärkeren Wirksamkeit von Caprylsäure auf *„Pyococcus aureus"* bei pH 4 als bei pH 5 [15]. In die gleiche Richtung weisen die Ergebnisse der Untersuchungen von Röckl et al. [20, 21], wonach die „was-serlöslichen Bestandteile der Hornschicht" in Form eines sogenannten vor-läufigen Gesamt-Modells zwar bei pH 5, nicht aber bei pH 7 und 8 *Staphylo-coccus aureus* resp. *„Staphylococcus albus"* abtöten. Darüberhinaus vermag der Milieu-pH-Wert anscheinend Hautkeime nicht nur in ihrer Zahl zu beeinflussen, sondern auch in ihrer enzymatischen Aktivität. Nach Freinkel und Shen [5] weist *„Corynebacterium acnes"* in vitro bei pH 7,0 eine doppelt so hohe Lipase-Aktivität auf wie bei pH 5,1.

Neuere Arbeiten

Unter dem Aspekt, welche Konsequenzen sich aus dem Säuremantelkonzept für die Hautreinigung ergeben, besteht eine wesentliche Frage nicht zuletzt auch darin, ob der Hautoberflächen-pH sich durch unterschiedliche Reinigungsverfahren in Abhängigkeit vom pH der Waschlösung überhaupt wesentlich beeinflussen läßt. Noch heute wird von vielen Seiten der bereits 1952 von Pillsbury und Rebell [17] formulierte Standpunkt geteilt: „These experiments (Patienten wurden mit Emulsionen unterschiedlichen pH-Wertes behandelt; H.C.K.) did nothing but give further evidence of the marked and admirable capacity of the skin surface to tolerate wide variations in pH". Die meisten Untersuchungen können zu dieser Frage schon allein deshalb nicht definitiv beitragen, weil sich das Augenmerk hier ausschließlich auf die Wirkungen der einmaligen Anwendung eines Hautreinigungsmittels richtet. Dies gilt gleichermaßen für Seifen [15] wie für Syndet-Präparate [2].

Angaben zum Effekt nicht nur der einmaligen Anwendung sondern auch der wiederholten Anwendung von Seifen wie synthetischen Detergentien finden sich bei Pösl und Schirren [18]. Nach einer einmaligen Anwendung einer herkömmlichen Seifenlösung wie LUX finden diese Autoren einen Anstieg des pH-Wertes um etwa 2 pH-Einheiten auf 7,5, bei Anwendung eines sauer eingestellten Syndet-Präparates wie etwa RIE nur eine Beeinflussung, die als „auffallend gering" gekennzeichnet wird (detaillierte Angaben finden sich nicht). Zur Kinetik wird pauschal ausgeführt: „4 Std. nach beendeter Exposition ist der pH-Wert bereits wieder deutlich abgesunken und erreicht gelegentlich sogar den Ausgangswert vor Beginn des Versuchs". Im Rahmen der wiederholten Applikation von LUX-Seifenlösung machen Pösl und Schirren folgende Feststellung: „Die morgendlichen Ausgangswerte sind an dem folgenden 2. und 3. Tag, an dem die Probanden während eines Zeitraumes von 12 Std. je 3 Seifenlösungsinsulten ausgesetzt worden waren, etwas alkalischer". Dennoch fassen sie ihre Ergebnisse wie folgt zusammen: „Synthetische Detergentien besitzen einen weniger alkalischen pH-Wert als konventionelle Seifen- und Waschmittellösungen. Ihre Beeinflussung der pH-Werte der Hautoberfläche ist daher weniger intensiv. Auch bei wiederholten Alkaliinsulten kann aber weder mit Syndets noch mit konventionellen Seifen und Waschmitteln bei dreimal 1/2stündiger Dauer pro Tag während eines Zeitraumes von 3–5 Tagen eine länger anhaltende Veränderung des alkalischen pH-Wertes der Hautoberfläche oder eine Erschöpfung der Pufferkapazität erreicht werden".

Untersuchungen zum Einfluß wiederholter Waschungen auf die bakterielle Flora der Haut liegen ebenfalls nur in sehr begrenztem Umfang vor, wobei das Interesse aber vorwiegend nicht einer einfachen Hautreinigungsmaßnahme nach Art des Händewaschens sondern dem Baden [8] bzw. Duschen [6] gilt. Das Verhalten des pH-Wertes wurde dabei aber nicht in die Betrachtung mit einbezogen. Vor diesem Hintergrund erschien es wesentlich, über einen längeren Zeitraum wiederholt in definierter Weise eine

Seife bzw. ein Syndet-Präparat zur Hautreinigung anzuwenden und dabei den Hautoberflächen-pH ebenso zu erfassen wie die bakterielle Resident-Flora.

Eigene Untersuchungen mit Hautreinigungsmitteln

Bei insgesamt 10 hautgesunden Probanden wurde zunächst unter Beibehaltung der bisherigen Reinigungsgewohnheiten über drei Tage der Haut-pH und die Dichte von Koagulase-negativen Staphylokokken und Propionibakterien an der Stirn (Mitte) wie am Vorderarm (distal der Ellenbeuge) wiederholt ermittelt [10]. Fünf der Probanden wuschen sich daraufhin über vier Wochen morgens wie abends jeweils über zwei Minuten mit (alkalischer) Seife (LUX-Seife, Lever, Hamburg, D), fünf in entsprechender Weise mit einer sauer eingestellten Lösung synthetischer Detergentien (seba med flüssig, Sebapharma, Boppard, D). Nach Ablauf der vier Wochen wurde von jedem Probanden das jeweils andere Hautreinigungsmittel noch einmal über vier Wochen in entsprechender Weise eingesetzt. Am Ende jeder Woche wurden im Applikationsintervall wenigstens vier Stunden nach der letzten vorausgehenden Waschung Haut-pH und bakterielle Flora ermittelt. Die pH-Messung gründete sich auf das von Schirren [24] beschriebene Verfahren, dem die Anwendung der Flachelektrode von Ingold zugrunde liegt. Für die Keimzählung wurde Material mit der Detergens-Waschmethode nach Williamson und Kligman [26] gewonnen. Beimpft wurde – in gestufter Verdünnung – Columbia-Agar (BBL, Heidelberg, D) mit 5 % defibriniertem Schafblut sowie tryptischer Soja-Agar (BBL), die für zwei resp. sieben Tage bei 37 °C in aerober resp. anaerober Atmosphäre (GasPak-Töpfe, BBL) bebrütet wurden. Koagulase-negative Staphylokokken wurden mittels Gram-Färbung, Plasma-Koagulasetest und Überprüfung der biochemischen Leistungen in einer vorgefertigten Bunten Reihe (API STAPH, BioMérieux, Nürtingen, D) identifiziert, Propionibakterien *(Propionibacterium acnes* etc.) mittels Gram-Präparat und Einsatz einer geeigneten vorgefertigten Bunten Reihe (API 20A, BioMérieux). Zur statistischen Überprüfung der Ergebnisse wurden der Wilcoxon-Test für verbundene Paare und der zum Vergleich zweier unabhängiger Proben sowie der Korrelationskoeffizienten-Ermittlungstest von Bravais und Pearson herangezogen. Einmalig wurden bei jedem Probanden zusätzlich Haut-pH und Bakteriendichte auch noch im unmittelbaren zeitlichen Zusammenhang mit einer einzelnen Waschung wiederholt ermittelt, nämlich alle 30 Minuten über vier Stunden.

Bei der Erfassung der Ausgangslage bestätigt sich wiederum die saure Einstellung des Hautoberflächen-pH, finden sich doch an Stirn bzw. Vorderarm Werte zwischen 4,48 und 5,63 resp. 4,22 und 5,44. Wurde zunächst Seife eingesetzt, so kam es zunächst zu einem Anstieg des pH-Wertes; nach Überwechseln zu dem Syndet-Präparat nahm der pH-Wert dann wieder ab. Wurde zunächst das sauer eingestellte Syndet-Präparat eingesetzt, so blieb der Hautoberflächen-pH stabil bzw. er tendierte eher zu noch weiter im Sauren liegenden Werten, nach dem Umwechseln kam es dann zu einem Anstieg über die Ausgangswerte hinaus. Am Ende der zweiten Anwendungswoche lag der pH-Wert unter Syndet-Waschungen signifikant niedriger ($p < 0,01$) und er blieb es dann auch über den restlichen Beobachtungszeitraum ($p < 0,05$). Eine Globalbetrachtung aller Daten zeigt einen um 0,3 pH-Einheiten niedrigeren Hautoberflächen-pH-Wert bei Einsatz des sauren Syndet-Präparates ($p < 0,01$). Bei der Kurzfrist-Betrachtung der Wascheffekte fiel ein Anstieg des pH-Wertes sowohl unter Syndet wie unter Seife auf, wobei der letztgenannte Effekt sich aber wesentlich stärker ausprägte ($p = 0,01$). Im Zusammenhang mit dem Syndet-Präparat erscheint beachtlich, daß der pH-Wert des Präparates selbst mit 5,5 noch ein wenig über dem pH der Haut der Probanden lag. Binnen zwei Stunden war eine weitgehende Rückbildung der eingetretenen pH-Änderung zu verzeichnen (bezügl. weiterer Details vgl. Beitrag Kober).

Die Koagulase-negativen Staphylokokken zeigten im wesentlichen keine eindeutigen Veränderungen in ihrer Zahl in Abhängigkeit von der Art der Hautreinigung. Einzig an der Stirn zeigte sich bei Seifen-Waschung nach vorausgehender Syndet-Waschung ein signifikanter Anstieg der Keimdichte ($p = 0,05$). Ein wesentlich anderes Bild bot sich bei den Propionibakterien (im wesentlichen – und zwar zahlenmäßig in dieser Reihenfolge – *Propionibacterium acnes* und *Propionibacterium granulosum*): Unter wiederholten Seifen-Waschungen nahm ihre Zahl stark – in etwa um eine Zehnerpotenz – zu, bei Übergang auf Syndet-Waschungen fiel die Zahl dann wieder und zwar sogar unter die Ausgangswerte. Bei den Probanden, die zunächst das Syndet-Präparat einsetzten, kam es anfangs zu einer wesentlichen Verminderung der Propionibakterien, nach Übergang auf Seife kehrte sich dies ins Gegenteil um. An der Stirn fanden sich ab der zweiten Woche signifikant höhere Keimdichten ($p < 0,1$; $p = 0,02$; $p = 0,02$), am Vorderarm fanden sich signifikante Unterschiede bereits ab Ende der ersten Woche ($p < 0,01$; $p < 0,05$; $p < 0,01$; $p < 0,01$). Insgesamt fanden sich unter Seifen-Wäsche an Stirn wie Vorderarm signifikant mehr Propionibakterien ($p = 0,02$ resp. $p = 0,01$). An der Stirn korrelierte sowohl die Dichte der Koagulase-negativen Staphylokokken wie der Propionibakterien mit dem Hautoberflächen-pH, letzterer Wert freilich besser: Korrelationskoeffizient 0,51 ($p < 0,001$) bzw. 0,56 ($p < 0,001$). Am Vorderarm ließ sich eine Korrelation nur für die Propionibakterien erkennen: Korrelationskoeffizient 0,24 ($p < 0,05$).

Die Abbildungen 3 und 4 geben die Entwicklung der Keimdichte Koagulase-negativer Staphylokokken wieder, die Abbildungen 5 und 6 repräsentieren die Situation bei den Propionibakterien.

Bewertet man diese Befunde im Zusammenhang, so gilt es zunächst einmal festzuhalten, daß eine Hautoberflächen-pH-Verschiebung im Zusammenhang mit einer einzelnen Waschung sich zwar in der Tat binnen weniger Stunden zurückzubilden vermag, daß langfristig aber doch Unterschiede im Hautoberflächen-pH unter wiederholter Seifen-Waschung respektive Waschung mit sauren Syndet-Präparaten bestehen. Weiters gilt

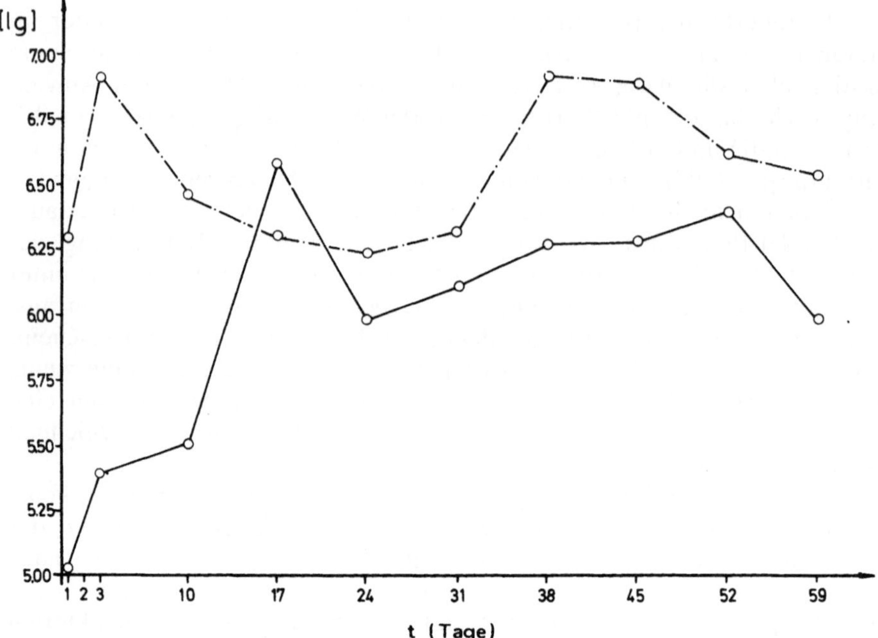

Abb. 3. Entwicklung der Zahl Koagulase-negativer Staphylokokken je cm^2 Hautoberflächer an der Stirn (durchgezogene Linie: Beginn mit Seifenwaschung) (aus [10])

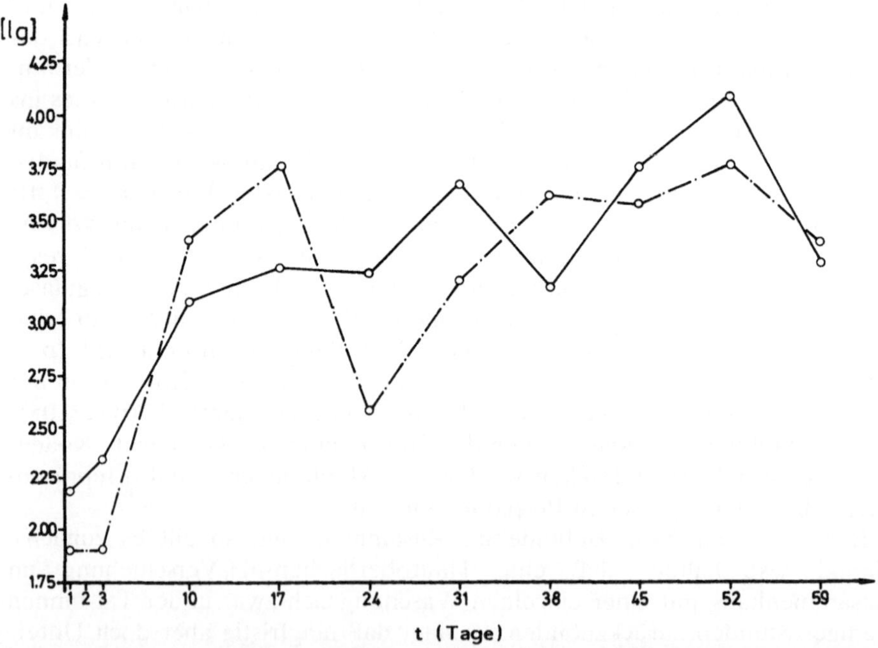

Abb. 4. Entwicklung der Zahl Koagulase-negativer Staphylokokken je cm^2 Hautoberfläche am Vorderarm (durchgezogene Linie: Beginn mit Seifenwaschung) (aus [10])

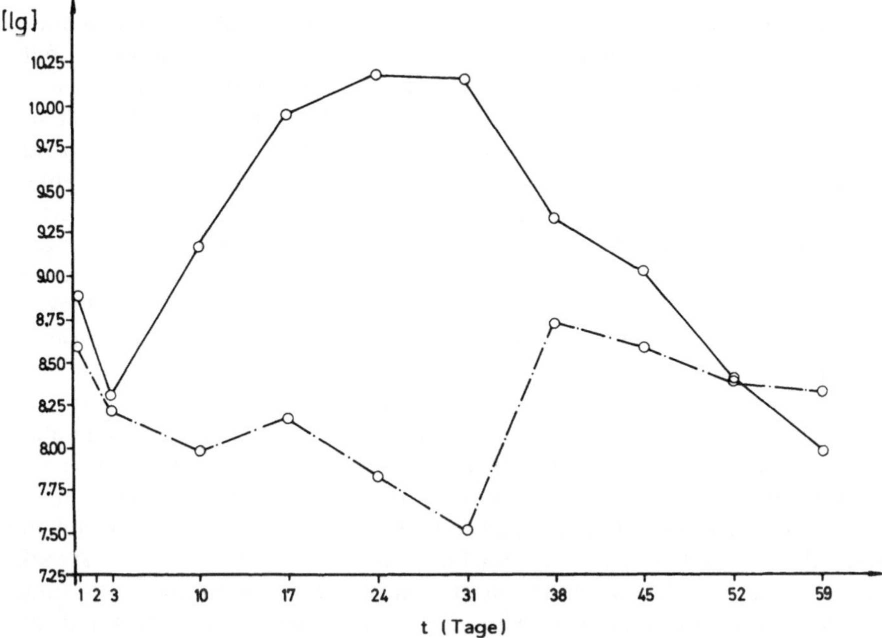

Abb. 5. Entwicklung der Zahl von Propionibakterien je cm² Hautoberfläche an der Stirn (durchgezogene Linie: Beginn mit Seifenwaschung) (aus [10])

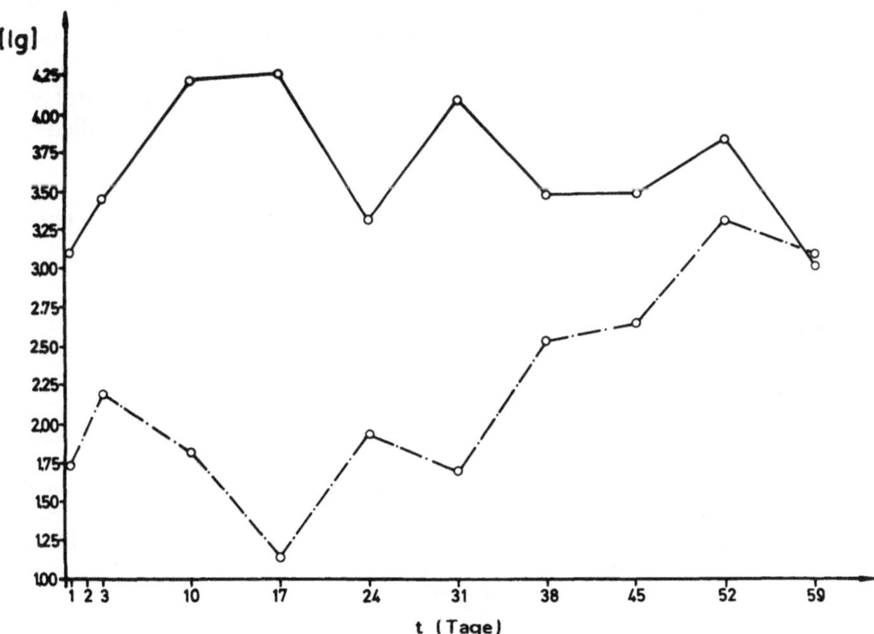

Abb. 6. Entwicklung der Zahl von Propionibakterien je cm² Hautoberfläche am Vorderarm (gestrichelte Linie: Beginn mit Seifenwaschung) (aus [10])

es festzuhalten, daß die Resident-Flora der Haut durch unterschiedliche Hautreinigungsmaßnahmen in unterschiedlicher Weise langfristig beeinflußt werden kann, wobei wesentliche Unterschiede je nach Spezies bestehen. In besonderer Weise hängt die Dichte der Propionibakterien auf der Haut von der Art der Waschung ab. Da sich in vitro die spezifische Wachstumsrate von Propionibacterium acnes bei pH 5,5 wesentlich von der bei 6,0 unterscheidet (bei letzterem pH liegt sie wesentlich höher), da eine derartige Abhängigkeit bei einer Staphylokokken-Spezies, nämlich Staphylococcus aureus, aber nicht zu erkennen ist [9], kann man in diesem Zusammenhang an einen direkten Einfluß des Haut-pH auf die Bakterien der Haut denken, in diese Richtung weisen auch die angeführten Korrelationen zwischen Keimdichte und pH.

Praktische Bedeutung können diese speziellen Erkenntnisse in der Behandlung und Vorbeugung der so häufigen Hauterkrankung Acne vulgaris haben, wurden doch in diesem Zusammenhang Syndet-Waschungen in der Tat bereits als nützlich erachtet [19]. Besonderes Interesse verdient der differentielle Effekt der Waschung mit sauren Syndet-Präparaten auf die Bestandteile der kutanen Resident-Flora auch unter ökologischen Aspekten, geht die Reduktion der Propionibakterien doch nicht einher mit einer allgemeinen Keimverarmung, wie sie bei Desinfizientien auftritt mit der möglichen unerwünschten Folge einer vermehrten vorübergehenden Besiedlung mit pathogenen Keimen. Auch wenn die diskutierten Ergebnisse nahelegen, daß der unterschiedliche biologische Effekt einer (alkalischen) Seifenwaschung auf die Haut in Sonderheit auf diesen bei Seifen aus chemischen Gründen unabdingbaren pH-Wert zurückgeht, so gilt es dies doch noch in einer weiteren entsprechenden Untersuchung definitiv zu etablieren, bei der ein chemisch im wesentlichen entsprechendes Syndet-Präparat wie das hier benutzte mit zwei unterschiedlichen pH-Einstellungen, nämlich 5,5 und 8,5, geprüft wird.

Danksagung. Herrn Dr. Schadenböck, Mainz sei für die Überlassung des Syndet-Präparates gedankt.

Literatur

1. Braun-Falco O, Korting HC (1986) Der normale pH-Wert der menschlichen Haut. Hautarzt 37:126–129
2. Burckhardt W (1964) Methoden zur Untersuchung der Wirkung synthetischer Waschmittel auf die Haut. Dermatologica 129:37–46
3. Cornbleet T (1933) Self-sterilizing powers of the skin. V. Are they endowed by the surface acid? Arch Dermatol Syph 28:526–531
4. Foley EJ, Herrmann F, Lee SW (1947) The effects of the pH on the antifungal activity of fatty acids and other agents. Preliminary report. J Invest Dermatol 8:1–2
5. Freinkel RK, Shen Y (1969) The origin of free fatty acids in sebum. II. Assay of the lipases of the cutaneous bacteria of effects of pH. J Invest Dermatol 53:422–427
6. Hartmann AA, Röckl H (1979) Vergleichende Untersuchung über den Einfluß von Balneum Hermal Gel zum Duschen auf die aerobe Residentflora der Haut bei einmaliger Anwendung. Ärztl Kosmetol 9:16–25

7. Heuss E (1892) Die Reaktion des Schweißes beim gesunden Menschen. Monatsh prakt Dermatol 14:343, 400, 501
8. Holt RJ (1971) Aerobic bacterial counts on human skin after bathing. J Med Microbiol 4:319–327
9. Korting HC, Bau A, Baldauf P (1987) pH-Abhängigkeit des Wachstumsverhaltens von Staphylococcus aureus und Propionibacterium acnes. Implikationen einer In-vitro-Studie für den optimalen pH-Wert von Hautwaschmitteln. Ärztl Kosmetol 17:41–53
10. Korting HC, Kober M, Mueller M, Braun-Falco O (1987) Influence of repeated washings with soap and synthetic detergents on pH and resident flora of the skin of forehead and forearm. Results of the cross-over trial in healthy probitioners. Acta Derm Venereol (Stockh) 67:41–47
11. Marchionini A (1929) Untersuchungen über die Wasserstoffionenkonzentration der Haut. Arch Dermatol Syph 158:290–333
12. Marchionini A, Hausknecht W (1938) Säuremantel der Haut und Bakterienabwehr. I. Mitteilung. Die regionäre Verschiedenheit der Wasserstoffionenkonzentration der Hautoberfläche. Klin Wochenschr 17:663–666
13. Marchionini A, Schmidt R (1938) Säuremantel der Haut und Bakterienabwehr. III. Mitteilung. Über die regionäre Verschiedenheit des Bakterienwachstums auf der Hautoberfläche. Klin Wochenschr 17:773–775
14. Marchionini A, Schmidt R, Kiefer J (1938) Säuremantel der Haut und Bakterienabwehr. II. Mitteilung. Über die regionäre Verschiedenheit der Bakterienabwehr und Desinfektionskraft der Hautoberfläche. Klin Wochenschr 17:736–739
15. Miescher G (1955) Diskussionsbemerkung. Arch Dermatol Syph 200:53–58
16. Peukert L (1941) Einfluß der Titrationsalkalität von Reinigungsmittel auf den pH-Wert der menschlichen Haut. Arch Dermatol 181:417–424
17. Pillsbury DM, Rebell G (1952) The bacterial flora of the skin. Factors influencing the growth of resident and transient organisms. J Invest Dermatol 18:173–186
18. Pösl H, Schirren CG (1986) Beeinflussung des pH-Wertes der Hautoberfläche durch Seifen, Waschmittel und synthetische Detergentien. Hautarzt 17:37–40
19. Reichert U, Saint-Leger, G, Schaefer H (1982) Skin surface chemistry and microbial infection. Sem Dermatol 1:91–99
20. Röckl H, Pascher G (1960) Der Einfluß wasserlöslicher Bestandteile der Hornschicht auf Bakterien. II. Mitteilung. Arch klin exper Dermatol 210:531–536
21. Röckl H, Spier HB, Pascher G (1957) Der Einfluß wasserlöslicher Bestandteile der Hornschicht auf Bakterien. I. Mitteilung. Arch klin exper Dermatol 205:420–434
22. Schade H, Marchionini A (1928) Der Säuremantel der Haut (nach Gaskettenmessung). Klin Wochenschr 7:12–14
23. Schade H, Marchionini A (1928) Zur physikalischen Chemie der Hautoberfläche. Arch Dermatol Syph 154:690–716
24. Schirren CG (1955) Does the glass-electrode determine the same pH values on the skin surface as a quinhydrone electrode? J Invest Dermatol 24:485–488
25. Sharlit H, Scheer M (1923) The hydrogen-ion concentration on the surface of the healthy intact skin. Arch Dermatol Syph 7:592–598
26. Williamson P, Kligman AM (1965) A new method for the quantitative investigation of cutaneous bacteria. J Invest Dermatol 45:498–503

Beeinflußbarkeit des Wachstums wichtiger Bakterien der Residentflora in vitro durch den pH-Wert

A. Lukacs

Einführung

Seit Schade und Marchionini im Jahre 1928 den Begriff des Säureschutzmantels der Haut postulierten [8], wurde über dessen Bedeutung in bezug
auf die bakterielle Hautflora diskutiert. Pillsbury und Rebell zeigten [6], daß
ein pH von 3,8 deutlich bakteriostatisch wirkt. Röckl und Mitarbeiter [7]
sowie Marchionini und Mitarbeiter [5] wiesen eine Keimreduktion von
Staphylococcus aureus sowie *Staphylococcus albus* bei pH 5 im Vergleich zu
pH 7 nach. Das dort verwendete Medium ist, wenn auch nicht als Mangel-
medium zu bezeichnen, doch wohl eher als ein Minimalmedium einzurei-
hen. Korting und Mitarbeiter [3] stellten ähnliche Untersuchungen mit
Staphylococcus aureus und *Propionibacterium acnes* in Trypticase soy broth
an. Diese Untersuchungen wurden in gepufferter Lösung durchgeführt,
jedoch ohne zusätzlich Begasung während des Bakterienwachstums. Bei
Propionibacterium acnes verbietet sich eine Begasung mit Sauerstoffzusatz,
bei *Staphylococcus aureus* scheint dies zwar nicht notwendig zu sein, jedoch
wäre dies zumindest wünschenswert in Anbetracht der aeroben Verhältnisse
auf der Hautoberfläche. Die untersuchten pH-Bereiche waren für *Staphylococcus aureus* 5,0–8,0 und für *Propionibacterium acnes* ein etwas einge-
schränkterer Bereich von 5,5–7,5. Die Keimdichte wurde photometrisch
bestimmt. Als Maß für das Wachstum diente die spezifische Wachstumsrate
(Anzahl der Verdopplungen pro Stunde respektive Kehrwert der Zeit, die
für eine Verdopplung benötigt wird). Auf Abbildung 1 findet sich die
Wachstumsrate von *Staphylococcus aureus* gegen den pH-Wert aufgetragen.
Das pH-Optimum liegt im Bereich zwischen 7,0 und 7,5. Auf Abbildung 2
sieht man die spezifische Wachstumsrate von *Propionibacterium acnes* in
Abhängigkeit vom pH-Wert. Bei diesem Keim tritt im Bereich von 6,0 bis
6,5 stärkstes Wachstum auf. Dies stimmt gut mit den Beobachtungen von
Holland und Cunliffe [2] überein, die für *Propionibacterium acnes* im Che-
mostaten ein pH-Optimum bei 6,0 fanden. Die Aussagekraft der Untersu-
chungen von Korting et al. [3] ist jedoch eingeschränkt:
– Durch einen Nährstoffmangel, der früher oder später in jedem Flüssigme-
  dium auftritt, können nur für die Anfangsphase des Wachstums genaue
  Aussagen erwartet werden. Über die Plateauphase, d. h. wie hoch die
  Keimzahl bei kontinuierlicher Nährstoffzufuhr wäre, läßt sich nur wenig

O. Braun-Falco, H. C. Korting (Hrsg.)
Hautreinigung mit Syndets
© Springer-Verlag Berlin Heidelberg 1990

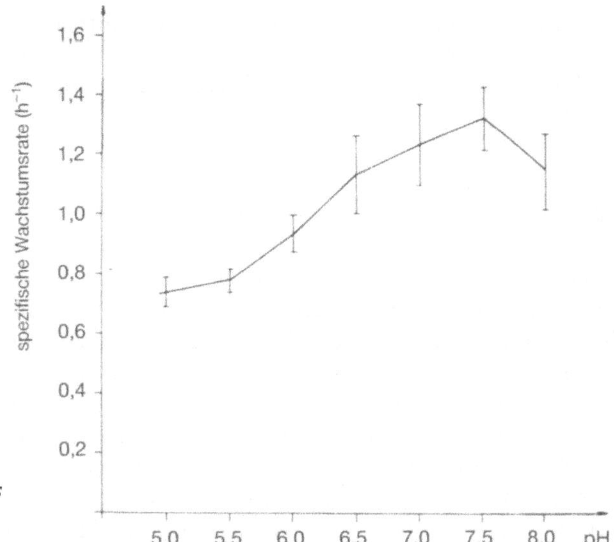

Abb. 1. Spezifische Wachstumsrate von *Staphylococcus aureus* in Abhängigkeit vom pH-Wert (nach [3])

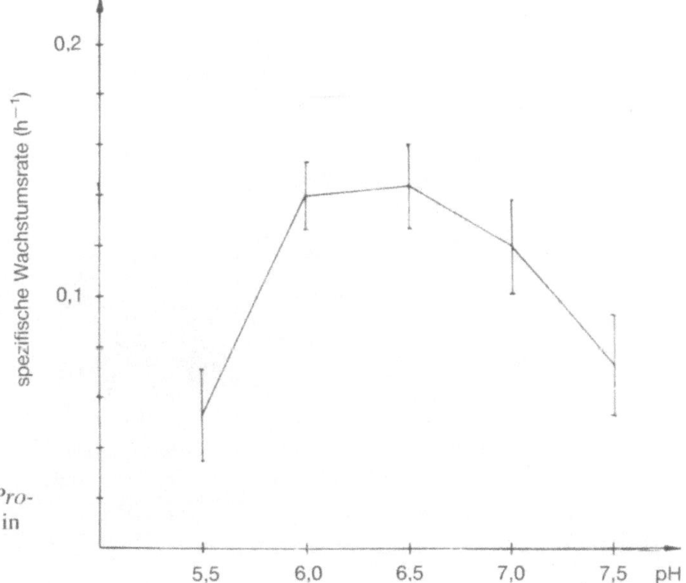

Abb. 2. Spezifische Wachstumsrate von *Propionibacterium acnes* in Abhängigkeit vom pH-Wert (nach [3])

sagen, da, wie erwähnt, möglicherweise das Substrat inzwischen teilweise aufgebraucht sein könnte. Somit wäre es wünschenswert, wenn sich die Bakterien in einem steady-state befänden.

– Ein weiterer Schwachpunkt dieser Untersuchungen scheint darin zu liegen, daß auf der Hautoberfläche aerobe Bedingungen vorherrschen, die im geschüttelten bzw. gerührten Erlenmeyerkolben wohl nicht in idealer Weise gegeben sind.

– Außerdem gestaltet sich auch die pH-Kontrolle der gepufferten Lösungen
schwierig. So mußte bei bestimmten Versuchen nachtitriert werden, da
der pH sonst größeren Schwankungen als 0,2 Einheiten ausgesetzt worden wäre.

Methodik

Eine Methode, die oben angesprochenen Schwierigkeiten besser in den
Griff zu bekommen, besteht darin, die Untersuchungen des differentiellen
Wachstumsverhaltens von Bakterien bei unterschiedlichem Haut-pH mittels
eines Bioreaktors durchzuführen (Abb. 3). Dieser bietet die Vorteile einer
Temperaturkonstanz auf Zehntel Grad genau, einer konstanten Rührge-
schwindigkeit, einer konstanten Begasungsrate (hier: 0,2 l/min), wodurch
die Sauerstoffspannung auf über 90 % des Ausgangswertes gehalten werden
kann, sowie einer pH-Konstanz von 0,1 Einheiten. Der pH-Wert wird mittels Korrekturmittelzugabe auf stets gleicher Höhe gehalten. Der Inhalt des

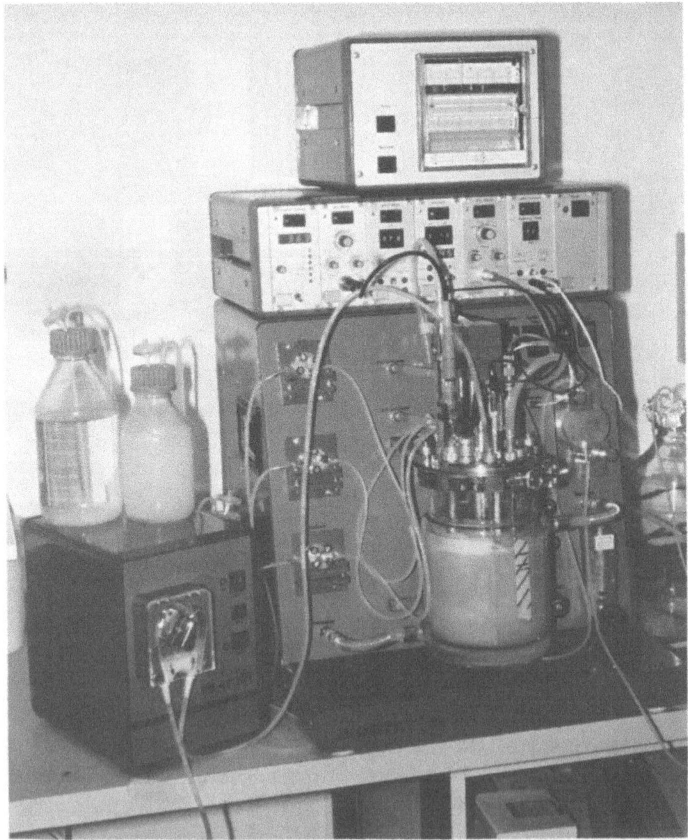

Abb. 3. Verwendeter Bioreaktor

Kulturgefäßes beträgt 900 ml, der Durchfluß 90 ml/h. Die Keimzahlbestimmung wird mittels Ausplattieren auf Blutplatten vorgenommen. Es wird somit die Zahl der koloniebildenden Einheiten bestimmt. Als Testkeim wählten wir im Rahmen eigener Untersuchungen (Korting et al., i. Vorb.) einen zahlenmäßig zu den wichtigsten Keimen der gesunden Haut zu rechnenden, *Staphylococcus epidermidis* 470, ein rezentes Isolat unserer Klinik. Die Untersuchungen erfolgten bei pH-Werten von 5,5, 7,0 und 8,5. Ein Probeversuch diente dazu, festzustellen, in welchen Bereichen sich Wachstum ergibt. Um vergleichbare Bedingungen zu gewährleisten, wurde später jedoch nicht in einem laufenden Versuch der pH geändert, sondern vielmehr der pH der Kulturlösung schon vor dem Beimpfen eingeregelt. Die Keimzahlbestimmungen erfolgten die ersten 12 Stunden stündlich, um die Wachstumsverzögerung sowie die Wachstumsgeschwindigkeit zu ermitteln, danach alle 12 Stunden um die möglicherweise erfolgende Einstellung eines Plateaus zu beobachten.

Ergebnisse

Auf Abbildung 4 erkennt man das Wachstum des untersuchten S.epidermidis-Stammes ausgedrückt in koloniebildenden Einheiten (KbE) je ml (bzw. die logarithmierte Darstellung) bei pH 5,5 innerhalb der ersten 12 Stunden. Nach anfänglicher Verzögerung sieht man die Phase des logarithmischen Wachstums. Eine Ausgleichsgerade wurde zur Bestimmung der spezifischen Wachstumsrate, also der Zahl der Verdopplungen pro Stunde, gezogen.

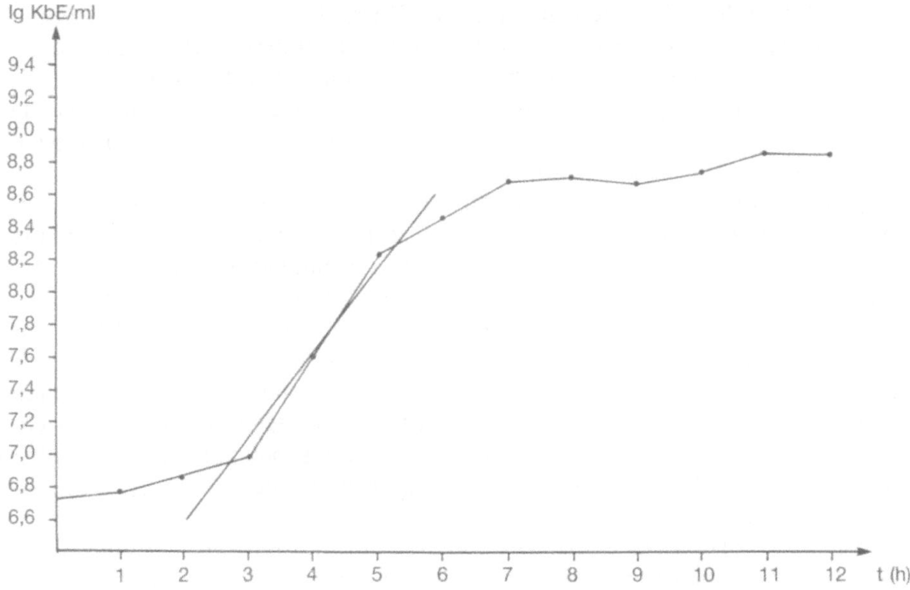

Abb. 4. Wachstum von *Staphylococcus epidermidis* bei pH 5,5 (initiales Verhalten)

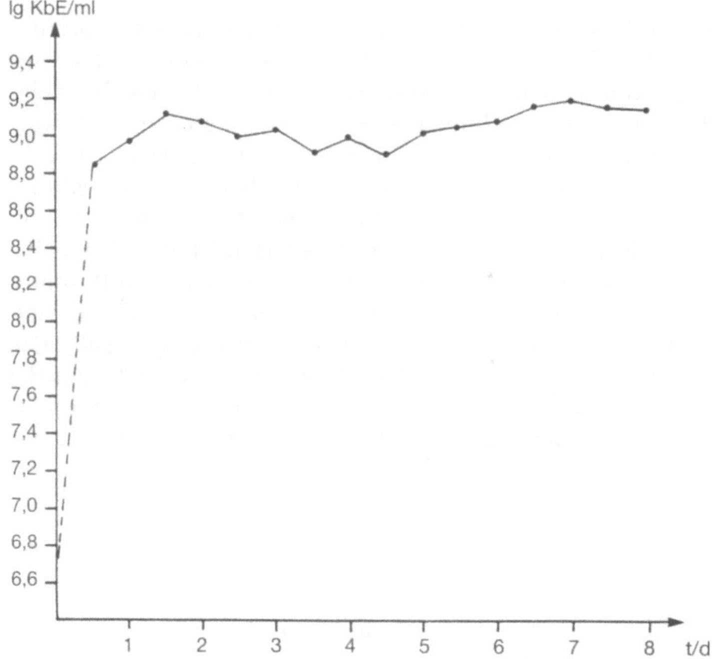

Abb. 5. Wachstum von *Staphylococcus epidermidis* bei pH 5,5 (Gesamtverhalten)

Auf Abbildung 5 sieht man einen Überblick über den gesamten achttägigen Versuch. Es stellte sich ein Plateau bei 9,2 ein, das entspricht etwa $1,5 \cdot 10^9$ koloniebildenden Einheiten pro ml. Der Versuch wurde wiederholt, ebenfalls mit Ziehen einer Ausgleichsgeraden zur Bestimmung der Wachstumsrate, sowie anschließendem Beobachten der Keimzahlentwicklung.

Entsprechend verfuhren wir bei pH 7,0. Auch dieses Experiment wurde doppelt ausgeführt. Die Ergebnisse ähnelten denen bei pH 5,5 und werden später zusammenhängend besprochen.

Anschließend wurd pH 8,5 gewählt. Speziell bei diesem Wert fiel, wie auf Abbildung 6 zu sehen, verzögertes Wachstum auf. Hier erreichten wir die Ausgangskeimzahl erst nach 48 Stunden. Auffallend ist hier ferner das niedrige Plateau bei 8,6. Dies entspricht etwa $0,4 \cdot 10^9$ koloniebildenden Einheiten, also nur einem Viertel der Keimzahl im Vergleich zu pH 5,5. Zur besseren Übersicht seien alle Ausgleichsgeraden der ersten 12 Stunden in einem Diagramm wiedergegeben (Abb. 7). Wie man unschwer erkennen kann, sind die Ergebnisse gut reproduzierbar. Stärkstes Wachstum beobachtet man bei pH 5,5, nur geringfügig schwächeres bei 7,0 und sogar eine Keimzahlverminderung zu Beginn der Experimente bei einem pH von 8,5. Auf Abbildung 8 ist nochmals das Wachstum bei pH 5,5, 7,0 und 8,5 in Form eines Balkendiagramms zusammengefaßt; auf der Ordinate die spezifische Wachstumsrate. Gestrichelt ist bei pH 8,5 die spätere Wachstumsphase zwischen 48 Stunden und 60 Stunden nach Versuchsbeginn eingezeichnet.

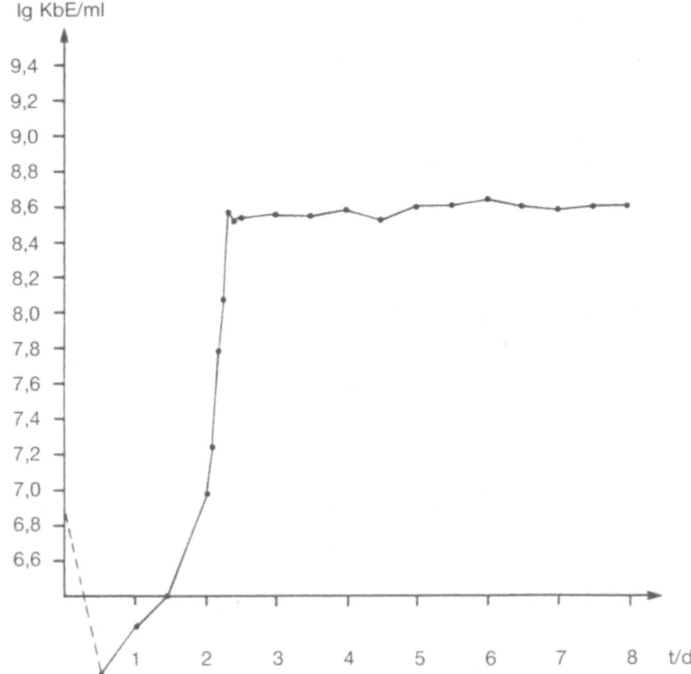

Abb. 6. Wachstum von *Staphylococcus epidermidis* bei pH 8,5

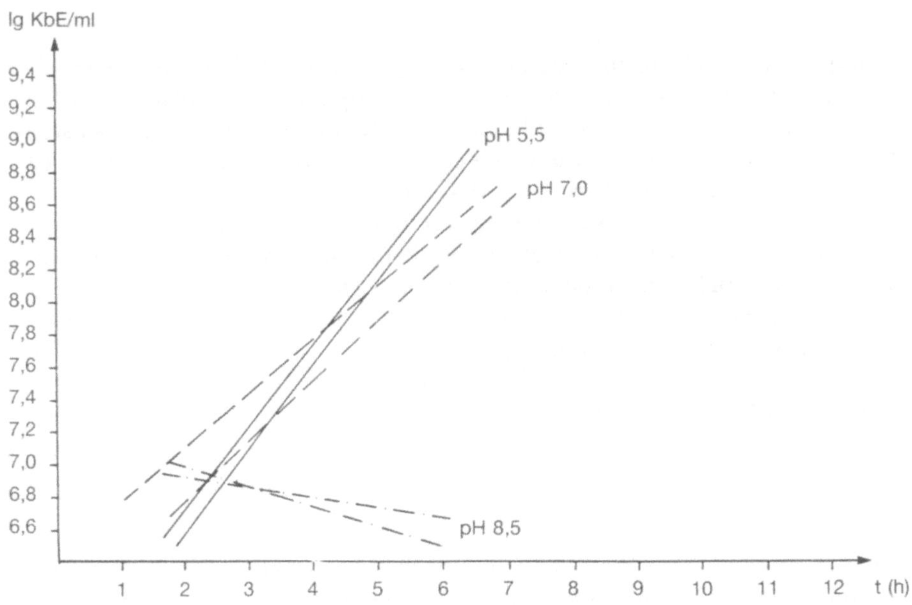

Abb. 7. Übersicht der Ausgleichsgeraden der ersten 12 Stunden

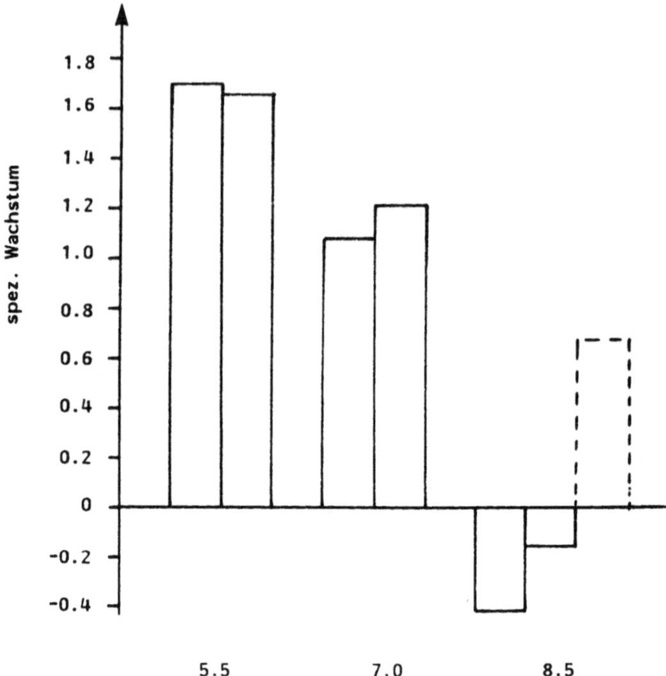

Abb. 8. Spezifische Wachstumsrate von *Staphylococcus epidermidis* in Abhängigkeit vom pH-Wert

Auch hier ist das Wachstum deutlich niedriger als bei pH 7,0 oder sogar 5,5. Abbildung 9 zeigt eine Übersicht der einzelnen Keimzahlplateaus. Man sieht, daß die Zahl der koloniebildenden Einheiten bei pH 5,5 am höchsten ist, dicht gefolgt von pH 7,0, nämlich ca. $1,5 \cdot 10^9$ KbE. Am niedrigsten ist das Keimzahlniveau bei pH 8,5, ca. $0,4 \cdot 10^9$.

Zusammenfassend läßt sich derzeit vor dem Hintergrund der vorliegenden Untersuchungen (Korting et al., Publikation in Vorbereitung) sagen, daß bei sauren pH-Werten bei *Staphylococcus epidermidis* ein

– kürzerer Zeitraum vom Versuchsbeginn bis zur logarithmischen Wachstumsphase beobachtet werden kann,

– gefolgt von einem schnelleren Wachstum

– und einem höheren endgültigen Keimzahlniveau.

Diskussion

Die vorliegenden Ergebnisse mögen zunächst überraschen. Nach dem Säuremantelkonzept könnte man niedrigere Keimzahlen bzw. langsameres Anwachsen der Bakterien bei sauren pH-Werten erwarten. Da es sich bei

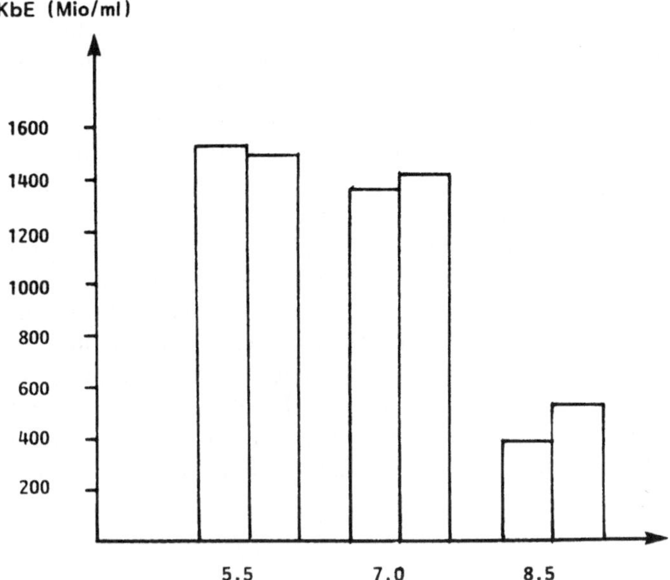

Abb. 9. Keimzahlplateau von *Staphylococcus epidermidis* in Abhängigkeit vom pH-Wert

Staphylococcus epidermidis um einen apathogenen, nahezu immer auf der Haut nachweisbaren Keim handelt, sind die Ergebnisse bei genauerer Betrachtung doch nicht so verwunderlich. Der Haut-pH ist, von intertriginösen Räumen abgesehen, sauer [1]. In unseren Versuchen zeigte sich, daß *Staphylococcus epidermidis* in saurem pH allgemein besser wächst. Der scheinbare Widerspruch erklärt sich somit.

Die Frage, ob der pH-Wert der Haut sauer ist und somit günstige Voraussetzungen zur Besiedelung mit *Staphylococcus epidermidis* gegeben sind, oder ob dieser Keim aus anderen Gründen häufig und in großer Zahl auf der Haut zu finden ist und möglicherweise die saure Reaktion mitverursacht, bleibt bis auf weiteres offen. Man könnte dem apathogenen *Staphylococcus epidermidis* durchaus auch eine Schutzfunktion zusprechen, da er als Platzhalterkeim möglicherweise andere, pathogene Bakterienspecies am Wuchern hindert. Auch zeigte sich bei cross-over-Versuchen an gesunden Probanden, daß der Haut-pH sich beim Waschen mit einem sauren Syndet (pH: 5,5) und einer alkalischen Seife nur um 0,3 Einheiten unterschied [4]. Bei der gleichen Untersuchung wurde nachgewiesen, daß die Zahl von *Staphylococcus epidermidis* sich bei beiden Gruppen nicht signifikant unterschied. Erst wenn durch andere Faktoren, im einfachsten Fall durch die Lokalisation (Achselhöhle), der pH-Wert ins Alkalische steigt, können andere Keime, namentlich diphtheroide Stäbchen, quantitativ bedeutende Anteile an der bakteriellen Hautflora des Menschen erlangen.

Da in der eben angeführten Untersuchung aber trotz des vielleicht vergleichsweise niedrigen pH-Unterschiedes bei wiederholter Anwendung von sauer eingestellten Syndets eine wesentlich geringere Zahl von Propionibakterien auf der Haut anzutreffen war, erscheint es nunmehr interessant, die hier geschilderten Untersuchungen auch mit diesem Keim durchzuführen, dem ja wesentliche Bedeutung für die Entstehung sogenannter „unreiner Haut" im Sinne von Acne vulgaris zugemessen wird.

Die eingangs zitierten Untersuchungen mit der diskontinuierlichen Kultur haben in der Tat bei der Species *Propionibacterium acnes* eine wesentlich stärkere Abhängigkeit der spezifischen Wachstumsrate von leicht unterschiedlichen pH-Werten im schwach sauren Bereich gezeigt, als beim Vertreter des Genus Staphylococcus. Erste einschlägige Untersuchungen im hier vorgestellten System weisen in die gleiche Richtung. Eine weitere mögliche Bedeutung des hier geschilderten Versuchsansatzes könnte darin liegen, den vermuteten unterschiedlichen Einfluß von Fettsäuren in Abhängigkeit vom pH näher zu analysieren.

Literatur

1. Braun-Falco O, Korting HC (1986) Der normale pH-Wert der menschlichen Haut. Hautarzt 37:126–129
2. Holland KT, Cunliffe WJ, Roberts CD (1978) The role of bacteria in acne vulgaris: A new approach. Clin Exper Dermatol 3:253–257
3. Korting HC, Bau A, Baldauf P (1987) pH-Abhängigkeit des Wachstumsverhaltens von Staphylococcus aureus und Propionibacterium acnes. Ärzl Kosmetol 17:41–53
4. Korting HC, Kober M, Mueller M, Braun-Falco O (1987) Influence of repeated washings with soap and synthetic detergents on pH and resident flora of the skin of forehead and forearm. Acta Derm Venereol 67:41–47
5. Marchionini A, Pascher G, Röckl H (1963) Der pH-Wert der Hautoberfläche und seiner Bedeutung im Rahmen der Bakterienabwehr. In: Pillsbury DM, Livingood CS (Hrsg) Proceedings of the XII. Int. Congress of Dermatology. Vol 1, Int. Congress Series Nr. 55, Excerpta Medica Foundation, Amsterdam, S 396–403
6. Pillsbury DM, Rebell G (1952) The bacterial flora of the skin. J Invest Dermatol 18:173–186
7. Röckl H, Spier HW, Pascher G (1928) Der Einfluß wasserlöslicher Bestandteile der Hornschicht auf Bakterien. Arch Klin Exper Dermatol 205:420–434
8. Schade H, Marchionini A (1928) Der Säureschutzmantel der Haut. Klin Wochenschr 7:12–14

Hautoberflächenstruktur

*Aufbau der menschlichen Haut und Beeinflussung
des Keratinozytenwachstums durch Milieufaktoren
wie der pH-Wert – Ergebnisse der Zellkultur*

R. Soehnchen

Der physiologische pH-Wert der Haut

Seit Schade und Marchionini 1928 [6] erstmals den Säureschutzmantel der
menschlichen Haut beschrieben, gab es zahlreiche Publikationen, die sich
mit dem Oberflächen-pH-Wert der Haut auseinandersetzen [4]. Obwohl
durch verschiedene Untersucher unterschiedliche Werte angegeben werden,
scheint der pH-Wert der Haut deutlich im azidischen Bereich zu liegen.
Eine genaue in vitro Untersuchung der Zusammenhänge zwischen Haut und
pH-Wert muß sich aufgrund morphologisch-anatomischer Gegebenheiten
auf die Epidermis beschränken.

Die Wechselbeziehung zwischen Epidermiszellen und dem pH-Wert läßt
sich sowohl in vivo an der humanen Epidermis, wie auch in vitro an Zellkul-
turmodellen studieren.

Einerseits soll im folgenden auf einige spezifische biochemische Eigenschaften der Epidermis in bezug auf den pH-Wert eingegangen, andererseits wird
über Untersuchungen mit humanen kultivierten Keratinozyten berichtet.

Azidische und basische Komponenten der Epidermis

Die humane Epidermis weist eine geschichtete Differenzierung auf, d. h. die
einzelnen Zellpopulationen der Epidermis unterscheiden sich nicht nur morphologisch voneinander, sondern zeigen auch biochemisch in Form distink-
ter Keratinkomposition eine für die entsprechende Differenzierungsschicht
spezifische Eigenschaft. Keratine sind die für epitheliale Zellen typischen
Intermediärfilamente, die zusammen mit Actin und Tubulin das Gerüst der
Zelle bilden.

In der zweidimensionalen Gelelektrophorese lassen sich die Zellproteine
säuberlich voneinander trennen, einerseits in der vertikalen Achse nach
dem Molekulargewicht, andererseits in der horizontalen Ebene abhängig
von der isoelektrischen Fokussierung, d. h. vom pH-Wert.

Die epidermalen Keratine können nach Franke et al. [2] klassifiziert
werden, einerseits aufgrund des Molekulargewichtes, und andererseits nach
dem Punkt der isoelektrischen Fokussierung, also entweder im basischen
oder im sauren Bereich.

O. Braun-Falco, H. C. Korting (Hrsg.)
Hautreinigung mit Syndets
© Springer-Verlag Berlin Heidelberg 1990

Für die humane Epidermis zeigt sich, daß jede der Keratinklassen spezifisch in einer Differenzierungsschicht exprimiert wird. Die höhermolekularen, basischen Keratine werden eher in den oberen Epidermisetagen, die niedermolekularen, eher sauren Keratinklassen in den Basallagen der Epidermis exprimiert.

Inwieweit diese Befunde Relevanz für den physiologischen Säureschutzmantel der Haut besitzen, muß noch diskutiert werden und dürfte Gegenstand weiterer Untersuchungen werden.

Kultivierte epitheliale Zellen und pH-Wert

Durch die vor einigen Jahren entwickelten Zellkulturtechniken ist es möglich geworden, humane epitheliale Zellen zu kultivieren und auch in vitro als Gewebe zu expandieren. Dadurch können heute aus kleinen Epithelinseln großflächige Zellrasen erzeugt werden, die etwa als Hautersatz für Verbrennungspatienten eingesetzt werden können [7].

Ferner lassen sich z. B. auch die Proliferations- oder Differenzierungscharakteristika an Keratinozyten unter bestimmten Bedingungen in vitro studieren.

Grundsätzlich sind zwei Methoden zur Kultivierung bekannt, einerseits die sog. Feeder layer-Technik nach Rheinwald und Green [5] mit einem sehr aufwendigen reichhaltigen Kulturmedium und großem Expansionsfaktor, andererseits die Methode nach Eisinger et al. [1], die ein einfaches Kulturmedium (MEM, L-Glutamin, nicht essentielle Aminosäuren, Hydrokortison, 10% fetales Kälberserum) sowie einen fest definierten pH-Wert benötigt, aber einen wesentlich niedrigeren Expansionsfaktor hat.

Eisinger et al. beschrieben ein optimales Keratinozytenwachstum bei pH 5,8–6,0 bei 37°C und 5% CO_2 als Kulturbedingungen für die Submersionskultur.

Für die Explantationskultur wurde von Karasek [3] ein optimales Wachstum aus einem explantierten Gewebestück bei einem pH-Wert von 7,4 ermittelt, im sauren und auch alkalischen Bereich zeigte sich ein deutlich reduziertes Wachstum.

Material und Methode

Wir haben bei einem nach Eisinger et al. [1] definierten Medium, aber bei unterschiedlichem, justiertem pH-Wert humane Keratinozyten parallel kultiviert. Im Gegensatz zu Medien, die durch niedrigen Kalziumspiegel die Differenzierung zugunsten einer gesteigerten Proliferation unterdrücken, können die Zellen bei diesem Medium Zeichen der Differenzierung exprimieren.

Dabei wurden zwölf 25 cm²-Kulturflaschen bei einer Einsaatdichte von 5×10^6 Zellen desselben Hautspenders (Sicherheitsrand bei Melanomentfernung) mit Keratinozyten beschickt. In den ersten 4 Tagen wurde der Wert konstant bei pH 6,0 gehalten, dadurch wurde das Attachieren der proliferationsfähigen Zellen ermöglicht, so daß nach dem ersten Mediumwechsel in jedem Kulturgefäß eine konstante Zellzahl vorlag.

Der pH-Wert des Mediums wurde mit 1 N HCl bzw. 1 N NaOH auf pH 5,0; pH 6,0; pH 7,0 eingestellt. Damit die CO_2-Begasung im Inkubator nicht zu Äquilibrierungen führt, wurde den Medien ferner 50 mM Tris-Puffer (5ml/100ml Medium) zugesetzt. Dadurch konnte der pH-Wert relativ konstant gehalten werden. Es wurde täglicher Mediumwechsel vorgenommen, um jeweils frisches Medium mit justiertem pH-Wert hinzuzufügen.

Zur Ermittlung der Zellzahl wurde am 4., 8., 10. und 14. Tag jeweils pro pH-Gruppe eine Kulturflasche trypsiniert und eine Einzelzellsuspension hergestellt. Die Zellauszählung wurde mit der Niebauer-Kammer ausgeführt.

Zur quantitativen pH-Wert-Ermittlung des Mediums wurde ein Beckman-pH-Meter (Smith Kline Beckman, München, D) verwendet.

Ergebnisse und Diskussion

Proliferation und Differenzierung

Für den pH-Wert 6,0 zeigte sich über den beobachteten Zeitraum eine langsame, stetige Zunahme der Zellzahl. Am 8. Tag (Abb. 1) fand man ca. $6,5 \times 10^6$ Zellen pro Gefäß, wobei auffiel, daß zum Zeitpunkt der Konfluenz

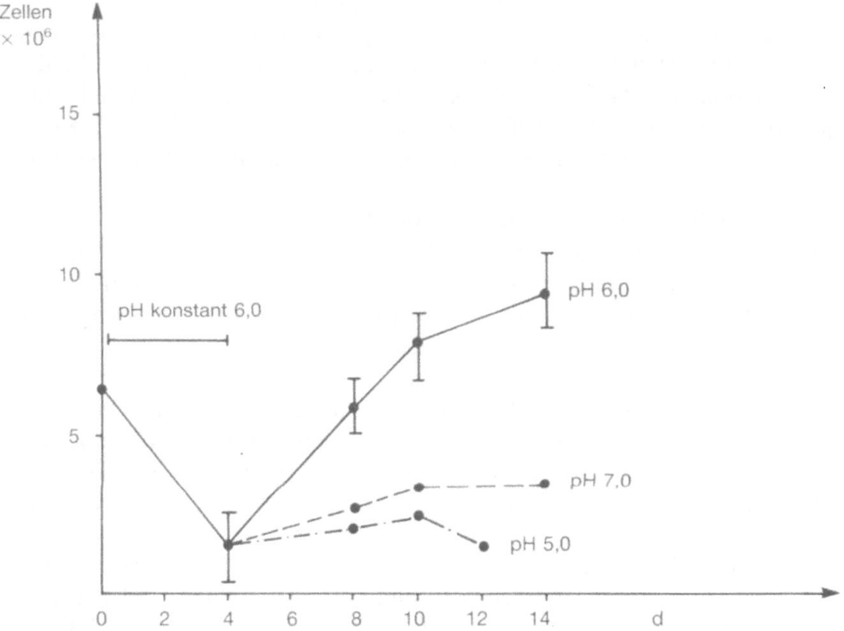

Abb. 1. Keratinozytenwachstum bei verschiedenen pH-Werten

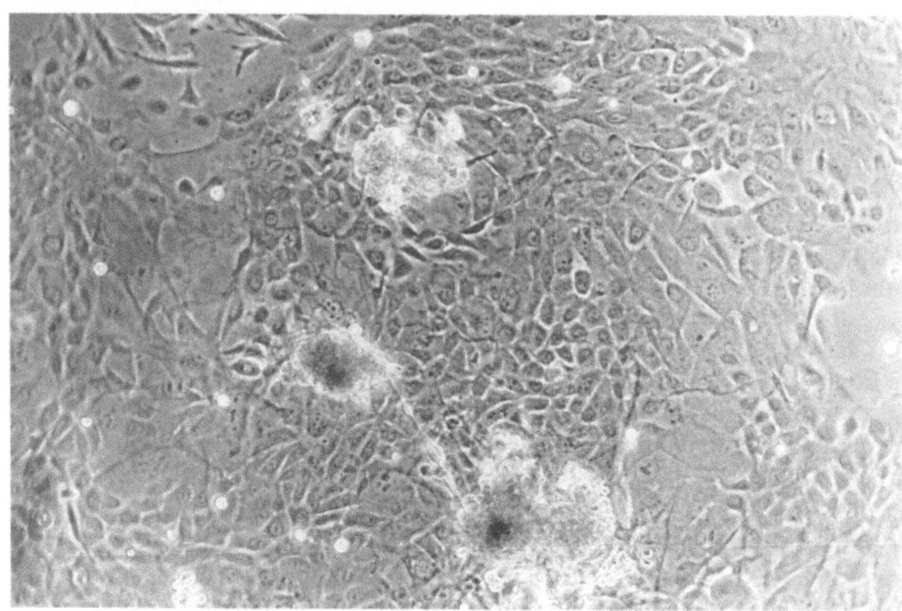

Abb. 2. Keratinozytenkultur; pH 6,0; 8. Tag

nach ca. 10–14 Tagen die Proliferation durch Kontaktinhibition sistierte. Bei weiterer Kulturdauer fanden sich nicht mehr als ca. 3–4 × 10^5 Zellen pro cm^2 Kulturfläche. Die Fähigkeit der Replikation war verloren, bevor die Konfluenz erreicht war. Morphologisch entsprechen die Zellen denen des Str. basale (Abb. 2) mit großem Zellkern und wenig Zytoplasma. In der Aufsicht sah man das typische Pflastersteinmuster der konfluenten Kulturen, die dann Anzeichen der Differenzierung in Form von gelblichen Keratinagglomerationen zeigten. Hier fanden sich fokal mehrschichtige, stratifizierte Strukturen.

Für sonst gleiche Kulturbedingungen aber bei einem Medium-pH von 5,0 ergab sich bereits am 4. Tag nach pH-Wechsel (8. Kulturtag) eine deutliche Reduktion der Proliferation (Abb. 1). Am 10. und 14. Tag konnte keine signifikante Zellzahlsteigerung gesehen werden. Es fanden sich etwa gleich viele Zellen, wie am 4. Tag attachiert waren. Unter pH 5,0 kam es also zu einer vollständigen Einstellung der proliferativen Kapazität, teilweise starben die Zellen sogar ab und schwammen als tote Zelleiber im Medium. Auffallende winzige, schwärzliche Granula wurden von den großen Zellen mit kleinem Zellkern ins Medium sezerniert (Abb. 3). Bei weiterer Fortführung der Kultur kam es zum vollständigen Ablösen sämtlicher, noch vorhandener Zellen.

Ein neutraler Medium-pH-Wert von 7,0 bedeutete für Keratinozyten ebenfalls nur suboptimale Wachstumsbedingungen. Nach pH-Wechsel wurde nach 8 bzw. 10 Kulturtagen noch ein geringer Anstieg der Zellzahl beobachtet, ohne weitere Proliferationstendenz bis zum 14. Tag. Zu diesem

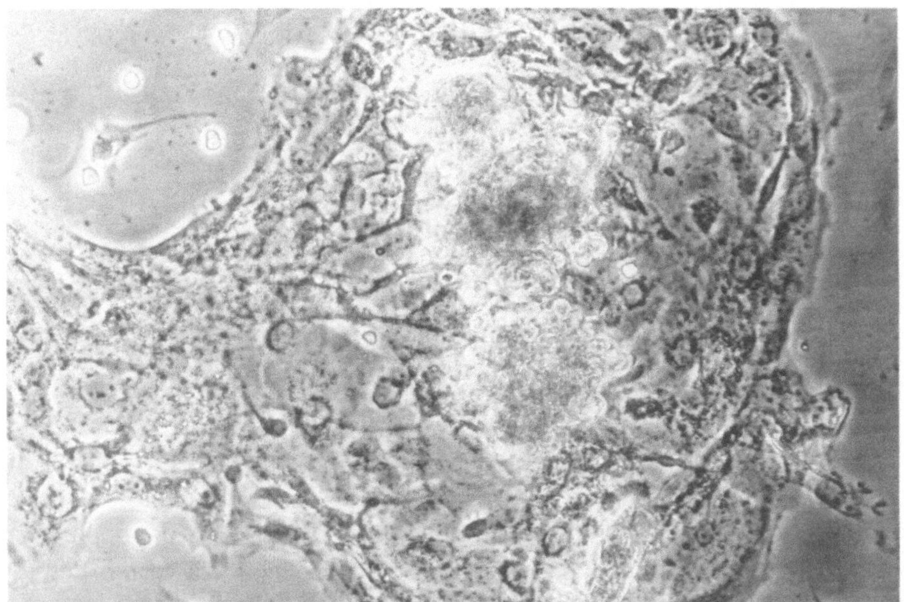

Abb. 3. Keratinozytenkultur; pH 5,0; 8. Tag

Zeitpunkt fanden sich lediglich einige Keratinozyteninseln auf dem Kulturflaschenboden ohne Tendenz zum konfluenten Wachstum, wie dies bei optimalen Bedingungen der Fall wäre. Es fand sich eine deutlich verlangsamte Proliferation, ohne daß die Zellen jedoch Anzeichen des Absterbens zeigten, keine schwärzlichen Sekretionsgranula wurden ins Medium abgegeben. Auffallend war, daß bei einem pH-Wert von 7,0 das Fibroblastenwachstum wesentlich begünstigt wurde, zwischen den Keratinozyteninseln fanden sich nach 14 Tagen teils große Areale von aktiv proliferierenden Fibroblasten, die die Keratinozyten zu überwuchern drohten.

Morphologisch wiesen die Epithelzellen bei einem pH-Wert von 7,0 eher kleine Zellkerne mit großem Zytoplasma auf, also Anzeichen von proliferativ inaktiven Zellen. Die periphere Randbegrenzung der Zellkolonien wurde durch nach peripher zerlaufend wirkende Zelleiber gebildet. Vergleichsweise zu Kulturbedingungen mit einem pH-Wert von 6,0 scheint ein eher neutraler pH-Wert von 7,0 das Differenzierungsprogramm vor Erreichen der Konfluenz einzuleiten, ohne daß die proliferative Kapazität der Zellen voll ausgeschöpft wurde.

Kolonieeffizienz

Neben der Proliferation und der Differenzierung läßt sich auch die Kolonieformation bei humanen epithelialen Zellen in vitro bestimmen, sie ist ein Maß für die Zellteilungskapazität der einzelnen Keratinozyten.

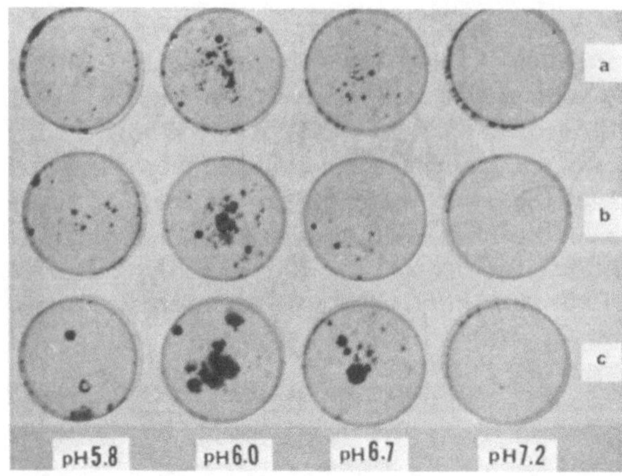

Abb. 4. Kolonieformation bei verschiedenen pH-Werten

Wesentlich dabei ist, daß die Zellen bei relativ niedriger Dichte ausgesät werden. Bei einer initialen Aussaat von 5×10^5 Zellen pro 60 mm Petrischale zeigt sich nach 3 Wochen eine deutlich begünstigte Kolonieformation bei einem konstant gehaltenen pH-Wert von 6,0 im Vergleich zu azidischeren oder basischeren Medium-pH-Werten (Abb. 4).

Insbesondere handelt es sich um relativ kleine Zellen mit großem Kern und wenig Zytoplasma, also um Zellen mit hoher proliferativer Kapazität.

Bei konstantem pH-Wert von 5,8 bzw. 6,7 zeigten sich deutlich ungünstigere Ergebnisse mit stark reduzierter Kolonieformation, hier wiesen die Zellen auch morphologisch keine Anzeichen einer ausgeprägten proliferativen Kapazität auf.

Insbesondere bei pH 5,8 ist die Koloniebildungsfähigkeit deutlich eingeschränkt, es fanden sich nur winzige Kolonien nach 3 Wochen Kulturdauer. Bei einem pH-Wert, der mit 6,0 nur um 0,2 höher lag, fand sich dann ein optimales Wachstum.

Sekretion von azidischen Substanzen durch epitheliale Zellen

Das bei der Keratinozytenkultur verwendete Medium beinhaltet Phenolrot als überschlagsmäßigen Farbindikator für das Niveau des pH-Wertes.

Farbänderungen in den gelbroten Bereich weisen auf einen sauren pH-Wert hin, eine violette Medienverfärbung ist ein Indikator für das Vorliegen eines pH-Wertes im alkalischen Bereich, so daß pH-Wert-Änderungen des Mediums rein qualitativ relativ einfach festzustellen sind. In der Regel wird alle 3 Tage das Kulturmedium von Keratinozyten gewechselt. Dabei fällt auf, daß mit der Kulturdauer die Farbe vom violetten eher ins gelblichrötliche bei älteren Kulturen verschoben ist.

Initiale Kulturen zeigen beim ersten Mediumwechsel ein violettes Medium, wahrscheinlich weil nur ein kleiner Teil der Zellen metabolisch

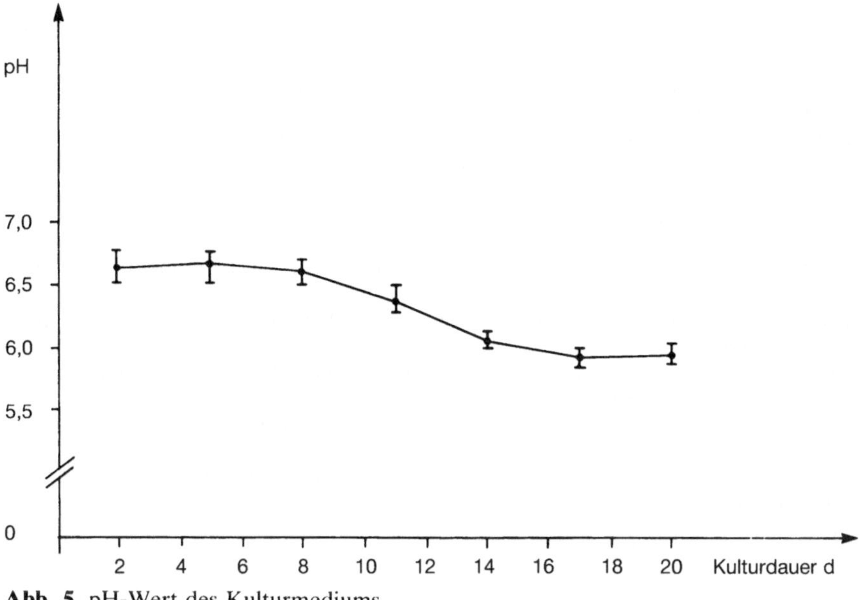

Abb. 5. pH-Wert des Kulturmediums

bereits aktiv ist. Ältere, konfluente Kulturen hingegen mit zahlreichen aktiv wachsenden Zellen zeigen zunehmend eine gelbliche Medienverfärbung und somit die Sekretion von azidischen Produkten in das Medium an. Diese Beobachtung kann bei Fibroblasten auch nach Erreichen der Konfluenz nicht gemacht werden.

Bei der quantitativen Erfassung dieser Beobachtung zeigte sich durch pH-Wert-Ermittlung des entnommenen ungepufferten Mediums mit dem pH-Meter, daß ein sukzessiver Abfall in den sauren Bereich zu beobachten war (Abb. 5).

Bei neu ausgesäten Kulturen wurden Werte um pH 6,8 zwei Tage nach Beschickung mit frischem Medium gemessen. Bei aktiv proliferierenden Zellen sank der Wert deutlich in den azidischen Bereich mit einer stetigen Absenkung ab dem 8–10. Tag. Am 14. Kulturtag bei vollständiger Konfluenz wurden pH-Werte bei ca. 6,0 gemessen. Eine weitere Absenkung auch bei fortdauernder Kultur wurde nicht festgestellt.

Keratinozyten scheinen in vitro anders als Fibroblasten saure Stoffwechselprodukte ins Medium zu sezernieren, andererseits ist ein optimales Wachstum der Zellen auch nur in saurem Milieu möglich.

Es wäre auch denkbar, daß in vivo dieser Mechanismus an der Homöostase des Säureschutzmantels der Haut partizipiert.

Literatur

1. Eisinger M, Lee JS, Hefton JM, Darzynkiewicz Z, Chiao J, de Harven E (1979) Human epidermal cell cultures: growth and differentiation in absence of dermal components or medium supplements. Proc Natl Acad Sci (Washington) 76:5340–5344
2. Franke WW, Schmid E, Schiller DL, Winter S, Jarasch ED, Moll R, Denk H, Jackson BW, Illmensee K (1982) Differentiation-related pattern of expression of proteins of intermediate size filaments in tissues and cultured cells. Cold Spring Harbor Symp Quant Biol 46:431–453
3. Karasek M (1966) In vitro culture of human skin epithelial cells. J invest Dermatol 47:533–540
4. Braun-Falco O, Korting HC (1986) Der normale pH-Wert der menschlichen Haut. Hautarzt 37:126–129
5. Rheinwald J, Green H (1975) Serial cultivation of strains of human epidermal keratinocytes: formation of colonies from single cells. Cell 6:331–344
6. Schade H, Marchionini A (1928) Der Säuremantel der Haut. Klin Wochenschr 7:12–14
7. Soehnchen R, Braun-Falco O (1988) Epitheltransplantation mit kultivierten Keratinozyten. Hautarzt 39:701–707

Hautrauhigkeit – Meßmethoden und Abhängigkeit von Waschverfahren

D. Vieluf

Einleitung

Schon lange werden in der Dermatologie Untersuchungen von Hautoberflächen nach makroskopischen und mikroskopischen Gesichtspunkten durchgeführt. Entsprechende Untersuchungsmethoden der Hautoberfläche sind in Tabelle 1 aufgeführt.

Tabelle 1. Methoden zur Darstellung und Beurteilung der Hautoberflächenstruktur

- klinische Betrachtung
- Auflichtmikroskopie
- Hautoberflächenfotografie
- epidermale Biopsie/Hautbiopsie mit rasterelektronenmikroskopischer Untersuchung
- Adhäsionsmethode (skin surface biopsy) mit Licht- oder Stereomikroskopie bzw. Rasterelektronenmikroskopie
- Replikaverfahren (mit Fotografie und Licht- oder Rasterelektronenmikroskopie)
- Profilometrie

Die klinische Betrachtung der Hautoberfläche läßt lediglich eine subjektive qualitative Beurteilung des Untersuchers zu. Durch die Entwicklung spezieller optischer Hilfsmittel wurde die direkte mikroskopische Untersuchung der Hautoberflächenstrukturen mit einer bis zu 50fachen Vergrößerung möglich. Diese unter der Bezeichnung Auflichtmikroskopie (surface microscopy) bekannte Methode bietet zumeist die zusätzliche Möglichkeit der Hautoberflächenfotografie [8, 16, 59]. Zwar lassen diese mikroskopischen Untersuchungstechniken in Ergänzung zur makroskopischen klinischen Betrachtung zusätzliche Aussagen über die Hautoberflächenstruktur zu, jedoch bleiben sie subjektiv und lediglich von qualitativ beschreibendem Charakter. Die direkte Fotografie der Hautoberfläche kann nur mit geringen Vergrößerungen arbeiten und kaum einen dreidimensionalen Eindruck vermitteln [11, 42].

Die Hautbiopsie sowie epidermale Biopsie mit anschließender rasterelektronenmikroskopischer Beurteilung [14, 20, 28, 41, 48, 49] erlauben keine Verlaufsuntersuchungen. Hinzu kommen mögliche Fixationsartefakte, die das Oberflächenrelief verzerren können.

O. Braun-Falco, H. C. Korting (Hrsg.)
Hautreinigung mit Syndets
© Springer-Verlag Berlin Heidelberg 1990

Bei der Adhäsionsmethode (skin surface biopsy) werden durch das kurzzeitige Aufbringen eines flüssigen Klebstoffs auf die Haut mit anschließender Entfernung desselben das Stratum corneum bzw. die oberflächlichen Anteile der Epidermis entfernt und einer licht- bzw. stereomikroskopischen oder auch rasterelektronenmikroskopischen Beurteilung zugänglich gemacht [1, 4, 9, 14, 18, 19, 34, 37, 39, 50, 51, 57, 61, 67]. Die skin surface biopsy erlaubt u. a. Aussagen über die intraepidermalen Kohäsionskräfte sowie Veränderungen der Corneozyten (u. a. bei verschiedenen Dermatosen, in Abhängigkeit vom Alter, unter topischer Dermatotherapie). Quantitative und objektivierbare Aussagen bezüglich der Hautoberfläche sind jedoch auch mit dieser Methode nicht möglich.

Die Replikaverfahren mit lichtmikroskopischer oder rasterelektronenmikroskopischer Beurteilung (einschließlich Oberflächenfotografie) weisen zwar nicht die Nachteile der o. g. Methoden auf, zur Erfassung der Hautoberfläche werden aber auch bei diesem Verfahren deskriptive Kriterien zugrundegelegt, die eine qualitative, aber jedoch zumeist nicht objektivierbare Aussage ermöglichen [3, 7, 12, 13, 15, 17, 27, 33, 36, 53, 55, 56, 61, 65].

Um reproduzierbare Meßwerte zur genaueren objektiven Charakterisierung der Hautoberflächenmorphologie zu erhalten, hat sich die Profilometrie nach dem sogenannten Tastschnittprinzip als besonders geeignet erwiesen, da sie eine Methode darstellt, die mit relativ einfachen Mitteln Messungen ermöglicht, deren Meßgrößen in anderen technischen Bereichen bereits international gebräuchlich und nach DIN (Deutsche Industrie-Norm)- und ISO (International Standard Organisation)-Normen definiert sind [2, 6, 23, 24, 26, 35, 38].

Das Verfahren hat bereits in begrenztem Umfang Eingang in die dermatologische Forschung gefunden, insbesondere zur Evaluierung von kosmetischen und Arzneimitteleffekten auf die Hautoberfläche [5, 44, 45, 46, 54].

Mittels der Profilometrie lassen sich quantitative Aussagen in Parametern wie dem Mittenrauhwert R_a und der gemittelten Rauhtiefe R_{ZDIN} treffen, die nach DIN und ISO (s. o.) definiert sind. Weitere derartige Parameter sind u. a. die maximale Einzelrauhtiefe R_{max} und R_{ZISO} (s. Tabelle 2). Parameter wie die beiden erstgenannten spiegeln Abweichungen in der Vertikalen wider. Prinzipiell lassen sich mittels der Profilometrie auch Abweichungen in der Horizontalen (z. B. durch den mittleren Rillenabstand und Periodizitäten) und, wenn auch nur ansatzweise, der sogen. Form-Faktor erfassen [22]. Darauf wird in diesem einschlägigen Zusammenhang jedoch nicht regelmäßig zurückgegriffen. Generell erlauben die profilometrischen Untersuchungen Aussagen zur Rauheit einer Oberfläche, insbesondere auch der Hautoberfläche.

Tabelle 2. Parameter der Oberflächenrauhigkeit nach DIN 4768 bzw. 4762

Para- meter		Definition
Abkür- zung	vollständige Bezeichnung	
R_a	Mitten- rauhwert	$R_a = \dfrac{1}{I_m} \times \displaystyle\int_{x=0}^{x=I_m} \mid y \mid \, dx$ Das arithmetische Mittel der absoluten Beträge aller Profilordinaten innerhalb der Gesamtmeßstrecke $\mid_m$ nach dem Ausfiltern von Formabweichungen und gröberen Anteilen der Welligkeit
R_{ZDIN}	Gemittelte Rauhtiefe	$R_Z = \dfrac{1}{5}\,(Z_1 + Z_2 + Z_3 + Z_4 + Z_5)$ Arithmetisches Mittel aus den Einzelrauhtiefen fünf aneinander grenzender, gleichlanger Einzelmeßstrecken des nach DIN 4768 Bl. 1 gefilterten Profils
R_{max}	Maximale Einzel- rauhtiefe	Größte innerhalb der Gesamtmeßstrecke $\mid_m$ bei der Ermittlung von R_{ZDIN} vorkommende Einzelrauhtiefe Z_i des nach DIN 4768 Bl. 1 gefilterten Profils
R_{ZISO}	Zehn-Punkte- Höhe	$R_{ZISO} = \dfrac{1}{5} \times \left(\displaystyle\sum_{i=1}^{5} Y_{pi} + \sum_{i=1}^{5} Y_{vi} \right)$ Summe der Mittelwerte der auf die Mittellinie bezogenen absoluten Höhen der fünf höchsten Profilerhebungen (pi) und der Tiefen der fünf tiefsten Profilvertiefungen (vi) innerhalb der Meßstrecke

Methoden zur Erfassung der Rauhigkeit von Hautoberflächen

Reibungsmechanische Verfahren

Da für die Haut dieselben Reibungsgesetze gelten wie für andere Oberflächen, sollte die Bestimmung des sogen. Reibungskoeffizienten μ der Haut nach der Formel $R = \mu \times F$ (R = zu messende Reibungskraft, F = konstante Auflagekraft, μ = Reibungskoeffizient, der ein direktes Maß für die Glätte einer Hautoberfläche darstellt) unter bestimmten meßtechnischen Gegebenheiten erfolgen. Dabei erfolgt die Bestimmung der Reibungskraft R mit Hilfe eines Tastkopfes definierter Form, der mit konstanter Geschwindigkeit über die zu vermessende Oberfläche geführt wird, oder mittels eines modifizierten Rotationsviskosimeters [10, 21, 25, 43, 52, 66].

Tabelle 3. Methoden zur Erfassung der Rauhigkeit der Hautoberfläche

- Reibungsmechanische Verfahren
- Lichtoptische Verfahren
- - Reflektionsmethoden (einschließlich Densitometrie)
- - Lichtschnittverfahren
- Akustisches Verfahren
- Profilometrie

Lichtoptische Verfahren

Reflektionsdifferenzmessung

Der Grundgedanke dieser Methode ist, daß ein Farbstoff, der auf die Haut aufgetragen wird, entsprechend der Form und Struktur der Falten an die Hautoberfläche adsorbiert wird und ihr unterschiedliche Farbintensitäten verleiht. Die Reflektionsdifferenz, gemessen bei 620 nm für ungefärbte und gefärbte Haut, ist direktes Maß für die Hautrauhigkeit [58, 64].

Densitometrie

Bei dieser Methode werden Negative von vergrößerten Hautoberflächenfotografien densitometrisch mittels Vergleich des Negativkontrastes mit einer definierten Grauwertskala quantifiziert und graphisch festgehalten. Dabei ist die Gesamtlänge der erhaltenen Meßkurve auf einer definierten Meßstrecke von 15 cm als Maß für die Rauhigkeit der Hautoberfläche definiert [40].

Lichtschnittverfahren

Hierbei wird ein beleuchteter Spalt auf die Haut projiziert und unter einem Winkel von 45° fotografiert. Das Verhältnis der Länge des betreffenden Lichtschnittkurvenzuges K zur Länge der geraden Strecke S vom Anfang bis zum Ende des Kurvenzuges ist dann ein Maß für die Rauhigkeit der Oberfläche (R = K/S) [60].

Akustisches Verfahren

Bei dieser Untersuchungsmethode läßt man einen Schlitten über die Hautoberfläche gleiten. Die dabei auftretenden Geräusche werden mittels eines am Schlitten befestigten Mikrophons erfaßt und weiterverarbeitet. Dabei stellt die sogen. Rauschintensität den erfaßten Rauheitsparameter dar [63].

Profilometrie

Die Profilometrie nach dem Tastschnittprinzip erlaubt eine Beschreibung bzw. Dokumentation des augenblicklichen Zustandes des Hautoberflächen-

reliefs. Zunächst muß von dem zu vermessenden Hautareal ein Negativabdruck (Replika) hergestellt werden. An das Replikaverfahren sind vor allem
die folgenden Anforderungen zu stellen:
– Unschädlichkeit und gute Verträglichkeit
– einfache Verarbeitung
– keine Wärmeentwicklung auf der Haut
– angemessene Abbindezeit
– gute Detailwiedergabe
– hohe Dimensionstreue.

Diesen Forderungen werden die erprobten Abformwerkstoffe der Zahn-
heilkunde gerecht, deren geringes allergisierendes und irritatives Potential
bekannt ist. So haben sich u. a. Silikone und Zinkoxid-Eugenol-Pasten
bewährt. Anders als bei den eingangs erwähnten sogen. Replikaverfahren
[3, 7, 12, 13, 15, 17, 27, 33, 36, 53, 55, 56, 61, 65] stützt sich die weitere
Untersuchung aber nicht auf die Rasterelektronenmikroskopie, vielmehr
wird eine mechanische Abtastung vorgenommen. Ein Mikrotaster, an dessen Spitze eine feine Diamantnadel mit definiertem Kegelwinkel von 60°
und einem Spitzenradius von 5 µm angebracht ist, wird mit konstanter
Geschwindigkeit weitgehend reibungsfrei (die spezifische Flächenpressung
der Tastspitze beträgt 0,8 mN) über die Oberfläche des Negativabdrucks
bewegt. Zum Schutz der Oberfläche ist die Gleitkufe des Mikrotasters aus
Teflon.
   Gleichzeitig bewirkt der sogen. Teflonschlitten ein gleichmäßiges ruck-
freies Abtasten. Der Miktrotaster wird vom Vorschubgerät in einer geraden Linie auf einer beliebig vorgewählten Strecke über die Oberfläche
des Prüfobjekts gezogen. Die Diamantnadel tastet dabei die Unebenhei-
ten der Oberfläche ab. Die Auf- und Abbewegungen der Nadel werden
in einem elektromechanischen Wandler (induktives Meßsystem) in elektrische Signale umgewandelt und in elektrische Spannungen umgesetzt,
deren Amplitude proportional den Hubbewegungen ist. Diese elektrischen Impulse werden in einem Trägerfrequenz-Meßverstärker verstärkt
und anschließend durch einen Analog-Digital-Wandler digitalisiert. Ein
Mikroprozessor übernimmt die sofortige Errechnung der verschiedenen
Oberflächenmeßgrößen (nach DIN und ISO), die auf einem alphanumeri-
schen Display angezeigt und abgelesen werden können. Gleichzeitig wird
eine graphische Darstellung des Oberflächen-Profilschnitts ausgegeben,
ebenso wie die Protokollierung aller Meßwerte. Mit dem Tastschnittver-
fahren sind in der Metallurgie Oberflächenfehler von 0,01 bis 1000 µm
meßbar.
   In Vorarbeiten wurde für die meisten Areale aufgrund der sehr feinen
Strukturierung ein vernachlässigbar kleiner Fehler angenommen, so auch
für die Unterarmbeugeseite und die Stirn [22, 24, 35]. Die Tastrichtungen
an der Haut von Unterarmbeuge und Stirn haben sich an den großen,
deutlich sichtbaren Hautfalten zu orientieren, die in den meisten Fällen quer
zur Körperachse verlaufen.

Mit diesem Verfahren lassen sich mit relativ einfachen Mitteln reproduzierbare Meßwerte gewinnen, wobei fünf Tastschnitte pro einzelner Tastrichtung (insgesamt 6 Tastrichtungen, die in einem Winkel von 30° zueinander stehen) genügen, um hinreichend genaue Rauhigkeitswerte zu erhalten. Erwartungsgemäß zeigen die verschiedenen Hautareale eines Probanden eine außerordentlich hohe Schwankungsbreite. Beim Vergleich homologer Hautareale innerhalb einer Altersgruppe zeigt die Haut ebenfalls eine zum Teil hohe individuelle Schwankungsbreite [22, 23]. Mit zunehmendem Alter wird die Haut bezüglich ihrer Vertikaldimension rauher, die Strukturierung gröber. Kinder besitzen bezüglich der sog. Querläufe die in der Vertikaldimension glatteste, aber auch am feinsten strukturierte Haut. Das männliche Geschlecht ist bei den Erwachsenen in fast allen Hautarealen bezüglich der Vertikalparameter rauher als das weibliche. Die im Durchschnitt rauhesten Areale sind: die Präpatellarregion, Axilla und Periumbilicalregion; die im Durchschnitt glattesten Areale sind Unterschenkelstreckseite (praetibial), Stirn und Wade [22].

Die Funktion der Haut nimmt ebenso Einfluß auf die Hautrauhigkeit wie Beuge- bzw. Streckzustand. Große Bedeutung ist der Einwirkung funktioneller Komponenten auf die Struktur des Hautprofils beizumessen. Mit zunehmendem Alter zeigt sich eine Zunahme von Hautarealen mit deutlicher Vorzugsrichtung (Unterschiede zwischen Quer- und Längslaufrichtungen der Hautfalten) sowie eine Verstärkung der Vorzugsrichtung in einem definierten Hautareal. Die Anzahl der Hautfurchen pro Flächeneinheit nimmt hingegen ab.

Die Erfassung der Effekte von Externa sollte sich daher möglichst auf den Vergleich der genannten Parameter an einem Hautareal eines Probanden in Abhängigkeit von der Zeit stützen.

Die Nachteile der Profilometrie bestehen darin, daß durch das Abtasten von Oberflächen mit Gleitkufen-geführten Tastsystemen eine mechanische Filterung des Profils erfolgt. Außerdem kommt es zu einer Verzerrung der im allgemeinen recht tiefen und stark V-förmigen Furchen in ihrer Vertikaldimension (bedingt durch die Form des Tasters). Hinzu kommt, daß nur einzelne Tastschnitte erfaßbar sind, wodurch es zu einer Reduktion des Informationsgehaltes dreidimensionaler Strukturen auf zweidimensionale Profilschnitte kommt.

Anwendung der Profilometrie im Rahmen von Probandenstudien mit Hautreinigungsmitteln

Studiendesign

Um den Einfluß unterschiedlicher Syndetpräparationen zur Hautreinigung auf die Hautrauhigkeit aber auch den transepidermalen Wasserverlust (TEWL) und den Hautoberflächen-pH vergleichend zu untersuchen, bietet sich ein Studiendesign an, wie es an anderem Ort bereits im Prinzip

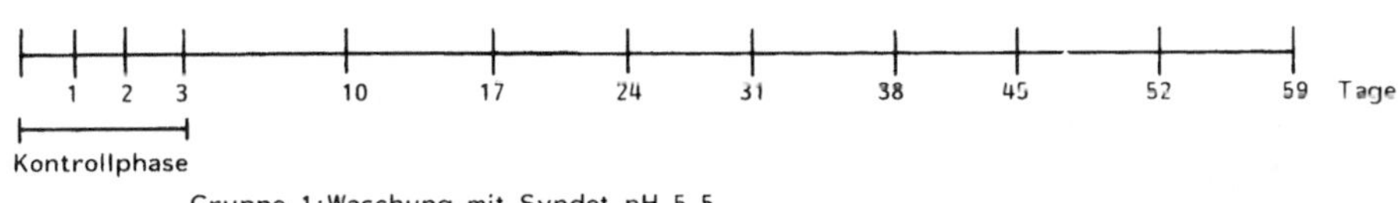

Abb. 1. Einfluß unterschiedlicher Syndetpräparationen zur Hautreinigung auf die Hautrauhigkeit, den transepidermalen Wasserverlust und den Hautoberflächen-pH: Studiendesign

beschrieben worden ist [31]. Dabei werden zwei zu vergleichende Präparationen nach einem Randomplan blind nacheinander eingesetzt. Die eine Teilgruppe gesunder Probanden reinigt zunächst über vier Wochen täglich morgens und abends über einen Zeitraum von jeweils 60 Sek. die Haut an der Stirn (median) und an der Unterarmbeugeseite unterhalb der Ellenbeuge mit der einen Präparation, in den folgenden vier Wochen in entsprechender Weise mit der anderen. Vor Beginn der Studie und dann in 7tägigen Intervallen werden die Prüfparameter zwischen morgendlicher und abendlicher Anwendung (wenigstens vier Stunden nach der letzten Applikation des Hautreinigungspräparats) erfaßt (vgl. Abb. 1).

Im Rahmen der Profilometrie werden Hautabdrücke von den Prüfarealen mittels Silasoft N (elastomere Präzisions-Abformmasse auf Silikonbasis niedriger Viskosität) und der zugehörigen Katalysatorpaste (Fa. Detax, Karlsruhe) (Mischzeit 30 Sek., Verarbeitungszeit ab Mischbeginn 75 Sek., Abbindezeit 225 Sek.) angefertigt (Abb. 2). Mittels des Tastschnittgerätes Hommel-Tester T2000 (Hommel-Werke, Villingen-Schwenningen) (Abb. 3)

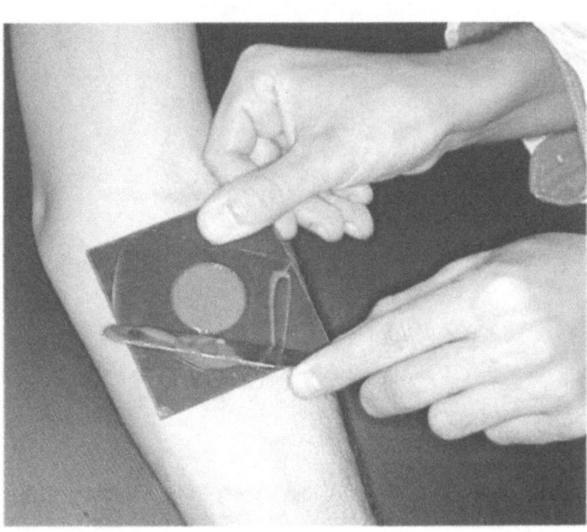

Abb. 2. Replika-Technik: Hautabdruck mittels Silasoft N und der zugehörigen Katalysatorpaste (Fa. Detax, Karlsruhe)

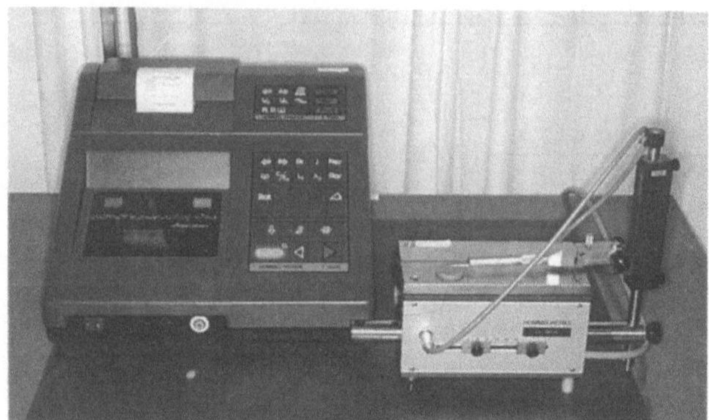

Abb. 3. Tastschnittgerät Hommel-Tester T 2000 (Hommel-Werke, Villingen-Schwenningen)

wird jeder Abdruck (Durchmesser 30 mm) radiär im Halbkreis in sechs Richtungen, entsprechend einem Drehwinkel von 30°, vermessen (Abb. 4) und dabei die in den DIN-Vorschriften normierten Oberflächenparameter (Mittenrauhwert R_a, gemittelte Rauhtiefe R_{ZDIN}, maximale Einzelrauhtiefe R_{max} und die Zehn-Punkte-Höhe R_{ZISO}) erfaßt bzw. berechnet. Die Abbildung 5 zeigt eine repräsentative graphische Darstellung eines Hautoberflächen-Profilschnittes (entsprechend einem einzelnen Tastschnitt).

Im Anschluß an die Gewinnung der Replika für die Profilometrie wird ggf. der transepidermale Wasserverlust mit dem Servo-Med-Evaporimeter

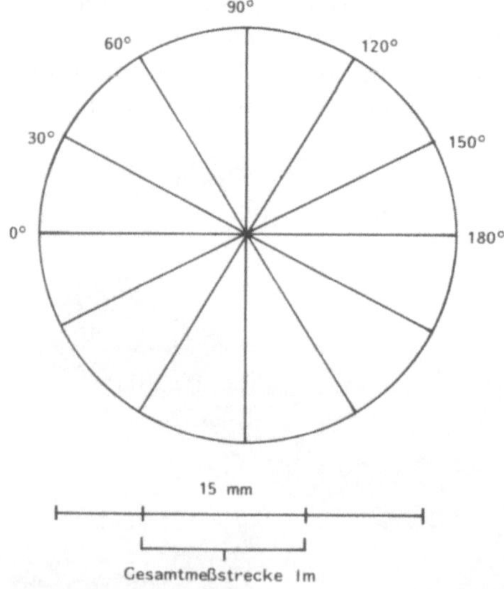

6 Meßstrecken (0°, 30°, 60°, 90°, 120°, 150°)
je 5 Testschnitte

Abb. 4. Meßvorgang am Negativabdruck mittels des Tastschnittgeräts

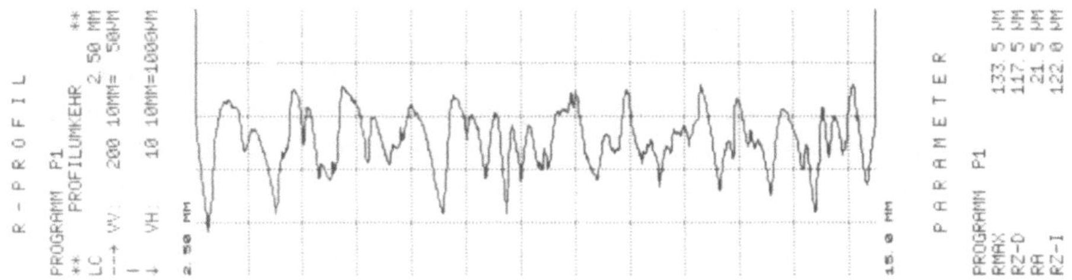

Abb. 5. Repräsentative graphische Darstellung eines einzelnen Hautoberflächen-Profilschnitts (Tastschnitts)

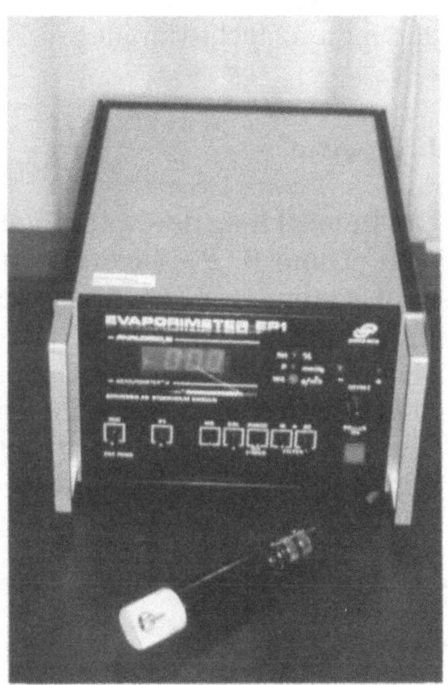

Abb. 6. Evaporimeter EP 1 (Servo Med AB, Vällingby, Schweden)

EP 1 (Servo Med AB, Vällingby, Schweden) bestimmt (Abb. 6). Die Werte werden ca. 30 Sekunden nach Applikation der Meßsonde auf die Haut ermittelt. Die Raumtemperatur wird bei 19°C konstant gehalten. Jeder Proband muß sich zuvor 30 Minuten an die Raumbedingungen in entspannter Rückenlage adaptieren. Bezüglich der Einzelheiten zur Bestimmung des transepidermalen Wasserverlustes und des Hautoberflächen-pH sei auf den Beitrag von Zienicke in diesem Buch verwiesen, da die dort beschriebenen Untersuchungen parallel zu den hier beschriebenen Rauhigkeitsbestimmungen durchgeführt werden [68].

Abschließend wird u.U. der Hautoberflächen-pH mittels der Flachglaselektrode nach Ingold (Glaselektrode 403-F7, Ingold-Meßtechnik, Steinbach) bestimmt, die an ein Präzisions-pH-Meter (pH 521, WTW, Weilheim) angeschlossen ist. Jede Messung wurde nach Standardmethoden dreimal durchgeführt und anschließend der Mittelwert bestimmt.

Bislang wurden derartige Untersuchungen u. a. im Rahmen von zwei Dissertationen an der Münchner Universitätsklinik, deren wichtigste Ergebnisse auch Eingang in Zeitschriftenarbeiten gefunden haben [29, 30], eingesetzt, um den Einfluß des pH-Wertes einer gegebenen Syndet-Zubereitung zur Hautreinigung auf die Bakterienflora und den pH-Wert der Hautoberfläche zu ermitteln.

Verwendet wurden zwei flüssige Syndet-Zubereitungen mit dem pH-Wert 5,5 bzw. 8,5; die erstere stellte eine frühere kommerzielle Präparation (Sebamed flüssig, Sebapharma, Boppard) dar, die letztere unterschied sich nur insofern, als sie durch Zufügung von NaOH alkalisiert worden war. Angewandt wurden diese Präparationen von 10 gesunden Probanden beiderlei Geschlechts im jungen Erwachsenenalter (vgl. [32]).

Ergebnisse

Die Entwicklung des Mittenrauhwertes R_a an Stirn und Unterarm zeigen die Abb. 7 und 8. Besonders wichtig erscheint in diesem Zusammenhang die Beobachtung, daß es durch die regelmäßige zweimal tägliche Anwendung eines flüssigen Syndetpräparats kurzfristig eher zu einem Anstieg der Hautrauhigkeit kommt, die dann unter weiterer Anwendung der identischen Präparation wieder abzunehmen scheint. Der Wechsel der Präparation führt wiederum zunächst zu einer Zunahme der Rauhigkeit, wobei es keine Rolle spielt, ob man von einer sauer eingestellten zu einer alkalisch eingestellten Zubereitung überwechselt oder umgekehrt. Obwohl sich im Einzelfall

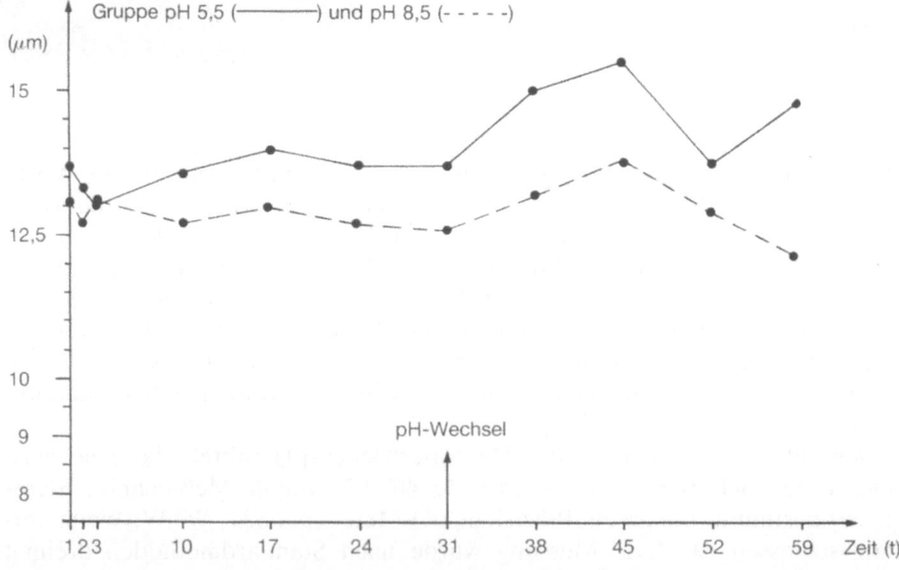

Abb. 7. Gruppenvergleich des Mittenrauhwertes R_a an der Stirn

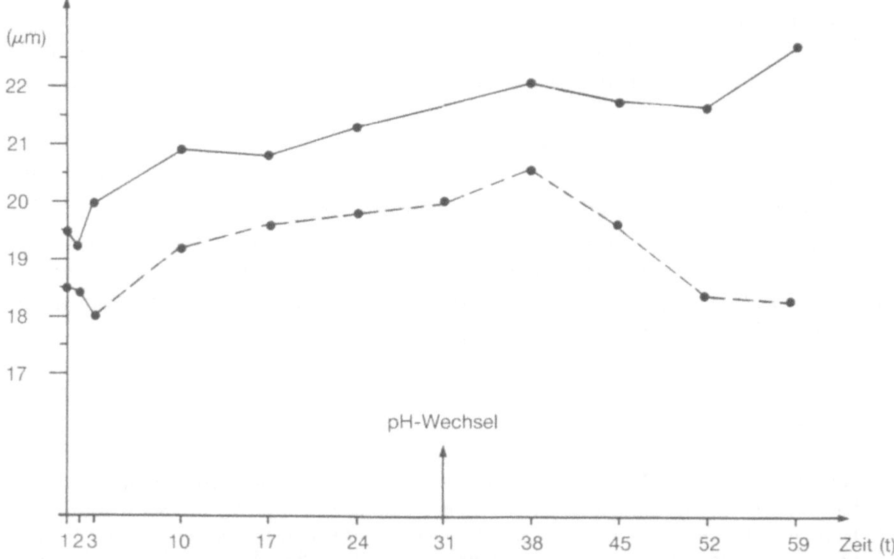

Abb. 8. Gruppenvergleich des Mittenrauhwertes R_a am Unterarm links

durchaus Unterschiede bezüglich der Hautrauhigkeit in Abhängigkeit vom pH-Wert der eingesetzten Syndet-Präparation andeuten, ist insgesamt kein wesentlicher Unterschied in der Verträglichkeit gemessen am Mittenrauhwert R_a zu erkennen. Dies steht in Übereinstimmung mit den Ergebnissen für den transepidermalen Wasserverlust [68]. Was den pH-Wert anbetrifft, so ließ sich der bekannte Befund bestätigen, wonach die wiederholte Anwendung eines sauer resp. alkalisch eingestellten Syndetpräparates diesen nachhaltig beeinflußt [31].

Diskussion

Die hier vorgestellten Daten lassen den Schluß zu, daß der pH-Wert eines Hautreinigungsmittels per se nicht mit einem mehr oder weniger starken Irritationspotential vergesellschaftet ist, wie dies von Tronnier [63] postuliert wurde. Die einschlägigen experimentellen Untersuchungen von Nissen und Kreysel [47], die diese Hypothese zu bestätigen scheinen, unterscheiden sich insoweit von den hier beschriebenen, als auch chemisch unterschiedlich zusammengesetzte Hautreinigungspräparate mit unterschiedlichem pH-Wert eingesetzt wurden.

Ganz allgemein läßt sich aufgrund der an der Münchner Universitäts-Hautklinik gewonnenen Erfahrungen mit dem Einsatz der Profilometrie bei kosmetologischen Untersuchungen feststellen, daß diese Methode wesentliche Erkenntnisse bezüglich des Risikopotentials nicht zuletzt von Hautreinigungspräparationen zuläßt. Für die Zukunft erscheint es sinnvoll, im Rahmen der Weiterentwicklung bereits etablierter Präparate vergleichende profilometrische Untersuchungen durchzuführen und so eine unter dem Aspekt der Verträglichkeit optimale Rezeptur zu finden. Der Nutzen profilometrischer Daten wird dabei um so größer sein, je besser das unterschiedliche Verhalten gesunder Menschen unterschiedlichen Hauttyps, Alters und Geschlechts, eventuell auch unter Berücksichtigung des Berufs und der Lebensgewohnheiten, charakterisiert werden konnte und je besser demzufolge die Testpopulation die tatsächliche Situation in der Allgemeinbevölkerung oder ggf. der speziellen Zielgruppe des Präparates (z. B. hautempfindliche Menschen etc.) widerzuspiegeln vermag.

Literatur

1. Agache P, Mairey J, Boyer JP (1972) Le stripping du stratum corneum au cyanoacrylate. Intérêt en physiologie et en pathologie cutanées. J Med Lyon 53:1017–1022
2. Barbenel JC, Ferguson J (1980) Skin surface patterns and the directional mechanical properties of the dermis. In: Proceedings of the International Symposium on Bioengineering and the Skin. Cardiff/UK 83–92
3. Bernstein EO, Jones CB (1969) Skin replication procedure for the scanning electron microscope. Science 166:252–253
4. Chinn HD, Dobson RL (1964) The topographic anatomy of human skin. Arch Dermatol 89:267–273
5. Cook TH (1980) Profilometry of skin, a useful tool for substantiation of cosmetic efficiency. J Soc Cosmet Chem 31:339–359
6. Cook TH Cook TH, Craft TJ, Brurelle RL, Norris F, Griffin WA (1982) Quantification of the skin's topography by skin profilometry. Int J Cosmet Sci 4:195–205
7. Cseplák G, Martou T (1967) Neue Verfahren zur Dokumentation der Oberfläche gesunder und kranker Haut. Arch Klin Exper Dermatol 228:414–420
8. Cunliffe WJ, Forester RA, Williams M (1974) A surface microscope for clinical and laboratory use. Brit J Dermatol 90:619–622
9. Dawber RPR, Marks R, Swift JA (1972) Scanning electron microscopy of the stratum corneum. Brit J Dermatol 86:272–281
10. El-Shimi AF (1977) In vivo skin friction measurements. J Soc Cosmet Chem 28:37–51
11. Epstein E (1977) Fast reliable photography for the dermatologist. Int J Dermatol 16:134–142
12. Facq JM, Kirk D, Rebell G (1964) A simple replica for observation of human skin. J Soc Cosmet Chem 15:87–98
13. Forck G, Pfantsch M, Fromme HC, Wichelmann F, Tegtbauer C (1972) Zur rasterelektronenmikroskopischen Darstellung der Hautoberfläche mittels Abdruckverfahren. Arch Dermatol Forsch 244:92–94
14. Franchimont C (1980) The stratum corneum xerotic from aging and photochemotherapy (PUVA). Am J Dermatopathol 2:295–304
15. Garber CA, Nightingale CT (1976) Characterizing cosmetic effects and skin morphology by scanning electron microscopy. J Soc Cosmet Chem 27:509–531
16. Goldman L, Younker W (1947) Studies in microscopy of the surface of skin: Preliminary report of techniques. J Invest Dermatol 9:11
17. Goldman L, Vahl J, Rockwell RJ, Meyer R, Franzen M, Owens P, Hyatt S (1969) Replica microscopy and scanning electron microscopy of laser impacts on the skin. J Invest Dermatol 52:18–24
18. Goldschmidt H, Kligman AM (1967) Exfoliative cytology of human horny layer. Arch Dermatol 96:572–576

19. Goldschmidt H, Thew MA (1972) Exfoliative cytology of psoriasis and other common dermatoses. Arch Dermatol 106:476–483
20. Hashimoto K, Kanzaki T (1975) Surface ultrastructure of human skin. Acta Derm Venereol (Stockh) 55:413–430
21. Highley DR, Coomey M, Den Beste M, Wolfram LJ (1971) Frictional properties of skin. J Invest Dermatol 69:303–305
22. Hoestermann U (1986) Rauhigkeitsbestimmungen an menschlicher Haut mit Hilfe des Verfahrens der Profilometrie nach dem Tastschnittprinzip. Dissertation, Universität München
23. Hoppe U (1979) Topologie der Hautoberfläche. J Soc Cosmet Chem 30:213–239
24. Hoppe U, Luderstädt R, Sauermann G (1986) Quantitative Analyse der Hautoberfläche mit Hilfe der digitalen Signalverarbeitung. Ärztl Kosmetol 16:13–37
25. Jordan R, Streckert G (1981) Beeinflussung der Glätte der Haut durch Baden. Ärztl Kosmetol 11:260–266
26. Kadner H, Biesold C (1971) Zur Technik der Rauhigkeitsmessung der Hautoberfläche mit dem Perth-O-Meter. Dermatol Monatsschr 157:758–759
27. Kampik E (1985) Die Struktur der menschlichen Hautoberfläche in verschiedenen Altersstufen – rasterelektronenmikroskopische Untersuchung mit Hilfe der Replica-Methode. Dissertation, Universität München
28. Kligman AM, Lavker RM (1982) Some aspects of dry skin and its treatment. In: Kligman AM (Ed), Safety and efficacy of topical drugs and cosmetics. JJ Leyden, New York, London
29. Korting HC, Greiner K, Hübner K, Hamm G (in press) Influence of repeated washings with synthetic detergent preparations of pH 5.5 and 8.5 on the resident flora of the skin of forehead and forearm. Results of a cross-over trial in healthy volunteers. J Soc Cosm Chem
30. Korting HC, Hübner K, Greiner K, Hamm G (in press) Differences in the skin surface pH and bacterial microflora due to the long-term application of synthetic detergent preparations of pH 5.5 and 7.0. Results of a cross-over trial in healthy volunteers. Acta Derm Venereol (Stockh)
31. Korting HC, Kober M, Mueller M, Braun-Falco O (1987) Influence of repeated washings with soap and synthetic detergents on pH and resident flora of the skin of forehead and forearm. Results of a cross-over trial in healthy probitioners. Acta Derm Venereol (Stockh) 67:41–47
32. Korting HC, Megele M, Mehringer L, Vieluf D, Zienicke H, Hamm G (in preparation) Influence of repeated washings with an acid and an alkaline synthetic detergent preparation of identical chemical composition on pH, roughness and transepidermal water loss of forehead and forearm. Acta Derm Venereol (Stockh)
33. Kuokkanen K (1972) Replica reflection of normal skin and of skin with disturbed keratinization. Acta Derm Venereol (Stockh) 52:205–210
34. Lachapelle JM, Gouverneur JC, Boulet M, Tennstedt DA (1977) A modified technique (using polyester tape) of skin surface biopsy. Brit J Dermatol 97:49–52
35. Makki S, Barbenel JC, Agache P (1979) A quantitative method for the assessment of the microtopography of human skin. Acta Derm Venereol (Stockh) 59:285–291
36. Marks R (1978) Techniques for the evaluation of emollients and keratolytics. J Soc Cosmet Chem 29:433–440
37. Marks R, Dawber RPR (1971) Skin surface biopsy: an improved technique for the examination of the horny layer. Brit J Dermatol 84:117–123
38. Marks R, Pearse AD (1975) Surfometry – a method of evaluating the internal structure of the stratum corneum. Brit J Dermatol 92:651–657
39. Marks R, Saylan T (1972) The surface structure of the stratum corneum. Acta Derm Venereol (Stockh) 52:119–124
40. Marshall RJ, Marks R (1983) Assessment of skin surface by scanning densitometry of macrophotographs. Clin Exper Dermatol 8:121–127
41. Menton DN, Eisen AZ (1971) Structural organization of the stratum corneum in certain scaling disorders of the skin. J Invest Dermatol 57:295–307

42. Moynahan EJ, Engel CE (1962) Photomacrography of the normal skin. Med Biol Illus 12:72–82
43. Naylor PFD (1955) The skin surface and friction. Brit J Dermatol 67:239–248
44. Nichols S, King CS, Marks R (1978) Short term effects of emollients and bathoil on the stratum corneum. J Soc Cosmet Chem 29:617–624
45. Nissen HP, Biltz H, Kreysel HW (1986) Hautrauhigkeitsmessung zur Beurteilung der therapeutischen Wirksamkeit topischer Glucorticoide. Zeitschr Hautkr (Suppl 2) 130–135
46. Nissen HP, Biltz H, Kreysel HW (1988) Profilometrie, eine Methode zur Beurteilung der therapeutischen Wirksamkeit von Kamillosan-Salbe. Zeitschr Hautkr 63:184–190
47. Nissen HP, Kreysel HW (1985) Flüssige Waschsyndets verschiedener pH-Wert-Einstellungen. Vergleichende Untersuchungen. Ärztl Kosmetol 15:304–313
48. Orfanos C, Christenhusz R, Mahrle G (1969) Die normale und psoriatische Hautoberfläche. Vergleichende Beobachtungen mit dem Raster-Elektronenmikroskop. Arch Klin Exper Dermatol 235:284–294
49. Papa CM, Farber B (1971) Direct scanning electron microscopy of human skin. Arch Dermatol 104:262–270
50. Piérard-Franchimont C, Piérard GE (1985) Skin surface stripping in diagnosing and monitoring inflammatory, xerotic, and neoplastic diseases. Pediatr Dermatol 2:180–184
51. Piérard-Franchimont C, Piérard GE (1987) Assessment of aging and actinic damages by cyanoacrylate skin surface strippings. Am J Dermatopathol 9:500–509
52. Prall JK (1973) Instrumental evaluation of the effects of cosmetic products on skin surfaces with particular references to smoothness. J Soc Cosmet Chem 24:693–699
53. Ryan RL, Hing SAO, Theiler RF (1983) A replica technique for the evaluation of human skin by scanning electron microscopy. J Cutan Pathol 10:262–276
54. Salfeld K, Gebhardt K (1973) Vergleichende Untersuchungen zur Wirkungsweise verschiedener „Verjüngungscremes" auf die alternde Haut. Ärztl Kosmetol 3:108–111
55. Sampson J (1961) A method of replicating dry and moist surfaces for examination by light microscopy. Nature 191:932–933
56. Sarkany J (1962) A method for studying the microtopography of the skin. Brit J Dermatol 74:254–259
57. Schellander FA, Headington JT (1974) The stratum corneum – some structural and functional correlates. Brit J Dermatol 91:507–515
58. Schneider W, Tronnier H, Bussius H (1959) Weitere Untersuchungen an Hautschutzsalben mit einer neuen Methodik. Hautarzt 10:205–208
59. Siebentritt CR (1949) An apparatus for the examination and photography of the cutaneous surface and skin microtopography. J Invest Dermatol 13:281–288
60. Szakall A, Stüpel H (1957) Die Wirkung von Waschmitteln auf die Haut. Hüthig Verlag, Heidelberg, 99
61. Tring FC (1974) Surface microtopography of normal human skin. Arch Dermatol 109:223
62. Tronnier H (1960) Zur Prüfung des Effekts von Rasierhilfsmitteln. Ästhet Med 9:241–246
63. Tronnier H (1985) Seifen und Syndets in der Hautpflege und -therapie. Ärztl Kosmetol 15:19–30
64. Tronnier H, Eisbacher T (1970) Über eine neue Methode zur Messung der Rauhigkeit der Haut. Berufsdermatosen 18:89–95
65. Wagner G, Goltz RW (1979) Human cutaneous topography. Cutis 23:830–842
66. Weinstein S (1978) New methods for the in-vivo-assessment of skin smoothness and skin softness. J Soc Cosmet Chem 29:99–115
67. Wolf J (1940) Über die Herstellung mikroskopischer Präparate der Oberflächen verschiedener Objekte mit Hilfe der Adhäsionsmethode. Z wiss Mikroskopie 56:181–201
68. Zienicke H (1990) Hautfeuchtigkeit (Transepidermaler Wasserverlust) – Meßmethoden und Abhängigkeit von Waschverfahren. In: Braun-Falco O, Korting HC (Eds) Hautreinigung mit Syndets. Springer Verlag

Hautfeuchtigkeit (Transepidermaler Wasserverlust): Meßmethoden und Abhängigkeit vom Waschverfahren

H. Zienicke

Einleitung

Die Hornschicht der Haut übt neben zahlreichen anderen Aufgaben eine vielfältige Barrierefunktion für den menschlichen Organismus aus. Neben dem Schutz vor eindringenden Substanzen von außen, wird der Wassergehalt des Körpers unter anderem über die Hornschicht reguliert. Der Hydrationszustand der Hornschicht spielt dabei eine große Rolle. Das Interesse an der Hautfeuchtigkeit ist deshalb in den letzten Jahrzehnten beträchtlich gestiegen.

Als Pionier auf diesem Gebiet wies Blank [3] darauf hin, daß vor allem der Wassergehalt der Hornschicht für die funktionelle Belastbarkeit der Haut entscheidend ist. Seine Untersuchungen haben gezeigt, daß die Haut weich und elastisch ist, solange der Feuchtigkeitsgehalt der Hornschicht nicht unter 10 mg/100 mg Trockengewicht liegt. Wird dieser Feuchtigkeitsgehalt bei niedriger relativer Luftfeuchtigkeit, hohen Umgebungstemperaturen oder rascher Luftbewegung unterschritten, wird die Haut brüchig, rissig, rauh, also klinisch trocken. Daß das Wasserbindungs- und -haltevermögen der Hornschicht und damit die strukturelle Intaktheit der Hornschicht für die funktionelle Belastbarkeit und den kosmetischen Eindruck der Haut eine ebenso wichtige Rolle spielt, konnte Blank [4] in einer späteren Arbeit zeigen. Mit diesen Erkenntnissen bahnte Blank den Weg für die Entwicklung von Meßverfahren zur Bestimmung der Hautfeuchtigkeit in vivo.

Neben Methoden zur Bestimmung des Wassergehalts der Hornschicht wurden in den letzten zwei Jahrzehnten Verfahren zur Messung des transepidermalen Wasserverlustes entwickelt, die der Beurteilung der Intaktheit der Barrierefunktion der Hornschicht dienen. Beide Parameter, der Wassergehalt der Hornschicht und der transepidermale Wasserverlust, sind zur Erfassung der trockenen, rauhen, rissigen Haut wichtig. Dies zeigen neuere Untersuchungen an trockener Haut bei Atopikern. Bei Patienten mit atopischem Ekzem ist die ekzemfreie, trockene Haut nicht durch einen verminderten Wassergehalt in den oberen Hornschichten bedingt [8, 10], sondern durch den erhöhten transepidermalen Wasserverlust aufgrund der gestörten Wasserbindungsfähigkeit der Hornschicht.

O. Braun-Falco, H. C. Korting (Hrsg.)
Hautreinigung mit Syndets
© Springer-Verlag Berlin Heidelberg 1990

Bestimmung des Wassergehaltes der Hornschicht

Die Bestimmung des Wassergehaltes der Hornschicht in vivo beruht auf der Messung bestimmter physikalischer Eigenschaften der Hornschicht, die von ihrem Wassergehalt bestimmt werden und dadurch Rückschlüsse auf den Wassergehalt zulassen. Widerstandsmessung [26, 37, 38, 41, 49, 50], Kapazitätsmessung [41, 47], Resonanzfrequenzbestimmung [40, 41], Viskoelastizitätsmessung [25, 26], Infrarotspektroskopie [10, 11] und photoakustische Spektroskopie [26] stellen entsprechende Verfahren dar.

Da jedoch die Durchfeuchtung der Hornschicht inhomogen ist und jedes Meßverfahren zwangsläufig in unterschiedlicher Tiefe den Wassergehalt bestimmt, können nur die Meßergebnisse gleicher Meßverfahren miteinander verglichen werden. Dies zeigen Untersuchungen der Hornschichthydratation trockener Haut bei Atopikern. Abhängig vom gewählten Meßverfahren wurde bei Messung der oberen Hornschichten mit der Infrarotspektroskopie [10] bzw. der Impedanzmessung nach Lawler, einer Widerstandsmessung [8], ein erhöhter Wassergehalt, bei Messung der tieferen Hornschichten mit dem Corneometer, einer Kapazitätsmessung [47], ein erniedrigter Wassergehalt der Hornschicht trockener Haut bei Atopikern gegenüber normaler Haut gesunder Kontrollpersonen festgestellt.

Die Messung des Wasserverlustes des menschlichen Körpers war bereits im 17. Jahrhundert von Interesse. Damals wurde der tägliche Gesamtwasserverlust einer Person auf einer Waage bestimmt [29]. Die Wasserabgabe durch die Haut wird durch aktive Schweißsekretion, auch Perspiratio sensibilis oder Transpiration genannt, und die Perspiratio insensibilis reguliert. Unter der Perspiratio insensibilis versteht man die passive Diffusion von Wasser durch die Haut, die auch *transepidermaler Wasserverlust* genannt wird, und die Abdunstung aus den Schweißdrüsenporen, die jedoch bei Temperaturen unter 31 °C vernachlässigt werden kann. Bei Temperaturen unter 31 °C kann deshalb die Perspiratio insensibilis mit dem transepidermalen Wasserverlust gleichgesetzt werden [22]. Die Höhe des transepidermalen Wasserverlustes wird von exogenen Faktoren, die Luftfeuchtigkeit [2, 15, 16], Raumtemperatur [16] und Hauttemperatur beeinflußt. Endogene Faktoren der Haut wie Dicke der Epidermis, Oberflächenstruktur der Hornschicht und Wasserbindungsfähigkeit, wirken sich nicht minder auf die Höhe des transepidermalen Wasserverlustes aus [8]. Werden die exogenen Faktoren konstant gehalten, läßt die Messung des transepidermalen Wasserverlustes Rückschlüsse auf die Wasserbindungsfähigkeit der Hornschicht zu [1, 7, 9, 23, 42].

Neben der Wirkung von Kosmetika, Hautschutzsalben und Irritantien auf die Wasserbindungsfähigkeit der Hornschicht lassen sich Therapieerfolge bei Psoriasis [41] und atopischem Ekzem [34] mit der Messung des transepidermalen Wasserverlustes erfassen.

Bestimmung des transepidermalen Wasserverlustes

Zur Bestimmung des transepidermalen Wasserverlustes in vivo wurden Techniken entwickelt, die auf zwei Meßprinzipien beruhen.

Bei der *nichtventilierten Technik* wird in einer aufgesetzten Meßkapsel die Zunahme der relativen Luftfeuchtigkeit durch chemische oder physikalische Indikatoren bestimmt. Ein mit Kobaltchlorid angefärbtes Filterpapier als chemischer Indikator wird mt dem Reflexionsphotometer ausgewertet. Bei Verwendung von Halbleitern kann die Widerstandsänderung gemessen werden [41]. Verwendet man ein hygroskopisches Salz wie Calciumchlorid [33] oder Magnesiumperchlorat [16], kann die Gewichtsänderung gravimetrisch bestimmt oder der relative Feuchtigkeitsunterschied mit einem elektrischen Feuchtigkeitsmesser gemessen werden [28].

Bei der *ventilierten Technik* wurde der aufgesetzten Meßkapsel entweder trockenes oder feuchtes Trägergas mittels eines konstanten, definierten Luftstroms zugeführt und die Änderung des Wassergehalts des Gases gravimetrisch (2), elektrohygrometrisch (13), mittels Infrarotabsorption [17] oder durch Messung der Änderung der thermischen Leitfähigkeit bestimmt [35].

Evaporimeter

Da die oben genannten Meßverfahren apparativ sehr aufwendig und lange Meßzeiten erforderlich sind, außerdem die Haut künstlichen Umgebungsbedingungen ausgesetzt ist, hat Nilsson [24] ein *Evaporimeter* entwickelt, das gegenüber den bisherigen Methoden viele Vorteile bietet: das Mikroklima, das die Hautoberfläche umgibt, wird nicht gestört. Die Haut bleibt also während der gesamten Meßperiode den normalen Umgebungsbedingungen ausgesetzt. Das Ergebnis ist bereits nach 30 Sekunden ablesbar. Das Gerät ist handlich und leicht bedienbar, es besteht aus einem Meßinstrument und einer Meßsonde und wird von der Firma Servomed, Stockholm, Schweden, vertrieben. Der transepidermale Wasserverlust, der automatisch aus dem Dampfdruckgradienten über der Haut berechnet wird, kann am Meßinstrument kontinuierlich digital in g/m^2h abgelesen werden. Die Meßsonde enthält zwei Paar Sensoren, die die Feuchtigkeit und Temperatur an zwei Punkten messen. Sie befinden sich ungefähr 4 mm von der Achse entfernt und 3 und 9 mm über dem Hautniveau. Eine offene zylindrische Polytetrafluorethylenkapsel, 15,5 mm hoch mit einem Durchmesser von 12,5 mm, schützt die Sensoren und hält eine stabile Diffusionszone im Meßareal aufrecht. Der Partialwasserdampfdruck wird an jedem Meßpunkt ermittelt und der transepidermale Wasserverlust aus dem Druckgradienten abgeleitet. Die Messung beruht auf der Tatsache, daß der Wert des Dampfdruckgradienten nahe der Hautoberfläche und damit der Wasseraustausch annähernd proportional der Differenz der Dampfdrucke ist, die an zwei getrennt fixierten Punkten auf einer Linie senkrecht zur Oberfläche und in der Diffusionszone gemessen wurden. Der Dampfdruck an jedem Meßpunkt wird aus dem Produkt der relativen Feuchtigkeit und dem gesättigten Dampfdruck berechnet. Die relative Feuchtigkeit wird mit dem Feuchtigkeitsmesser bestimmt, der gesättigte Dampfdruck, der eine Funktion der Temperatur ist, wird aus dem Temperaturwert, der mit dem Thermistor bestimmt wurde, berechnet.

Die Meßgenauigkeit des Evaporimeters wird vom Hersteller mit $2\,g/m^2h$ angegeben. Blichmann und Mitarbeiter [6] zeigten, daß die Meßgenauigkeit des Gerätes dreimal so groß ist wie die intraindividuelle Variationsbreite. Sie fanden bei wiederholten Messungen bei ein- und demselben Individuum einen Variationskoeffizienten von 9,1 %. Auch Frödin und Mitarbeiter [9] konnten eine ausgezeichnete Reproduzierbarkeit der Meßwerte nachweisen. Einfluß auf die Meßgenauigkeit nimmt der Kontaktdruck, mit dem die Kapsel auf die Hautoberfläche gepreßt wird. Die Verdampfungsrate steigt annähernd um 10 % pro 100 g Gewicht. Es sollte deshalb bei jeder Messung die Kapsel ohne Druck mit der Hand auf die Haut aufgesetzt werden, um das Gewicht unter 40 g zu halten [24]. Die Meßdauer spielt eine eher untergeordnete Rolle. Optimale Meßwerte können 30 Sekunden nach Applikation der Meßsonde abgelesen werden [6]. Bei hohen Verdampfungsraten über $75\,g/m^2h$ zeigt das Evaporimeter im Vergleich zu den Meßwerten, die bei Verwendung einer ventilierten Kammer erhalten werden, zu niedrige Werte an [31]. Als Erklärung dafür wird die Zunahme des Diffusionswiderstands der Meßsonde angesehen, die sich dann signifikant auf den Diffusionswiderstand der Haut auswirkt [48].

Die interindividuelle Variationsbreite ist dagegen groß. Frödin und Mitarbeiter [9] untersuchten bei 10 Frauen mit einem Durchschnittsalter von 30 Jahren den transepidermalen Wasserverlust am Rücken und stellten eine interindividuelle Variation von $4\text{–}16\,g/m^2h$ fest. Auch Blichmann und Mitarbeiter [6] fanden bei der Messung des transepidermalen Wasserverlustes am Unterarm einen Variationskoeffizienten von 31–57 %. Während zwischen Männern und Frauen im allgemeinen keine Unterschiede festgestellt wurden [6, 44], wiesen Serup und Rasmussen [32] bei Männern am Handrücken signifikant höhere Raten an transepidermalem Wasserverlust nach als bei Frauen. Das Lebensalter scheint sich auf die Höhe des transepidermalen Wasserverlustes ebenfalls auszuwirken. Serup und Rasmussen [32] fand in höherem Alter niedrigere Werte. Auch wenn klimatische Umgebungsbedingungen wie Luftfeuchtigkeit und Raumtemperatur annähernd konstant gehalten werden, können andere exogene Faktoren wie die Benutzung von Feuchtigkeitscremes [32] und Waschgewohnheiten, wie an eigenen Untersuchungen nachfolgend gezeigt wird, auf die Höhe des transepidermalen Wasserverlustes Einfluß nehmen. Unterschiede in den Meßergebnissen, selbst wenn Meßmethode und Meßort identisch sind, lassen sich damit erklären [6, 39, 46]. Regionale Unterschiede in den Meßwerten, wie sie Ude [44] zeigte und mit der unterschiedlichen Hauttemperatur in Zusammenhang brachte und auch Dupuis und Mitarbeiter [7] trotz Umrechnung der Meßwerte auf eine einheitliche Hauttemperatur von 30 °C nachwiesen, werden auf die regional unterschiedliche Hautdicke [32] und Hornschichtdicke [18], die unterschiedliche Größe der Korneozyten und die unterschiedliche Zusammensetzung der Hornschichtbarriere [7] zurückgeführt. Talg auf der Hautoberfläche soll auf den transepidermalen Wasserverlust keinen Einfluß haben [19].

Wirkung von Seifen und Syndets auf die Hautfeuchtigkeit

Bisheriger Kenntnisstand

Hautpflege im heutigen Sinn wurde erst etwa ab dem Jahre 1700 praktiziert, wenn auch die älteste Rezeptur einer seifenähnlichen Substanz bereits im 3. Jahrtausend vor Chr. bekannt war. Ihren Aufschwung erlebte sie erst im 1. Drittel des 19. Jahrhunderts, er setzte sich fort mit der Entwicklung von synthetischen Detergentien [30].

Die Hautreinigung dient der Entfernung von exogenen hautfremden Substanzen wie Schmutz und Staub von der Hautoberfläche sowie der Entfernung hauteigener Aus- und Abscheidungsprodukte wie Schweiß, Fett und Schuppen. Seifen und Syndets, als Zubereitungen mit grenzflächenaktiven Substanzen, werden dazu eingesetzt [36]. Ihrer Reinigungswirkung stehen zahlreiche Nebenwirkungen gegenüber, die unter anderem von der Konzentration der Waschlösung und ihrer Einwirkzeit abhängen [43]. Die Wirkung von Seifen und Syndets auf die Hautfeuchtigkeit wurde bereits von Blank und Shappirio [5] in vitro untersucht. Sie konnten zeigen, daß nach Vorbehandlung des Hornmaterials mit Seifen resp. Detergentien die Wasserbindungsfähigkeit der Hornschicht gleichermaßen herabgesetzt wird, weil wasserbindende Substanzen, insbesondere Aminosäuren, während des Waschvorgangs aus der Hornschicht entfernt werden. Vermeer und Mitarbeiter [45] bestimmten nach einem Waschvorgang die Menge der herausgelösten Aminosäuren in Abhängigkeit vom pII-Wert dcr vcrwendeten Pufferlösung und stellten fest, daß um so mehr Aminosäuren aus der Hornschicht herausgewaschen werden, je alkalischer die Pufferlösung ist. *Kurz- und Langzeiteffekte eines Armbades* in Seifen- bzw. Syndetlösung *auf den Wassergehalt der Hornschicht* wurden in vivo mit Hilfe der Gleichstromleitfähigkeitsmessung, einer Widerstandsmessung [50], der Infrarotspektroskopie [11, 12], der Resonanzfrequenzmethode [40] und der elektrischen Kapazitätsmessung [12] ermittelt. Mit Hilfe der Infrarotspektroskopie konnte nach Seifen- und Syndetbad im Anschluß an eine gleich starke Quellung nur nach einem Seifenbad ein Austrocknungseffekt gegenüber dem Ausgangswert nach 10 Minuten nachgewiesen werden [11]. Mit Hilfe der Gleichstromleitfähigkeitsmessung wurde nach einem Syndetbad ebenfalls zunächst eine Quellung, nach 30 Minuten jedoch ein Austrocknungseffekt unter den Ausgangswerten gezeigt [50]. Tronnier [43] zeigte mit der Resonanzfrequenzmessung bezogen auf die Werte des Wassers nach alkalischer Pufferlösung mit einem pH von 9 bzw. 11 einen starken Quellungseffekt, auf den erst später eine geringe Austrocknung folgte; nach sauer bzw. neutral eingestellter Pufferlösung mit einem pH von 2, 4 oder 7 stellte er eine starke Austrocknung ohne vorausgehende Quellung fest. Langzeiteffekte von dreimal täglichen Seifen- und Syndetbädern auf den Wassergehalt der Hornschicht wurde von Gloor et al. [12] nach vier Tagen untersucht. Mit Hilfe der Infrarotspektroskopie und Kapazitätsmessung konnte er zeigen, daß die Dehydratation nach einem Seifenbad länger anhält als nach einem Syndetbad. Während zwei Stunden nach der letzten Waschung mit einem Syndet nach zwischenzeitlicher signifikanter Dehydratation der Ausgangswert wieder erreicht war, war nach einem Seifenbad kein Rehydratationseffekt erkennbar.

Nachdem sich die meisten Untersuchungen auf den Effekt einer einzigen Waschung konzentrieren und bislang nur In-vivo-Untersuchungen über den Wassergehalt der Hornschicht, nicht aber über den Wasserverlust durch die Hornschicht vorliegen, war es Ziel unserer Studie [21], die *Auswirkungen wiederholter Waschungen mit Syndets unterschiedlichen pH-Wertes auf den transepidermalen Wasserverlust* zu untersuchen. Da außer einer Änderung der Wasserbindungsfähigkeit auch pH-Verschiebungen [20] und Aufrauhung der Hautoberfläche [43] zu erwarten sind, wurden diese drei Parameter parallel untersucht. Um intraindividuelle Vergleiche zuzulassen, wurde das bei uns bereits bewährte Cross-over-Design [20] zugrundegelegt.

Bezüglich Material und Methoden wird auf die Ausführung von Vieluf im Kapitel Hautrauhigkeit in diesem Buch verwiesen.

Eigene Ergebnisse

Die vorläufigen Ergebnisse dieser Untersuchung [21] werden im folgenden dargestellt, wobei in erster Linie der transepidermale Wasserverlust Gegenstand der vorliegenden Ausführungen sein soll.

Wiederholte intensive Waschungen mit einem Syndet mit pH 5,5 bzw. pH 8,5 führen an der Stirn (Abb. 1) zu einem raschen Anstieg des transepidermalen Wasserverlustes. Nach ca. zwei bis drei Wochen pendelt sich der transepidermale Wasserverlust auf einen annähernd stabilen Wert ein; es bildet sich ein Plateau aus. Nach Wechsel des Syndets kommt es zunächst zu einer erneuten Zunahme des transepidermalen Wasserverlustes und nach weiteren zwei bis drei Wochen ebenfalls zu einer Stabilisierung des Wasserverlustes. Der Gruppenvergleich zeigt an der Stirn einen annähernd parallelen Verlauf beider Kurven. Ein wesentlicher Unterschied in der Entwicklung des transepidermalen Wasserverlustes an der Stirn ist zwischen beiden Gruppen nicht zu erkennen. Anders liegen die Verhältnisse am Unterarm, wie aus dem Gruppenvergleich (Abb. 2) deutlich wird. Nach intensiver Waschung mit einem Syndet mit pH 5,5 scheint am Unterarm der transepidermale Wasserverlust stärker anzusteigen als nach Waschung mit dem Syndet mit pH 8,5, ohne daß von einer signifikanten Abhängigkeit des Effektes vom pH-Wert des Hautreinigungspräparates notwendigerweise anzugehen wäre. Eine Plateaubildung ist bis zum Syndetwechsel 28 Tage nach Waschbeginn noch nicht so deutlich zu erkennen. Nach Syndetwechsel

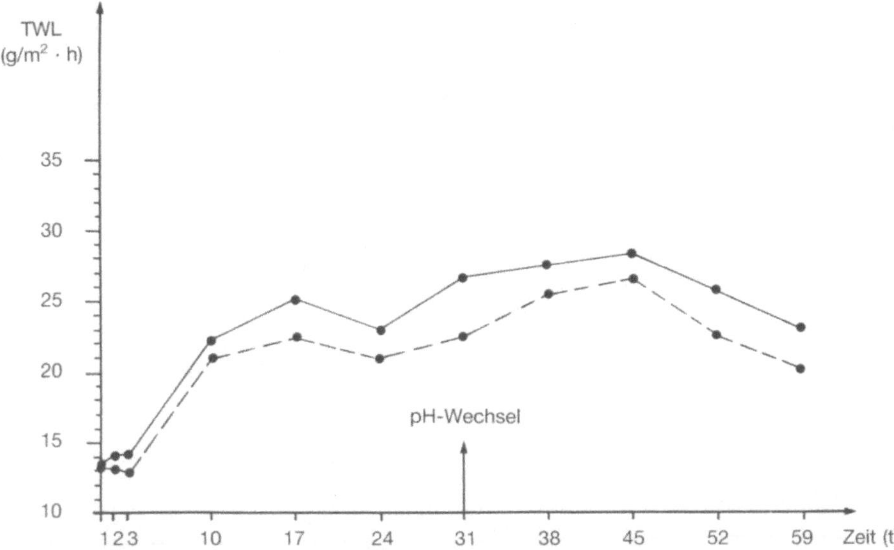

Abb. 1. Gruppenvergleich: Transepidermaler Wasserverlust an der Stirn. Gruppe pH 5,5 (——) und pH 8,5 (---)

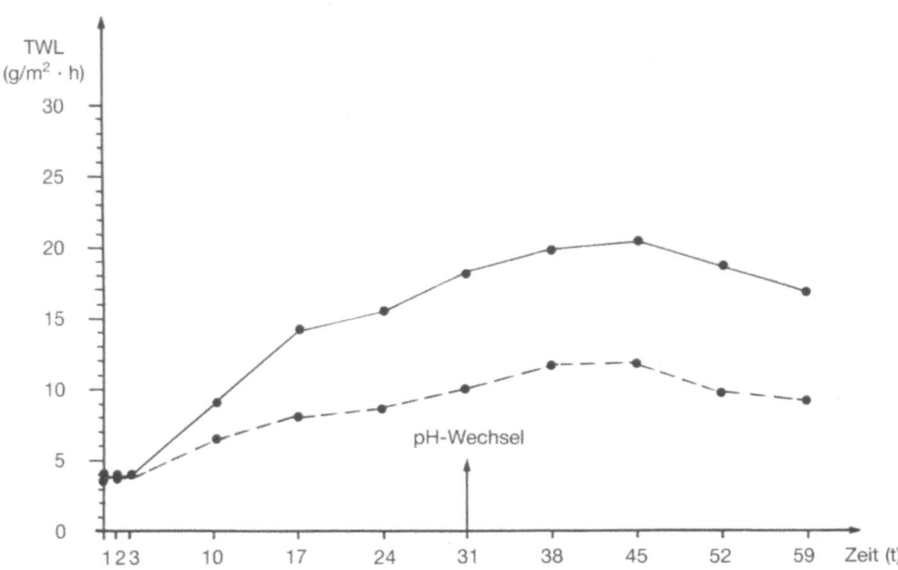

Abb. 2. Gruppenvergleich: Transepidermaler Wasserverlust am Unterarm. Gruppe pH 5,5 (——) und pH 8,5 (---)

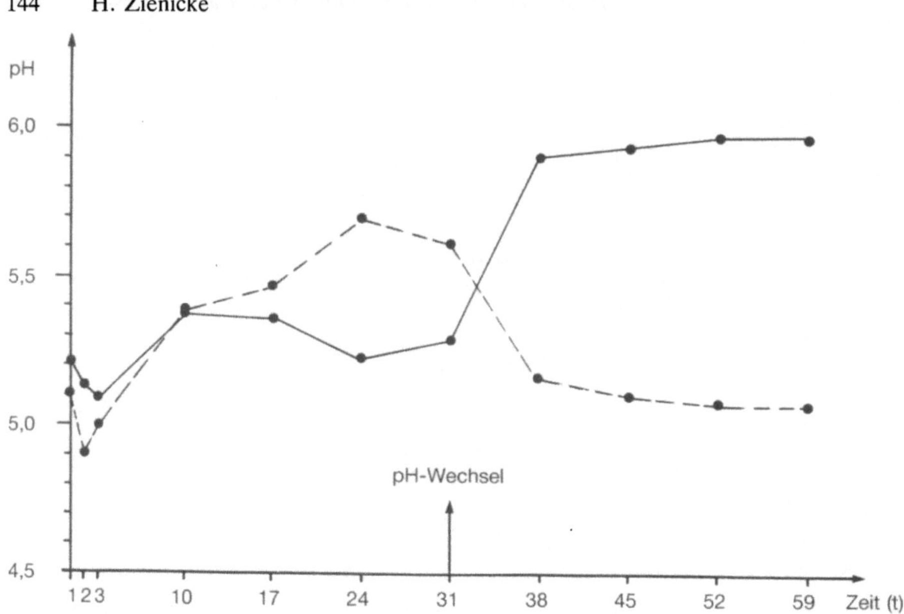

Abb. 3. Gruppenvergleich: Änderung des Haut-pH (Stirn). Gruppe pH 5,5 (——) und pH 8,5 (---)

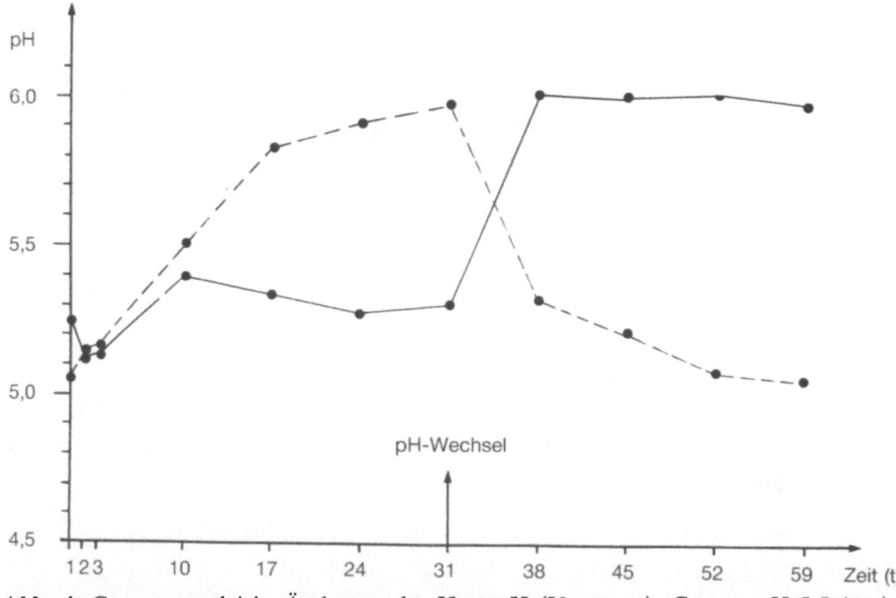

Abb. 4. Gruppenvergleich: Änderung des Haut pH (Unterarm). Gruppe pH 5,5 (——) und pH 8,5 (---)

nimmt bei beiden Gruppen der transepidermale Wasserverlust am Unterarm genauso wie an der Stirn weiter zu und erreicht später wieder niedrigere Werte. Ob eine Rückführung des transepidermalen Wasserverlustes auf die Ausgangswerte stattfindet oder sich der transepidermale Wasserverlust nach genügend langer Beobachtungszeit stabilisiert, werden weitere länger angelegte Untersuchungen zeigen müssen. Vergleicht man die Entwicklung des Haut-pH unter der Waschung an Stirn (Abb. 3) und Unterarm (Abb. 4) mit der Entwicklung des transepidermalen Wasserverlustes (Abb. 1 u. 2), so läßt sich angesichts der Kurvenverläufe keine enge Korrelation zwischen transepidermalem Wasserverlust und Haut-pH erkennen.

Die In-vitro-Ergebnisse von Blank und Shappirio [5], wonach Waschungen mit waschaktiven Substanzen zu einer Zunahme des transepidermalen Wasserverlustes führen können, finden in den Ergebnissen der vorliegenden Untersuchung eine Bestätigung.

Zudem deutet sich in der vorgestellten Studie ein Unterschied zwischen Stirn und Unterarm an. Am Unterarm führen – anders als an der Stirn – intensive Waschungen mit einem sauren Syndet möglicherweise in gewissem zu einem stärkeren transepidermalen Wasserverlust als Waschungen mit einem alkalisch eingestellten entsprechenden Präparat. Ob dies tatsächlich so ist und ob der höhere Fettgehalt an der Stirn dabei eine Rolle spielt, sollte Gegenstand weiterer Untersuchungen werden.

Literatur

1. Abe T (1978) Studies on skin surface barrier functions. Transepidermal water loss and skin surface lipids during childhood. Chem Pharm Bull 26:1659–1665
2. Bettley FR, Grice KA (1967) The influence of ambient humidity on transepidermal water loss. Brit J Dermatol 79:575–581
3. Blank IH (1952) Factors which influence the water content of the stratum corneum. J Invest Dermatol 18:433–440
4. Blank IH (1953) Further observations on factors which influence the water content of the stratum corneum. J Invest Dermatol 21:259–271
5. Blank IH, Shappirio EB (1955) The water content of the stratum corneum. J Invest Dermatol 25:391–401
6. Blichmann CW, Serup J (1987) Reproducibility and variability of transepidermal water loss measurement. Studies on the ServoMed Evaporimeter. Acta Derm Venereol (Stockh) 67:206–210
7. Dupuis D, Rougier A, Lotte C, Wilson DR, Maibach HJ (1986) In vivo relationship between percutaneous absorption and transepidermal water loss according to anatomic site in man. J Soc Cosmet Chem 37:351–357
8. Finlay AY, Nicholls S, King CS, Marks R (1980) The „dry" non-eczematous skin associated with atopic eczema. Brit J Dermatol 102:249–256
9. Frödin T, Skogh M (1984) Measurement of transepidermal water loss using an evaporimeter to follow the restitution of the barrier layer of human epidermis after stripping the stratum corneum. Acta Derm Venereol (Stockh) 64:537–540
10. Gloor M, Heymann B, Stuhlert T (1981) Infrared spectroscopic determination of the water content of the horny layer in healthy subjects and in patients suffering from atopic dermatitis. Arch Dermatol Res 271:429–436
11. Gloor M, Hirsch G, Willebrandt U (1981) On the use of infrared spectroscopy for the in vivo measurement of the water concent of the horny layer after application of dermatologic ointments. Arch Dermatol Res 271:305–313

12. Gloor M, Gehse M, Wölfle N (1985) Beeinflussung der Hornschichtfeuchtigkeit durch waschaktive Substanzen. Ärztl Kosmetol 15:293–302
13. Grice K, Bettley RF (1967) The effect of skin temperature and vascular change on the rate of transepidermal water loss. Brit J Dermatol 79:582–588
14. Grice K, Sattar H, Sharatt M, Baker H (1971) Skin temperature and transepidermal water loss. J Invest Dermatol 57:108–110
15. Grice K, Sattar H, Baker H (1972) The effect of ambient humidity on transepidermal water loss. J Invest Dermatol 58:343–346
16. Hattingh J (1972) The influence of skin temperature, environmental temperature and relative humidity on transepidermal water loss. Acta Derm Venereol (Stockh) 52:438–440
17. Johnson C, Shuster S (1969) The measurement of transepidermal water loss. Brit J Dermatol 81, Suppl 4:40–46
18. Klaschka F (1974) Hautoberflächendiagnostik und ihre klinische Relevanz. Zeitschr Hautkr 49:811–817
19. Kligman AM (1983) The use of sebum. Brit J Dermatol 75:307–319
20. Korting HC, Kober M, Mueller M, Braun-Falco O (1987) Influence of repeated washings with soap and synthetic detergents on pH and resident flora of the skin of forehead and forearm. Results of a cross-over trial in healthy probitioners. Acta Derm Venereol (Stockh) 67:41–47
21. Korting HC, Megele M, Mehringer L, Vieluf D, Zienicke H, Hamm G (in preparation) Influence of repeated washings with an acide and an alcaline synthetic detergent of identical chemical composition on pH, roughness and transepidermal water loss of forehead and forearm. Acta Derm Venereol (Stockh)
22. Morsches B (1980) Anorganische Chemie der Haut. In: Dermatologie in Praxis und Klinik, Korting GW (Hrsg), S 3.1.–3.10., Bd I, Thieme Verlag, Stuttgart New York
23. Neste van D, Masmoudi M, Leroy B, Mahmoud G, Lachapelle JM (1986) Regression patterns of transepidermal water loss and of cutaneous blood flow values in sodium lauryl sulfate induced irritation: a human model of rough dermatitic skin. Bioeng Skin 2:103–118
24. Nilsson GE (1977) Measurement of water exchange through skin. Med & Biol Eng & Comput 15:209–218
25. Potts RO, Buras EM, Chrisman DA (1984) Changes with age in the moisture content of human skin. J Invest Dermatol 82:97–100
26. Potts RO (1986) Stratum corneum hydration: experimental techniques and interpretations of results. J Soc Cosmet Chem 37:9–33
27. Rajka G (1974) Transepidermal water loss on the hands in atopic dermatitis. Arch Dermatol Forsch 251:111–115
28. Rosenberg EW, Blank H, Resnik S (1962) Sweating and water loss through the skin. Amer Med Ass 179:809–811
29. Sanctorius (1720) Medicina statica, 2nd Edn, zit n 23
30. Schneider W, Tronnier H, Wagner H (1962) Reinigung und Pflege der Haut im Beruf unter besonderer Berücksichtigung der experimentellen und praktischen Prüfverfahren. In: Dermatologie und Venerologie, Gottron A, Schönfeld W (Hrsg), S 1043–1100, Bd I, Teil 2, Thieme Verlag, Stuttgart
31. Scott RC, Oliver GJA, Dugard PH, Singh HJ (1982) A comparison of techniques for the measurement of transepidermal water loss. Arch Dermatol Res 274:57–64
32. Serup J, Rasmussen I (1985) Dry hands in scleroderma. Acta Derm Venereol (Stockh) 65:419–423
33. Shahidullah M, Raffle EJ, Frain-Bell W (1967) Insensible water loss in dermatitis. Brit J Dermatol 79:589–597
34. Shahidullah M, Raffle EJ, Rimmer AR, Frain-Bell W (1969) Transepidermal water loss in patients with dermatitis. Brit J Dermatol 81:722–730
35. Spruit D (1967) Measurement of the water vapour loss from human skin by a thermal conductivity cell. J Appl Physiol 23:994–997

36. Stüttgen G (1965) Der Wassergehalt der Haut. In: Die normale und pathologische Physiologie der Haut, S 234–250, Fischer, Stuttgart
37. Tagami H, Ohi M, Iwatsuki K, Kanamaru Y, Yamada M, Ichijo B (1980) Evaluation of the skin surface hydration in vivo by electrical measurement. J Invest Dermatol 75:500–507
38. Tagami H, Ohi M, Iwatsuki K, Yamada M (1983) Electrical measurement of the hydration state of the skin surface in vivo. In: Stratum corneum, Marks R, Plewig G (Eds), p 252–256, Springer, Berlin Heidelberg
39. Triebskorn A, Gloor M, Greiner F (1983) Comparative investigations on the water content of the stratum corneum using different methods of measurement. Dermatologica 167:64–69
40. Tronnier H, Kuhn-Bussius H (1963) Kritische Übersicht zur Frage der Messung der Resonanzfrequenz der Haut unter Berücksichtigung der Auswertung und der Streubreite der Methodik. Arch Klin Exp Dermatol 217:563–576
41. Tronnier H (1980) Differenzierte Feuchtigkeitsmessungen an der menschlichen Haut. Ärztl Kosmetol 10:291–308
42. Tronnier H (1981) Vergleichende Messungen der Hornschichthydratation. Fette Seifen Anstrichm 83:442–449
43. Tronnier H (1985) Seifen und Syndets in der Hautpflege und -therapie. Ärztl Kosmetol 15:19–30
44. Ude P (1978) Physikalische Hautmeßwerte und ihre topographischen Unterschiede. Ärztl Kosmetol 8:221–227
45. Vermeer DJH, Jong de JC, Donk LA (1966) Skin damage by washing. Dermatologica 132:305–319
46. Werner Y, Lindberg M (1985) Transepidermal water loss in dry and clinically normal skin in patients with atopic dermatitis. Acta Derm Venereol (Stockh) 65:102–105
47. Werner Y (1986) The water content of the stratum corneum in patients with atopic dermatitis. Acta Derm Venereol (Stockh) 66:281–284
48. Wheldon AE, Monteith JL (1980) Performance of a skin evaporimeter. Med & Biol Eng & Comput 18:201–205
49. Wienert V, Hegner G, Sick H (1981) Ein Verfahren zur Bestimmung des relativen Wassergehaltes des Stratum corneum der menschlichen Haut. Arch Dermatol Res 270:67–75
50. Wienert V, Sick H (1982) Ein neues Meßgerät zur routinemäßigen Bestimmung der Hautfeuchtigkeit. Ärztl Kosmetol 12:416–422

*Erwünschte Wirkungen von Syndets
bei praxisnahem Einsatz zur Hautreinigung
beim Menschen*

Reinigungswirkung von Syndet-Zubereitungen – Methodische Grundlagen ihrer Erfassung

K. Schrader

Einleitung

Bei der Beurteilung von Wasch- und Reinigungsmitteln steht die reinigende Wirkung im Vordergrund. Das bedeutet, daß während des Waschprozesses nur der oberflächige Wasser-Lipid-Mantel entfernt wird, d. h. also nur vorübergehend die Grenzfläche Schmutz/Wasser-Lipid-Mantel/Haut durch die Grenzfläche Reinigungsmittel/Haut ersetzt wird. Zugleich sollte der entstehende Fett-Wasser-Verlust ausgeglichen, das Wasserhaltevermögen des Stratum corneum und schließlich auch die Pufferhülle regeneriert werden.

Ein Tensid bzw. Gemische aus Tensiden können im allgemeinen diesen Anforderungen nicht gerecht werden.

Unvermeidbare Änderungen des physiologischen Milieus müssen durch eine entsprechende Pflege der Haut nach erfolgter Reinigung kompensiert werden [1].

Methodik

In der Vergangenheit wurden eine Reihe von Methoden beschrieben, die zum Inhalt die Prüfung des Entfettungs- bzw. Wascheffektes hatten.

Eine vielfach angewandte in-vitro-Methode zur Prüfung der Entfettungswirkung von Tensiden beruht auf der Entfettung auf Wollgarn [2]. Hierbei wird aber nur der lipophile Anteil des Schmutzes gravimetrisch erfaßt.

Nach Würbach werden die Hautlipide vor und nach dem Waschen mittels geeigneter Waschvorrichtungen, einer sogenannten Waschglocke, auf dem Rücken der Probanden extrahiert und bestimmt [3]. Auch in diesem Fall wird nicht das ganze „Schmutzspektrum" erfaßt, sondern nur die Hautlipide.

Tronnier hat sich schon frühzeitig mit Prüfungen der Waschkraft an der menschlichen Haut beschäftigt [4]. Er entwickelte den nachfolgend aufgeführten Modellschmutz, der nach unseren Erfahrungen einen guten Querschnitt aller vorkommenden Schmutzarten wiedergibt. Die Basis hierzu bildet eine W/O-Emulsion, in der je ein fett- und wasserlöslicher Farbstoff sowie ein Pigment, das für den Mineralschmutz steht, enthalten ist (Tabelle 1).

O. Braun-Falco, H. C. Korting (Hrsg.)
Hautreinigung mit Syndets
© Springer-Verlag Berlin Heidelberg 1990

152   K. Schrader

Tabelle 1. Rezeptur Modellschmutz-Salbe, W/O-Emulsion

Rohstoff	%	Lieferant
Sicomet-Rot F (C.I. 12150) (fettlöslich)	4,0	BASF, Ludwigshafen
Sicovit-Cochenillerot 70 E 124 (C.I. 16255) (wasserlöslich)	4,0	BASF, Ludwigshafen
Sicomet-Rot P (C.I. 12490) (Pigment)	4,0	BASF, Ludwigshafen
Protegin	17,0	Th. Goldschmidt, Essen
Tegin 0 spezial	2,5	Th. Goldschmidt, Essen
Stellux A. I.	5,5	Rova, Duisburg
Paraffinöl perliquidum	6,5	H. E. Wagner, Bremen
Vaselin	10,0	H. E. Wagner, Bremen
Wasser demineralisiert	46,5	
	100,0	

Die Waschvorrichtung arbeitet mit einem rotierenden Kunststoffquirl.
Die eingesetzte Versuchsapparatur zeigt einen Hauptmangel, da es durch
den rotierenden Waschansatz zu unterschiedlichen Umfangsgeschwindigkei-
ten innerhalb des Versuchsfeldes kommt. Dies hat im wesentlichen zur
Folge, daß die Haut unterschiedlich stark mechanisch gewaschen wird und
es so zu Fehlinterpretationen kommen kann.

Da die geschilderten und uns bekannten Verfahren häufig zu wenig
praxisorientiert waren, entwickelten wir in unseren Laboratorien eine sogenannte Hautwaschmaschine (Abb. 1).

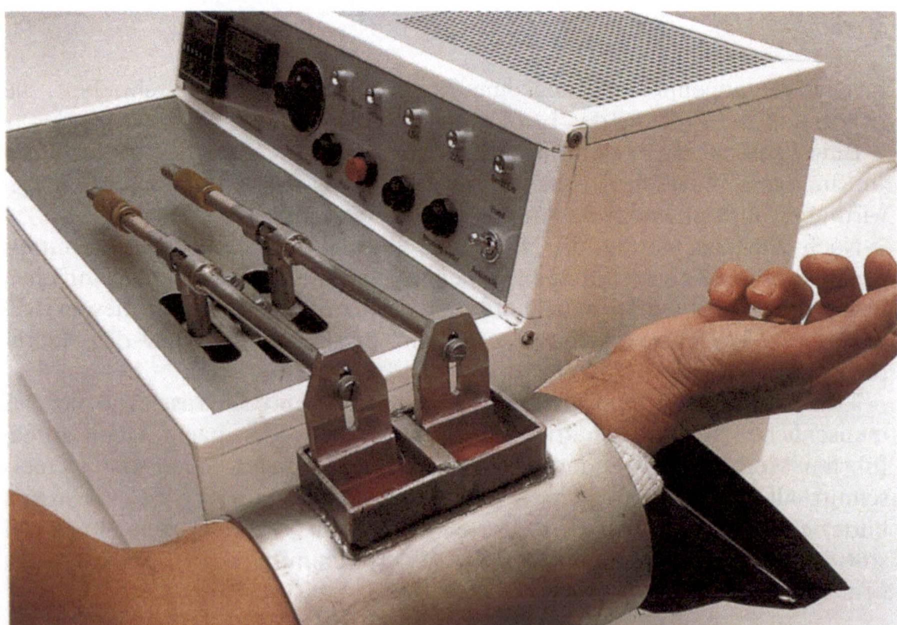

Abb. 1. Hautwaschmaschine

Prinzip der Hautwaschmaschine

Diese Maschine simuliert den Vorgang des Waschens durch Hin- und Herbewegungen der Wascharme mit Filzeinsatz auf der Haut.

Beschreibung des Gerätes

Zwei parallel laufende, exzentrisch angetriebene, mit Nadelfilz besetzte Wascharme werden mit konstant eingestelltem Auflagedruck mit einer genau definierten Geschwindigkeit auf der Haut des Unterarms hin und her bewegt.

Der Unterarm wird durch eine aufpumpbare Manschette in der Waschvorrichtung an die beiden parallel angeordneten Tensidaufnahmegefäße gepreßt. Die Haut bildet so die natürliche Abdichtung. In die Gefäße werden die zu prüfenden Reinigungslösungen definierter Menge gefüllt und die Wascharmköpfe eingesetzt. Die Maschine ist so waschbereit.

Durchführung der Testmethode

a) Markierung der Testfelder mit Hilfe eines Stempels auf der Unterarminnenseite (Testfeldgröße: 4,0 x 4,0 cm) (Abb. 2).

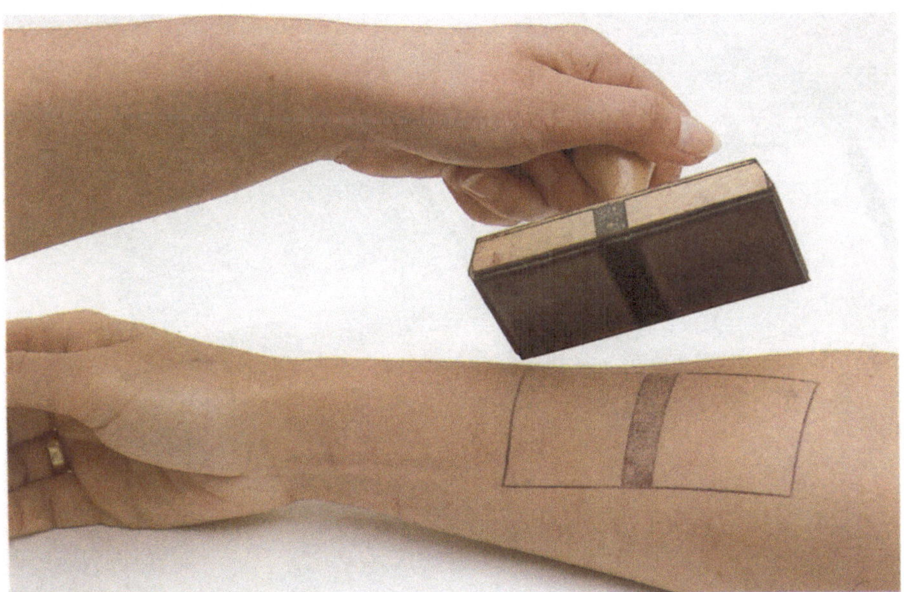

Abb. 2. Markierung der Testfelder

b) Messung der Hautfarbe mit dem Farbmeßgerät (Minolta, Hamburg, Chromameter CR 200) (3 Messungen pro Testfeld, Mittelwert = Wert 1) (Abb. 3).

c) Auftragen des Modellschmutzes (50 mg) mit Hilfe eines Spatels (Abb. 4)

d) 10 Minuten Trocknungszeit bei Raumtemperatur

e) Messung der Beschmutzung auf der Haut (3 Messungen pro Testfeld, Mittelwert = Wert 2)

f) Der Unterarm wird durch eine aufpumpbare Manschette in der Waschvorrichtung an die beiden parallel angeordneten Tensidaufnahmegefäße (Waschkammern) gepreßt, so daß die Haut die natürliche Abdichtung bildet.

g) Einfüllen von jeweils 5 ml der jeweiligen Reinigungslösungen (Temperatur der Testlösungen: 23 °C) in die Waschkammern, die ein Volumen von 24 ml haben (Abb. 5).

h) Die mit Filzstreifen besetzten Wascharme werden in die Waschkammern eingesetzt. Sie liegen mit einem Auflagegewicht von 16 g und einem Auflagewinkel von 90° auf der Haut des Unterarmes.

i) Durch konstante Hin- und Herbewegungen der Wascharme wird der eigentliche Waschvorgang, wie er auf der Haut normalerweise durchgeführt wird, durch diese Reibevorgänge simuliert (48 Hübe/min); Waschzeit insgesamt 60 Sekunden (Abb. 6).

k) Entnahme der Testprodukte aus den Kammern

l) 10 Minuten Trocknungszeit der Waschzonen

m) Messung der Waschzone (3 Messungen pro Testfeld, Mittelwert = Wert 3) (Abb. 7)

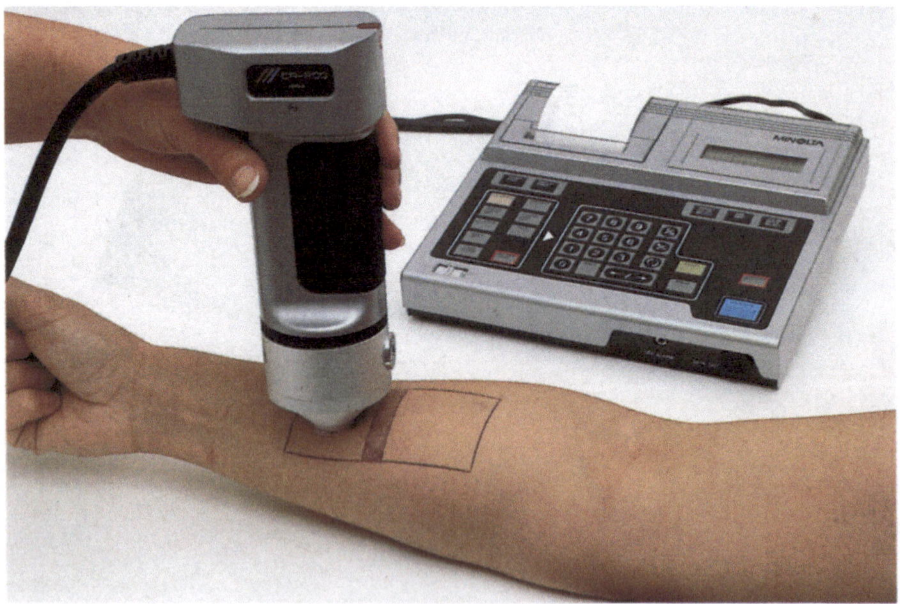

Abb. 3. Messung der Hautfarbe mit dem Chromameter CR 200 der Firma Minolta

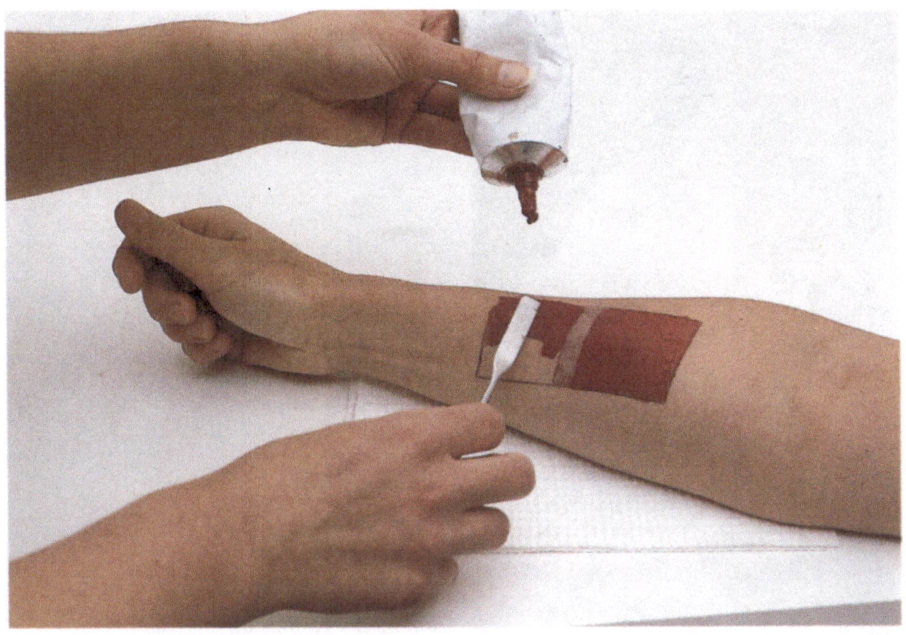

Abb. 4. Auftragen des Modellschmutzes

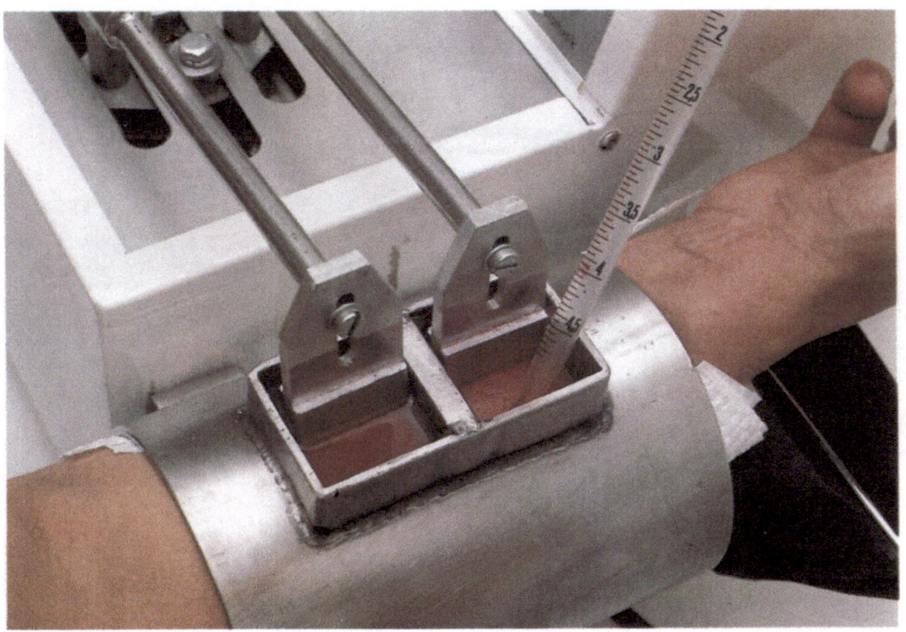

Abb. 5. Einfüllen der Reinigungslösungen in die Waschkammern

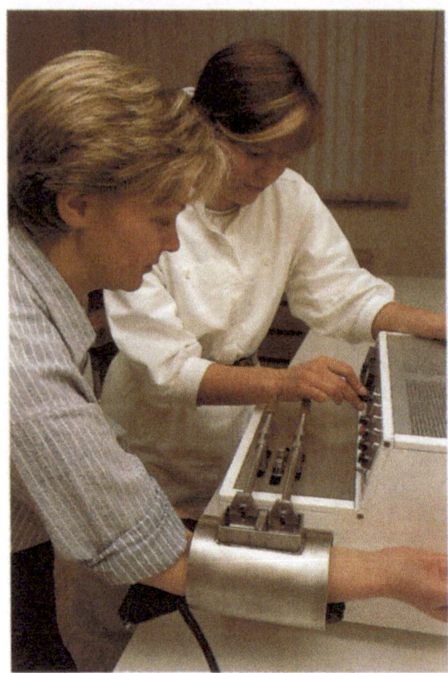

Abb. 6. Durchführung des simulierten Waschvorgangs

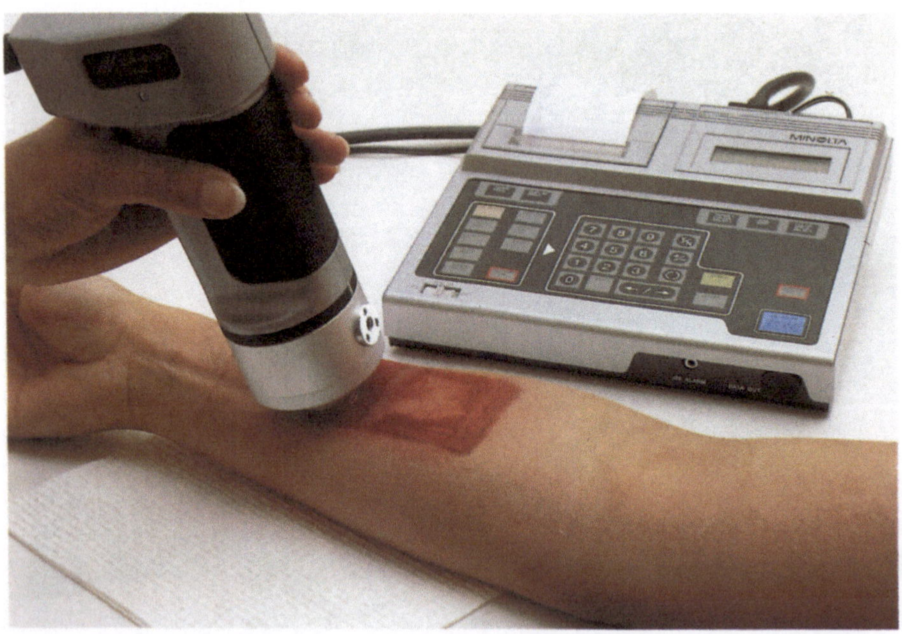

Abb. 7. Messung der Waschzone mit dem Chromameter CR 200 der Firma Minolta

n) Aus den drei Meßwerten wird der Anteil Schmutz berechnet, der durch den Waschvorgang entfernt wurde.

Berechnung:

$$\frac{\text{Wert 3 minus Wert 2}}{\text{Wert 1 minus Wert 2}} \cdot 100 = \text{Waschaktivität [\%]}$$

Folgende Kriterien sind standardisiert: s. Tabelle 2.

Tabelle 2. Standardisierte Kriterien

– Größe der Testfelder:	4,0 x 4,0 cm
– Modellschmutzzusammensetzung:	siehe Rezeptur
– aufgetragene Menge:	50 mg
– Trocknungszeit des Modellschmutzes:	10 min bei Raumtemperatur
– Volumen der Testlösung:	5 ml
– Temperatur der Testlösung:	23 °C
– Volumen der Testkammern:	24 ml
– Beschaffenheit des Filzes:	Nadelfilz
– Auflagegewicht:	16 g
– Auflagewinkel:	90°
– Geschwindigkeit:	48 Hübe/min
– Waschzeit:	60 sec

Experimenteller Teil

Waschversuche

Für die Prüfung wurden 10 freiwillige Probanden, 6 weiblichen und 4 männlichen Geschlechts, im Alter von 14 bis 52 Jahren, herangezogen. Da die erhaltenen Ergebnisse gut reproduzierbar sind, sind 10 Testpersonen im allgemeinen ausreichend. Es wurden 3 handelsübliche Duschbäder mit den Charakteristika wie in Tabelle 3 dargestellt geprüft:

Tabelle 3. Analytik der Produkte

Schlüssel-Nr.	pH-Wert 10%ig	WAS-Gehalt [%]	NaCl-Gehalt [%]
6	6,3	22,0	1,85
31	7,2	22,0	2,13
37	6,3	25,0	1,78
Texapon K 12	6–9 (1%ige Lsg.)	mind. 90,5	max. 2

Diese Duschbäder wurden jeweils gegen Natriumlaurylsulfat, 2%ig in Wasser von 8 Grad deutscher Härte gelöst, sowie gegen Wasser 8 Grad deutscher Härte vergleichend geprüft.

Zusätzliche Prüfungen

Um einen Teil der „Nebenwirkungen" mitzuerfassen, wurde die Untersuchung auf weitere Parameter, nämlich die hautrauhigkeitsbeeinflussende Wirkung sowie die Abschätzung der Augenschleimhautverträglichkeit, untersucht.

Dabei wird vorausgesetzt, daß Tenside unterschiedliche Affinitäten zu Haut- und Schleimhäuten besitzen, die häufig mit Unverträglichkeiten verbunden sind. Um diese zu evaluieren, bedienten wir uns einer in-vitro-Alternativmethode zur Beurteilung der akuten Irritation.

Die Bestimmung des Rauhigkeitsgrades der menschlichen Haut von 20 Probanden mit der Methylenblaumethode wurde von uns abgewandelt [5]. Der Versuch wird mit 2%igen Lösungen der Produkte durchgeführt.

Augenschleimhauttest in vitro

Zur Abschätzung der Augenschleimhautverträglichkeit bedienen wir uns der Hämolyse und Denaturierung von Rinderblut [6] (Abb. 8).
Hierbei wird zur Charakterisierung der typischen, irritativen Wechselwirkungen von Tensiden mit intakten Zellstrukturen die Zerstörung der Blutzellen und des freigesetzten Oxyhämoglobins gemessen. Die Relation beider Parameter erlaubt in einfacher Weise und in guter Übereinstimmung mit in-vivo-Methoden, wie z. B. dem Draize-Test, Wasch- und Reinigungsmittel zu

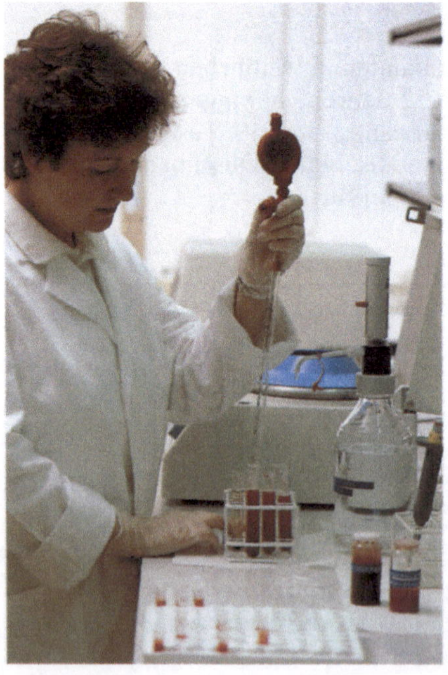

Abb. 8. In-vitro-Verträglichkeitstest

beurteilen und zu klassifizieren. Bei der Hämolyse wird die Konzentration des Tensids in μl/ml waschaktiver Substanz, die 50% der eingesetzten Rindererythrozyten in isotoner Pufferlösung zerstört, fotometrisch bestimmt.

Die Denaturierung einer 1%igen Tensidlösung von Rinderhämoglobin wird ebenfalls fotometrisch gemessen.

Aus den Parametern Hämolyse (H) und Denaturierung (D) wird der Endwert MIOI (**Mean Index of Ocular Irritation**) berechnet, der sehr hoch mit dem Draize-Test korreliert (Tabelle 4).

Tabelle 4. Klassifikation der Verträglichkeit

MIOI	Bedeutung
<5	nicht irritierend
5–15	leicht irritierend
15–30	irritierend
>30	sehr irritierend

Methylenblaumethode

Es kann davon ausgegangen werden, daß das Stratum corneum je nach Rauhigkeit der Oberfläche mehr oder weniger des Farbstoffes Methylenblau adsorbiert (Abb. 9).

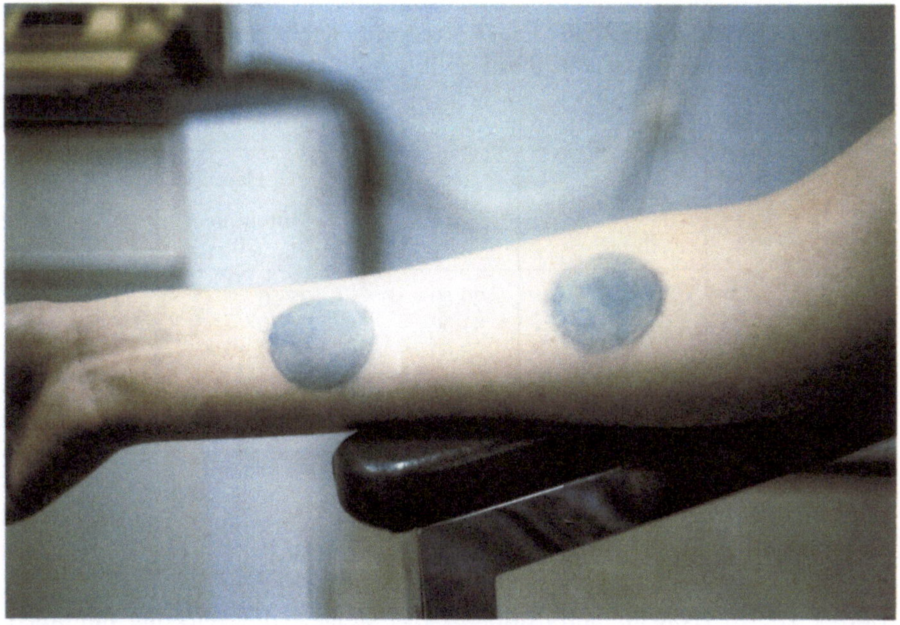

Abb. 9. Anfärben der Hautoberfläche mit Methylenblau

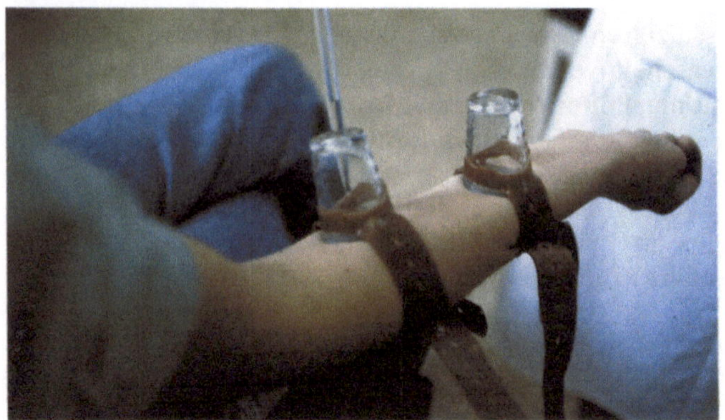

Abb. 10. Einpipettieren der Waschlösungen

Nach Extraktion des Farbstoffes von der Haut mittels Tensid wird die Farbstoffmenge im Spektralfotometer bestimmt (Abb. 10).

Aus den Ergebnissen wird die Rauhigkeit in Prozent zum Beispiel gegen den Hautausgangswert berechnet. Die Werte werden dann normiert, so daß 100% Aufrauhung dem Wert einer 2%igen Natriumlaurylsulfatlösung entspricht. Als Streumaß wird der 95% Vertrauensbereich angegeben.

Ergebnisse und Diskussion

Auf der Tabelle 5 sind die Ergebnisse, die nach den oben beschrieben Verfahren gefunden wurden, dargestellt.

Tabelle 5. Meßergebnisse

Produkt 2%ig	Wasch-aktivität [%]	MIOI	Hautrauhigkeit [%]	
			Mittelwert (n = 20)	Vertrauens-bereich
6	57,33	20,60	35,50	14,7
31	61,77	41,30	74,70	11,8
37	57,93	29,60	55,50	13,7
Wasser	43,68	–	–	–
Texapon K 12 (2%ig in Wasser)	75,24	–	100,0	–

Alle drei Produkte zeigen eine deutliche Waschwirkung. Sie waschen wie erwartet hochsignifikant besser als Wasser und zwar schon bei einer Tensidkonzentration von etwa 0,3 bis 0,4% WAS. Ein hartes, relativ hoch konzentriertes Tensid (Natriumlaurylsulfat 2%ig) steigert die Wirkung nur noch um etwa 15%.

Auffällig ist, daß zwischen den Duschbadformulierungen kein signifikanter Unterschied besteht. Es wurde p>0,1 im paarweisen t-Test gefunden [7]. Die Produkte liegen alle bei ca. 60% Waschaktivität.

Bei den MIOI-Werten hingegen unterscheiden sich Produkt Nr. 6 und Produkt Nr. 31 um fast zwei Verträglichkeitsstufen. Während Produkt 6 nahe an den Wert für „leicht irritierend" (MIOI <15) herankommt, ist Produkt 31 ein „sehr irritierendes" Duschbad. Der relative Fehler der MIOI-Werte ist in der Regel kleiner als 10%, so daß die gefundenen Unterschiede gesichert sind.

Auch die Hautrauhigkeitswerte der drei Produkte unterscheiden sich signifikant voneinander (p<0,05).

Man kann also zusammenfassend sagen, daß es möglich ist, Tensidformulierungen haut- und schleimhautfreundlich einzustellen, ohne die Waschwirkung nennenswert zu vermindern. Auch ein mildes Produkt kann ähnlich gut waschen wie ein deutlich irritierendes Präparat.

Schlußfolgerungen

Die Hautwaschmaschine liefert unter gut standardisierten Bedingungen und bei größtmöglicher Praxisrelevanz gut interpretierbare Daten über die Waschaktivität von Tensidprodukten auf der Haut. Das Verfahren ermöglicht die richtige Einordnung der Verträglichkeitsdaten der Produkte, deren Relevanz nur bei ausreichenden Waschleistungen gegeben ist.

Darüber hinaus erlaubt die große Variabilität der Hautwaschmaschine, die Versuchsanordnung in verschiedenen Punkten zu verändern, um dadurch besondere Fragestellungen klären zu können, z.B. Prüfung der Entfernung dekorativer Kosmetika, Entfernung gewerblicher Handanschmutzungen mit eigens dafür entwickelten Reinigungspräparaten und Modellschmutzarten.

Literatur

1. Schrader K (1984) Vergleichende Prüfungen über die Hautreinigung in Bezug auf die Verträglichkeit von Tensiden. Parfümerie und Kosmetik 65:671–674, 676
2. Modde H, Schuster G, Tronnier H (1965) Experimentelle Untersuchungen zum Problem der Hautverträglichkeit anionaktiver Tenside in der Arbeitsmedizin. Tenside 2:368–373
3. Würbach G (1981) Entfettung der Hautoberfläche durch Tenside in Abhängigkeit von Konzentration und Konstitution. Kosmetiksymposium Halle-DDR
4. Tronnier H (1965) Zur Standardisierung von Waschversuchen an der menschlichen Haut. Fette, Seifen, Anstrichmittel 67:7
5. Padberg N (1969) Modifizierte Methylenblau-Methode zur Prüfung des Rauhigkeitsgrades der Hornschicht. J Soc Cosm Chem 20:719–728
6. Pape JW, Hoppe U (1988) 2nd World Tenside Congress 1988, Vol 4, S 414–428
7. Sachs L (1984) Angewandte Statistik, Springer-Verlag, 6. Auflage, S 242–244

Klinische Beurteilung von Syndet-Zubereitungen bei Menschen mit Problemhaut

F. Klaschka

Einleitung

Ziel der Anwendung von Syndet-Zubereitungen ist eine den Effekt herkömmlicher Seifen womöglich übertreffende Hautreinigung bei optimaler Verträglichkeit auch oder gerade an der beruflich stark exponierten Haut der Hände und Finger sowie an besonders „empfindlicher", leicht irritabler, prae- oder postekzematös veränderter Haut. Seifenfreie Waschkonzentrate stellen eine Alternative bei Seifenunverträglichkeit dar. Und sie finden heute breite Anwendung bei der Reinigung und Pflege von gesunder wie erkrankter Haut. In Verbindung mit Externa gelten Syndet-Zubereitungen nachgerade als Basistherapeutika [1, 2, 4], zumal bei Menschen mit Problemhaut. Gemeint ist hier eine gegenüber Hautgesunden nachweisbar gesteigerte Empfindlichkeit oder Irritablität der Humanhaut, sei es als Ausdruck von Atopiemerkmalen, in Verbindung vor allem mit Neurodermitis-Manifestationen, sei es unter dem Bild prae- oder postekzematöser Hautveränderungen exogener oder auch dysregulativer Genese, die der Pflege und/oder der Behandlung bedürfen.

Klinische Beurteilung

Syndet-Zubereitungen mit sauren Eigenschaften begünstigen naturgemäß die Wiederherstellung oder Erhaltung des „Säureschutzmantels" der Haut. Inwieweit die Reinigungswirkung von Syndets dem Waschverhalten der herkömmlichen (Alkali-)Seife an „Normal"- und „Problem"-Haut überlegen sein kann, ist Gegenstand umfangreicher und ausgefeilter Studien mit vergleichender Auswertung der Befunde in vivo oder am Modell [5, 7].

Neben der Quantifizierung des *Reinigungseffektes,* in Form des „Waschzahl"-Mittelwertes für ein Tensid oder Fertigprodukt, gilt das besondere Interesse der Bestimmung der *Hautverträglichkeit* mittels kolorimetrischer oder profilometrischer Nachweisverfahren. Eine durch Minderung des Wasserhaltevermögens im Stratum corneum gekennzeichnete Waschmittelschädigung hat nach verstärkter Quellung und Austrocknung eine vermehrte Lockerung und Ablösung von peripheren Hornzellen zur Folge. Sie bedingt weißliche Schuppung, verminderte Flexibilität und erhöhte Durch-

O. Braun-Falco, H. C. Korting (Hrsg.)
Hautreinigung mit Syndets
© Springer-Verlag Berlin Heidelberg 1990

lässigkeit der Hornschicht für Lösemittel und chemische Noxen als potentielle Irritantien. Ein als „unangenehmes Tensidgefühl" bekannter Effekt entsteht insbesondere bei anionischen Tensiden durch deren salzartige Bindung an der Haut mit daraus resultierender Hornschichtquellung. Die dem Stratum corneum im noch nicht ganz trockenen Zustand nach Tensidanwendung anhaftende „Klebrigkeit" geht in aller Regel nach dem Abtrocknen und Entquellen der Hautoberfläche innerhalb von 2 Stunden in eine mehr oder weniger spürbare „Rauhigkeit" über. Beispielgebend dafür ist die von Tensidflotten aufgerauhte Hausfrauenhand. Einen gewissen Schutz dagegen bietet das Prinzip der Rückfettung.

Prüfmethodik

Zur klinischen Beurteilung der Wirksamkeit und Verträglichkeit von Syndet-Zubereitungen kommen methodisch vor allem praxisnahe Prüfverfahren in Form von Anwendungs- oder Gebrauchstests an größeren Patienten-Kollektiven in Betracht. So wurde ein seifenfreies Waschkonzentrat mit rückfettenden Eigenschaften, nämlich pH-5-Eucerin-Waschlotio (Beiersdorf, Hamburg, D) bei 60 Patienten überwiegend mit abheilenden Ekzemerkrankungen im Waschtest über 14 Tage zweimal täglich angewendet mit dem Ziel, die Eignung der Waschlotio während der Nachbehandlung ekzematöser Erkrankungen unterschiedlicher Genese [4] sowie bei anderen Dermatosen in postinflammatorischen Stadien zu überprüfen. Das nicht ausgewählte Patientenkollektiv bestand aus 45 Frauen und 15 Männern im Alter zwischen 18 und 79 Jahren. Von den 60 Freiwilligen wiesen 43 ein allergisches oder nicht-allergisches Kontaktekzem auf, 12 hatten eine Neurodermitis und 4 eine andere entzündliche Dermatose, in 3 Fällen bestand eine

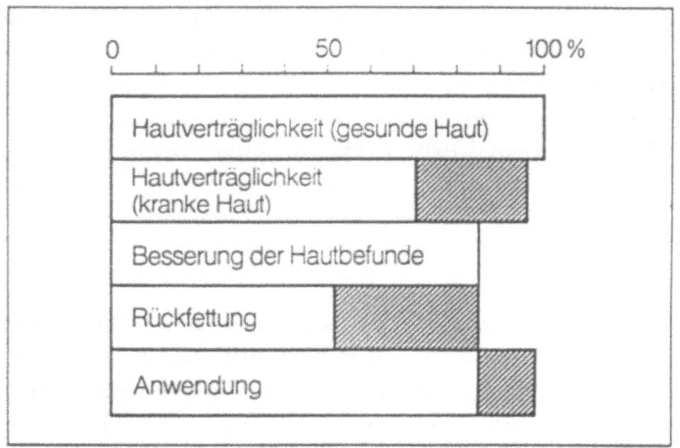

Abb. 1. Gesamtübersicht über die positiven Wirkungen und Eigenschaften von pH-5-Eucerin-Waschlotio. Die unschraffierten Flächen stellen die Gesamtheit sehr guter und guter Beurteilungen dar. Die schraffierten Flächen ergeben sich zusätzlich durch die Berücksichtigung befriedigender Urteile [4]

Tabelle 1. Patientenkollektiv. Übersicht über Hautbilder und Symptome

Hautveränderungen	Patienten (n)
Exogenes Ekzem	43
Endogenes Ekzem	12
Andere Dermatosen	4
Altershaut	1

Symptome	Nennungen
Schuppung	33
(Rest-)Erythem	29
Trockene Haut	26
Rissigkeit	15
Sprödigkeit	8
Lichenifikation	5
Juckreiz	4
Erosion	1
Rauhigkeit	1
Brennen	1

Schuppenflechte, in einem Fall eine empfindliche und irritierte Altershaut (Tabelle 1).

Gegenstand der Untersuchung war die rationelle Bewertung der Verträglichkeit des Waschkonzentrates bei mindestens zweimaliger täglicher Anwendung über 14 Tage an erkrankter und gesunder Haut, erforderlichenfalls in Verbindung mit einer Dermatotherapie oder ärztlichen Hautpflege unter Anwendung von Salben- oder Cremepräparaten, von Lotiones oder Gelen. Beurteilt wurden – mit Blick insbesondere auf die konstitutionell empfindliche und/oder ekzembedingt ausgetrocknete, schuppende, rissige Haut – die während der Behandlung mit pH-5-Eucerin®-Waschlotio eingetretenen Veränderungen der Hautoberfläche ebenso wie etwaige Unverträglichkeitserscheinungen und Patientenangaben zur Handhabung der Waschlotio in Verbindung mit gleichzeitig herangezogenen Externa.

Ergebnisse

Die Bewertung der Verträglichkeit des Waschkonzentrats erfolgte, gestützt auf statistische Prüfung von Signifikanzen im t-Test nach Student [6] und im U-Test (einseitig) nach Wilcoxon, Mann und Whitney [6], mit Blick auf die Art der Symptome (Tabelle 1), unter besonderer Beachtung der vom Ausprägungsgrad der Hautveränderungen abhängigen Effekte wie auch an gesunder Haut. Eine Übersicht über die Ergebnisse gibt Tabelle 2. In Fällen mit leicht oder mittelgradig erkrankter Haut resultiert in 66,6% eine gute oder sehr gute Verträglichkeit. Auch bei stark ausgeprägter Hautverände-

Tabelle 2. Urteile zur Verträglichkeit der Waschlotio

A. Verträglichkeit an erkrankter Haut in Abhängigkeit vom Ausprägungsgrad der Erkrankung: Gute bis zufriedenstellende Verträglichkeit in 6/7 Fällen selbst in stark erkrankten Arealen

Ausprägungs-grad Beurteilung[a]	Erkrankte Haut		
	leicht	mittelgradig	stark
sehr gut	8 (13,3%)	5 (8,3%)	–
gut	4 (6,7%)	23 (38,3%)	2 (3,3%)
befriedigend	–	13 (21,7%)	4 (6,7%)
unzureichend	–	–	1 (1,7%)

B. Verträglichkeit an gesunden Hautarealen bei gleichzeitig bestehenden Hauterkrankungen verschiedenen Ausprägungsgrades[b]

Beurteilung	Hauterkrankungsgrad		
	leicht	mittel	stark
sehr gut	9 (15%)	14 (23%)	2 (3,3%)
gut	3 (5%)	27 (45%)	5 (8%)

C. Unverträglichkeitsreaktionen in Abhängigkeit vom Grad der Hautveränderungen

Ausprägung Symptome	leicht	mittel	stark
Brennen	–	2 (3,3%)	3 (5,0%)
Schmerz	–	–	1 (1,7%)

[a] Hochsignifikante Unterschiedlichkeit
[b] Keine signifikante Abhängigkeit

rung wird eine gute bis zufriedenstellende Verträglichkeit verzeichnet. Ein in Fällen mit dyshidrotischem Ekzem bei Anwendung der Waschlotio passager aufgetretenes Brennen wird als „unzureichend" bezeichnet. Für das dyshidrotische Ekzem mit Rötung, Schuppung und Rißbildung ergibt sich eine gegenüber anderen Ekzemformen insgesamt weniger gute Verträglichkeit, doch ist dieser Unterschied nicht signifikant.

An gesunder Haut erscheint die Verträglichkeit der Waschlotio, bezogen auf den jeweiligen Ausprägungsgrad der korrespondierenden Dermatosen, hochsignifikant unterschiedlich bei stark ausgeprägten Hautbefunden. Zwischen dem Grad der Hauterkrankung und der Hautverträglichkeit der Waschlotio besteht eine deutliche Abhängigkeit. Keine entsprechende Abhängigkeit zeigt sich an gesunden Hautarealen.

Unverträglichkeitserscheinungen traten an kranker Haut in Form von Brennen zu Beginn der Anwendung der Waschlotio in deutlicher Abhängigkeit vom Grad der Hautveränderungen auf. Während an gesunder Haut in 42% eine sehr gute, in 58% eine gute Verträglichkeit angegeben wird, resultierte für die erkrankte Haut in 70% eine gute und sehr gute Beurteilung. Unter Berücksichtigung auch befriedigender Ergebnisse liegt die positive Bewertung bei insgesamt 95%.

Die *Beeinflussung der Hautbefunde* im Behandlungszeitraum wird in 51 Fällen als „positiv" und in 9 Fällen als „indifferent", in keinem einzigen Fall als „negativ" bezeichnet. Während 2 als „indifferent" bewertete Fälle, bei denen gleichzeitig eine Behandlung mit Steroidcreme bzw. mit Solutio Castellani farblos erfolgt war, von der weiteren Bewertung ausgeschlossen bleiben, wird in 29 von 33 Fällen mit Kontaktekzem eine Besserung der Hautbefunde festgestellt. Von 5 Fällen mit dyshidrotischem Ekzem weisen nur 2 eine Besserung auf, die übrigen 3 Fälle verhalten sich indifferent.

Ein *Rückfettungseffekt* wird von 51 der 60 Probanden festgestellt und in 31 Fällen (51%) mit „sehr gut" oder „gut" beurteilt, für exogene und endogene Ekzeme gleichermaßen. Neben der Waschlotio verwendeten 2 Patienten ein Dermatotherapeutikum und 33 Patienten (55%) ein Hautpflegemittel. In 25 Fällen (52%) erfolgte keine weitere Anwendung. Bemerkenswerterweise wurden in 6 von 7 mit „indifferent" beurteilten Fällen zusätzlich Hautpflegemittel angewendet, wogegen bei 24 von 51 positiv Beurteilten jede weitere Hautpflege unterblieb.

Bewertung und Diskussion

Am Beispiel einer klinischen Anwendungsstudie wird die Beurteilbarkeit eines seifenfreien Waschkonzentrats in Bezug auf seinen – hautschonenden – Reinigungseffekt und vor allem auf seine Verträglichkeit an Problemhaut, vornehmlich an konstitutionell empfindlicher und trockener Haut sowie bei Ekzemerkrankungen in Rekonvaleszenz, aufgezeigt. Nach einer zweiwöchigen Anwendung der pH-5-Eucerin®-Waschlotio mit durchschnittlich zweimaliger Applikation am Tag bei 60 zumeist an Ekzemen erkrankt gewesenen Patienten bewerten 59 (98%) die Waschlotio als angenehm, davon 51 (85%) mit gut oder sehr gut bezüglich der Verträglichkeit an gesunder und kranker Haut. Der Rückfettungseffekt im behandelten Hautareal wird ebenso herausgestellt wie eine die Ekzemheilung unterstützende Effizienz im Zuge der Waschlotio-Anwendung bei 51 von 60 Patienten überwiegend mit Kontaktekzem oder Neurodermitis. Das Ausbleiben einer Irritation oder Exacerbation auch an postekzematös veränderter Haut bestätigt frühere Berichte, wonach seifenfreie Waschkonzentrate bei der Ekzembehandlung gegenüber Seifen nur selten zu Irritationen führen [1, 2, 3]. Da den Syndet-Zubereitungen, anders als bei Seifen, eine Ca^{++}- und Mg^{++}-fällende Eigenschaft nicht innewohnt, verlaufen initial zuweilen auftretende Reizerscheinungen relativ milde. Bei unmittelbarer Einwirkung der Lotio auf eine von Rhagaden und Erosionen veränderte Hautregion können gelegentlich Sensationen in Form eines leichten Brennens und stechender Schmerzen passager auftreten, es kommt jedoch offenbar nicht zu Juckkrisen und/oder entzündlichen Reizeffekten [2, 4]. Die ganz überwiegend positive Aufnahme der Waschlotio vonseiten der Patienten, eine für die Compliance wichtige Größe, in 85% der Fälle, unterstreicht die insgesamt gute Wirksamkeit und Verträglichkeit der Syndet-Zubereitung. Mit ihrer schonenden, gleichwohl intensiven Reinigungswirkung und den Eigenschaften sozusagen einer zusätzlichen Hautpflege entspricht die – hier beispielhaft charakterisierte – Waschlotio den Anforderungen, die der Dermatologe an ein hautpflegendes und -schützendes Reinigungsmittel stellen muß.

Literatur

1. Braun-Falco O, Heilgemeir P (1981) Syndets zur Reinigung gesunder und erkrankter Haut. Ther der Gegenw 120:1028–1045
2. Braun-Falco O (1983) Dermatologische Indikationen und Vorteile der Syndets. Ärztl Kosmetol 12:354
3. Keining E (1959) Zur Frage der Reinigung gesunder und kranker Haut. Dermatol Wochenschr 140, 1245–1251
4. Klaschka F, Flasch CI, Weiland E (1985) Begleitende Behandlung von ekzematösen Erkrankungen mit pH-5-Eucerin®-Waschlotio. Ärztl Kosmetol 15:35–38
5. Koch ME, Kligman AM (1983) Klinisch-experimentelle Untersuchungen zur Charakteristik von Seifen und Syndets. Pharmazeut Ztg 128:963–968
6. Sachs L (1973) Angewandte Statistik – Planung und Auswertung. Methoden und Modelle. 4. Aufl der „Statistischen Auswertungsmethoden". Springer, Berlin Heidelberg New York
7. Schrader K (1990) Reinigungswirkung von Syndet-Zubereitungen: Methodische Grundlagen ihrer Erfassung. Braun-Falco O, Korting HC (Hrsg) Hautreinigung mit Syndets. Springer Berlin Heidelberg

Adjuvante Therapie mit Syndet-Zubereitungen bei atopischem Ekzem

W. Lechner

Einleitung

Entsprechend der allgemeinen dermatologischen Erfahrung führt häufiges Waschen zu einer Verschlechterung des atopischen Ekzems. Andererseits wird die Meinung vertreten, daß ein Waschverbot für Syndets nicht gilt. Es sollte untersucht werden, wie sich die Behandlung von sebamed flüssig Waschemulsion bei ekzematösen Krankheitsbildern auswirkt.[*]

Material und Methode

Probanden

Die Stichprobenuntersuchung setzte sich aus 60 Probanden zusammen. 30 Patienten (19 x atopisches Ekzem, 9 x allergisches Kontaktekzem, 1 x Exsikkationsekzematid, 1 x postskabiöses Ekzem) stand eine Kontrollgruppe von 30 hautgesunden Probanden gegenüber. Sämtliche Versuchspersonen waren weiblichen Geschlechts.

Meßgeräte

Die Messungen des pH-Wertes der Haut, des Oberflächenfettes sowie des Feuchtigkeitsgehaltes wurden mit Geräten der Firma Schwarzhaupt Medizintechnik GmbH, D-5000 Köln 30, durchgeführt: SMT-pH-90-Gerät, Sebumeter SM 410, Corneometer CM 420.

Das eingesetzte Syndet-Präparat (Sebamed flüssig, Sebapharma, Boppard, D) enthält nach Angaben der Herstellerfirma u. a. Aminosäure, Nicotinsäure, Nicotinsäureamid, Milchsäure, Vitamin B 6, Vitamin H Glycerinester essentieller ungesättigter Fettsäuren, ist alkalifrei mit einem pH-Wert von 5,5. Ein eigener Raum mit konstanter Raumtemperatur und Luftfeuchtig-

---

[*] Wesentliche Inhalte der vorliegenden Arbeit wurden bereits anderen Orts wiedergegeben: Auszugsweise aus: Faulhaber G., W. Lechner (1986) Der Einfluß von sebamed flüssig Waschemulsion auf die ekzematöse Haut. Ärztliche Kosmetologie 16: 47–54

O. Braun-Falco, H. C. Korting (Hrsg.)
Hautreinigung mit Syndets
© Springer-Verlag Berlin Heidelberg 1990

keit stand ganztägig zur Verfügung. Die Probanden unterlagen keiner psychischen oder physischen Belastung.

Prüfdesign

Für die Ekzempatienten wurden zwei Meßtage festgelegt. An jedem Meßtag wurden pH-Wert, Oberflächenfett, Feuchtigkeit der ekzematösen Haut im Distalbereich des rechten Unterarmes, im Distalbereich des linken Unterarms sowie der Haut des mittleren Stirnbereichs an möglichst wenig behaarten Arealen ermittelt. Die Messungen erfolgten zwischen 9 und 10 Uhr, wobei 24 Stunden vorher keine Externa und Kosmetika angewandt worden sind. Die beiden Meßtage lagen vor und nach einem 8–10tägigen Behandlungsintervall, wobei zusätzlich zur antiekzematösen Therapie am rechten Unterarm täglich zwischen 9 und 10 Uhr ein 10minütiges Armbad mit ca. 20 ml sebamed flüssig Waschemulsion auf 6 Liter Wasser bei einer Temperatur von 32 Grad Celsius durchgeführt wurde. Nach dem Behandlungsintervall wurden die Messungen zwischen 9.30 und 14.30 Uhr jeweils eine halbe Stunde vor dem Bad des Unterarmes, eine halbe Stunde, zwei Stunden und vier Stunden nach dem Bad des rechten Unterarmes durchgeführt.

Der klinische Verlauf wurde täglich bewertet. Kriterien für die klinische Beurteilung der Wirksamkeit des Unterarmbades rechts waren Rötung der Haut, Glanz, Lichenifikation, Schuppung, Exkoriation, Pruritus, subjektiver Eindruck des Patienten. Vergleichswerte der hautgesunden Kontrollgruppe wurden unter denselben Versuchsbedingungen wie auch unter derselben Versuchsanordnung erhoben.

Untersuchungsergebnisse

Erwähnt werden nur diejenigen Ergebnisse, die bei statistischen Prüfverfahren eine Signifikanz errechnen ließen.
1. Verglichen wurden pH-Wert, Oberflächenfett, Feuchtigkeitsgehalt der Haut der Unterarme sowie der Stirn von Ekzempatienten am 1. Meßtag mit den Werten der entsprechenden Areale der Kontrollpersonen:
   Zur Anwendung kam der U-Test nach Mann und Whitney. 3 Signifikanzen ($p < 0,05$) konnten gefunden werden: Der Feuchtigkeitsgehalt der Haut des linken Unterarmes und des rechten Unterarmes der Ekzempatienten war signifikant niedriger ($p < 0,05$ li., $p < 0,01$ re.) als der Feuchtigkeitsgehalt der Haut des linken Unterarmes bzw. des rechten Unterarmes der Kontrollpersonen. Die Menge des Oberflächenfettes der Stirn war bei den Ekzempatienten signifikant ($p < 0,001$) niedriger als bei den Kontrollpersonen.
2. Verglichen wurden pH-Wert, Oberflächenfett, Feuchtigkeitsgehalt der Haut der Unterarme sowie der Stirn, von Ekzempatienten am 1. Meßtag

mit den entsprechenden Werten nach 8–11tägiger Behandlung gemessen 1/2 Stunde vor halbseitiger Anwendung mit sebamed flüssig Waschemulsion:

Zur Anwendung kam der Wilcoxon-Text. 4 Signifikanzen (p<0,05) konnten gefunden werden: Die Messungen des Feuchtigkeitsgehaltes der Haut und der Menge des Oberflächenfettes beider Unterarme der Ekzempatienten vom 2. Meßtag 1/2 Stunde vor dem Unterarmbad rechts ergaben signifikant (p<0,05) höhere Werte als die entsprechenden Untersuchungen vom 1. Meßtag.

3. Verglichen wurden die am 2. Meßtag eine halbe Stunde vor, eine halbe Stunde nach, zwei Stunden nach, vier Stunden nach halbseitigem Unterarmbad erhobenen Daten der entsprechenden Unterarme und der Stirn der Ekzempatienten miteinander:

   Zur Anwendung kam der Wilcoxon-Test. 13 Signifikanzen (p<0,05) konnten gefunden werden. Folgende Signifikanzen sind von Bedeutung: Der Feuchtigkeitsgehalt der ekzematösen Haut des rechten Unterarmes war 1/2 Stunde nach Unterarmbad signifikant (p<0,001) höher als 1/2 Stunde vor dem Unterarmbad, 2 Stunden nach Unterarmbad signifikant (p<0,05) niedriger als 1/2 Stunde nach Unterarmbad, 4 Stunden nach Unterarmbad signifikant (p<0,05) niedriger als 1/2 Stunde vor Unterarmbad und 1/2 Stunde nach Unterarmbad. Die Menge des Oberflächenfettes der ekzematösen Haut des rechten Unterarmes war 4 Stunden nach Unterarmbad signifikant (p<0,05) geringer als 1/2 Stunde nach Unterarmbad.

   Der pH-Wert der ekzematösen Haut des re. Unterarmes war 1/2 Std. nach Unterarmbad signifikant (p<0,001) höher als 1/2 Std. vor dem Unterarmbad, 2 Std. nach Unterarmbad signifikant (p<0,01) höher als 1/2 Std. nach Unterarmbad, 4 Std. nach Unterarmbad signifikant (p<0,05) niedriger als 2 Std. nach Unterarmbad, 2 Std. nach Unterarmbad signifikant (p<0,001) höher als 1/2 Std. vor Unterarmbad, 4 Std. nach Unterarmbad signifikant (p<0,01) höher als 1/2 Std. vor Unterarmbad, 4 Std. nach Unterarmbad signifikant (p<0,001) niedriger als 1/2 Std. nach dem Unterarmbad.

4. Verglichen wurden sämtliche Werte der beiden Unterarme der Ekzempatienten miteinander:

   Zur Anwendung kam der U-Test nach Mann und Whitney: 3 Signifikanzen (p<0,05) konnten gefunden werden: 1/2 Std., 2 Std. und 4 Std. nach Unterarmbad war der pH-Wert der ekzematösen Haut des re. Unterarmes signifikant (p<0,001, p<0,01, p<0,05) höher als der pH-Wert der ekzematösen Haut des li. Unterarmes.

Diskussion

Wir konnten bei „Ekzematikern" im Gegensatz zu Finley et al. [2] einen reduzierten Wassergehalt (gemessen mit dem Corneometer CM 420) ohne gleichzeitige Verminderung des Oberflächenfettes feststellen. Wir vermuten, daß bei Ekzematikern durch gestörte Verhornung (Parakeratose) auch eine qualitative oder funktionelle Störung der epidermalen Lipide resultiert, wodurch die Abdunstung von Wasser begünstigt wird.

Nach Blank und Shappirio [1] können Wasser, Lösungsmittel, Seifen und Syndets die Natural Moisturizing Factors (NMF) teilweise aus der Hornschicht ausschwemmen und somit zu einem Austrocknungseffekt führen. Bei differenzierter Betrachtungsweise hingegen konnte Gloor et al. [3] nach 10 Minuten für Seifen einen Austrocknungseffekt nachweisen, während bei Syndets nach 10 Minuten der Ausgangswert der Hornschichtfeuchtigkeit wieder erreicht war. Während der Messungen eines Tages konnte mit dem Syndet eine geringfügige aber statistisch signifikante Austrocknung nachgewiesen werden. Im Seitenvergleich waren die Unterschiede jedoch nicht statistisch signifikant. Entsprechend verhielt sich die Menge des Hautoberflächenfettes.

Des weiteren ließ sich auch keine Abnahme des Hautoberflächenfettes erkennen, gemessen mit den Sebumeter SM 410: Die Messungen vor und nach dem 8–10tägigen Behandlungsintervall – jeweils vor dem Unterarmbad rechts – zeigten beidseits ein Ansteigen des Feuchtigkeitsgehaltes und eine Zunahme des Oberflächenfettes. Dieser Effekt erklärt sich wahrscheinlich durch die Lokaltherapie mit fettenden Externa. Bei den Tagesmessungen vor und nach dem Unterarmbad wurde im Seitenvergleich kein Unterschied bezüglich Feuchtigkeit und Oberflächenfett festgestellt.

Werden saure Valenzen, die den pH-Wert der Haut bedingen, durch Wasser oder waschaktive Substanzen entfernt, steigt der pH-Wert der Hautoberfläche [5]. Entsprechend verhielten sich die mit dem SMT-pH-90-Gerät erhobenen pH-Werte der Unterarme nach dem Unterarmbad. Ein überraschend hohes Ansteigen des pH-Wertes nach dem Unterarmbad erklärt sich durch die hohe Verdünnung der Syndets und den Eigen-pH des Wassers.

In Übereinstimmung mit Finley et al. [2] und Gloor et al. [4] korrelieren auch bei diesem Probandenkollektiv die Meßergebnisse nicht mit der klinischen Beurteilung. Bei 22 von 30 Patientinnen war ein günstiger Effekt durch das Baden mit einem Syndet festzustellen.

Literatur

1. Blank IH, Shappirio EB (1955) The water content of the stratum corneum. Effect of previous contact with aqueous solutions of soaps and detergents. J Invest Dermatol 25:391–401
2. Finley AY, Nicholls S, King CS, Marks R (1980) The dry non eczematous skin associated with atopic exzema. Brit J Dermatol 102:249–256
3. Gloor M, Hirsch G, Willebrandt U (1981) On the use of infrared spectroscopy for the in vivo measurement of the water content of the horny layer after application of dermatological ointments. Arch Dermatol Res 271:305–313
4. Gloor M, Heymann B, Stuhlert Th (1981) Infrared spectroscopic determination of the water content of the horny layer in healthy subjects and in persons suffering from atopic dermatitis. Arch Dermatol Res 271:429–436
5. Tronnier H (1985) Seifen und Syndets in der Hautpflege und -therapie. Ärztl Kosmetol 15:19–30

Die Anwendung von Syndets zur Hautreinigung im Neugeborenen- und Säuglingsalter

F. Braun, Dorothea Lachmann, H. Howanietz

Die Haut von Neugeborenen und Säuglingen zeigt im Vergleich zu der von Erwachsenen anatomische und funktionelle Besonderheiten. So ist die Verbindung von Dermis und Epidermis weniger fest, die Permeabilität des Stratum corneum erhöht und die Melaninproduktion vermindert. Post partum befinden sich 80 % der Haarfollikel im Ruhestadium und die Schweißsekretion beginnt erst 24 bis 48 Stunden nach der Geburt. Die Talgdrüsen zeigen nach der Geburt – bedingt durch die mütterlichen Hormone – eine verstärkte Sekretion, was auch als „miniature puberty of the newborn" bezeichnet wird, stellen aber dann bis zum Eintritt der Pubertät ihre Funktion ein [1]. Die Neugeborenen- und Säuglingshaut zeigt aber nicht nur anatomisch-funktionelle Besonderheiten, sondern es konnten auch physikalische und chemische Unterschiede zur Erwachsenenhaut festgestellt werden. So liegt der pH-Wert der Haut bei jungen Säuglingen im alkalischen Bereich [2] und enthält die oberflächliche Lipidschicht nur geringe Mengen an freien Fettsäuren [3].

Diesen Besonderheiten der Neugeborenen- und Säuglingshaut trägt die Industrie insofern Rechnung, als eine Vielzahl von Waschmitteln zur Säuglingspflege angeboten wird. In einer vorangegangenen Studie konnten wir zeigen, daß Syndets, die auf einen sauren pH-Wert eingestellt sind, im Vergleich zu einer herkömmlichen Seife den pH-Wert der Säuglingshaut nach dem Waschen weniger beeinflussen [4].

Ziel der vorliegenden Studie war bei Säuglingen den pH-Wert sowie den Fett- und Wassergehalt der Haut in festgesetzten Abständen nach dem Waschen zu messen, die Körperreinigung mit verschiedenen Waschmitteln – mit Syndets, alkalischer Seife und als Kontrolle mit gewöhnlichem Leitungswasser – durchzuführen, die Ergebnisse statistisch aufzuarbeiten und miteinander zu vergleichen.

Patienten und Methodik

Als Probanden wurden 40 Säuglinge im Alter von 2 Wochen bis 14 Monaten herangezogen, die keine Hauterkrankung aufweisen durften. Entsprechend der Fragestellung wurden 4 Gruppen gebildet:

O. Braun-Falco, H. C. Korting (Hrsg.)
Hautreinigung mit Syndets
© Springer-Verlag Berlin Heidelberg 1990

Gruppe 1 =   Kontrollgruppe. Waschvorgang ohne Waschmittel nur mit gewöhnlichem Leitungswasser (n = 10)
Gruppe 2 =   Verwendung von flüssigem Syndet als Waschmittel (n = 10)
Gruppe 3 =   Verwendung von festem Syndet als Waschmittel (n = 10)
Gruppe 4 =   Verwendung einer alkalischen Seife als Waschmittel (n = 10)

Als flüssiges Syndet wurde Baby Sebamed-Schaumbad (pH = 5,5), als festes Syndet Baby Sebamed-Compactstück (pH = 5,5) und als alkalische Seife Baby Lux-Seifenstück verwendet.

Die pH-Messungen erfolgten mittels einer Flach-Membranelektrode (B232C) und einer Kalomel-Bezugselektrode (K401) der Fa. Radiometer, Kopenhagen; als Meßgerät wurde ein pH-Meter derselben Erzeugerfirma verwendet.

Eichung und Kontrolleichung erfolgten vor und nach jeder Messung mit einem Phosphatpuffer pH 7,00. Während der Messung wurde exakt ein Abstand von 2 cm zwischen beiden Elektroden eingehalten. Der Endpunkt jeder Messung wurde festgesetzt, wenn der pH-Wert 30 Sekunden konstant blieb. Der Fettgehalt der Haut wurde mittels Sebumeter (Fa. Schwarzkopf, Köln), die Hautfeuchtigkeit mittels Corneometer (Fa. Schwarzkopf) bestimmt.

Folgende Hautareale wurden als Meßpunkte gewählt: Als Referenz für bedeckte Körperareale die Glutealgegend rechts über dem Trochanter major und die Stelle über dem Manubrium sterni; Handrücken und Wange rechts als Referenz für unbedeckte Körperareale.

Mittels Wilcoxon-Paardifferenzen-Test und Mann-Whitney-U-Test wurden die Ergebnisse statistisch überprüft. Entsprechend der Fragestellung wurden – getrennt für bedeckte und unbedeckte Körperareale – die Werte vor dem Waschen mit jenen nach dem Waschen und außerdem die einzelnen Gruppen miteinander verglichen.

Ergebnisse

Das Durchschnittsalter der Probanden (in Monaten) war in der Gruppe 1 3,5, in der Gruppe 2 6,6, in Gruppe 3 4,8 und in der Gruppe 4 4,7.

Die pH-Werte der Haut vor dem Waschen zeigten in den einzelnen Gruppen keinen signifikanten Unterschied und betrugen im Mittel 6,60. Nach dem Waschen hatten sich die pH-Werte der Hautoberfläche in allen Gruppen – sowohl bei bedeckten als auch bei unbedeckten Körperstellen – in den alkalischen Bereich verschoben. Die Differenzen der pH-Werte vor gegenüber nach dem Waschen waren aber nur bei Verwendung von alkalischer Seife (Gruppe 4) auch statistisch signifikant verändert; und zwar bei den bedeckten Körperstellen nur 10 Minuten nach dem Waschen, bei den unbedeckten Körperstellen 10 und 30 Minuten nach dem Waschen (Abb. 1a, b).

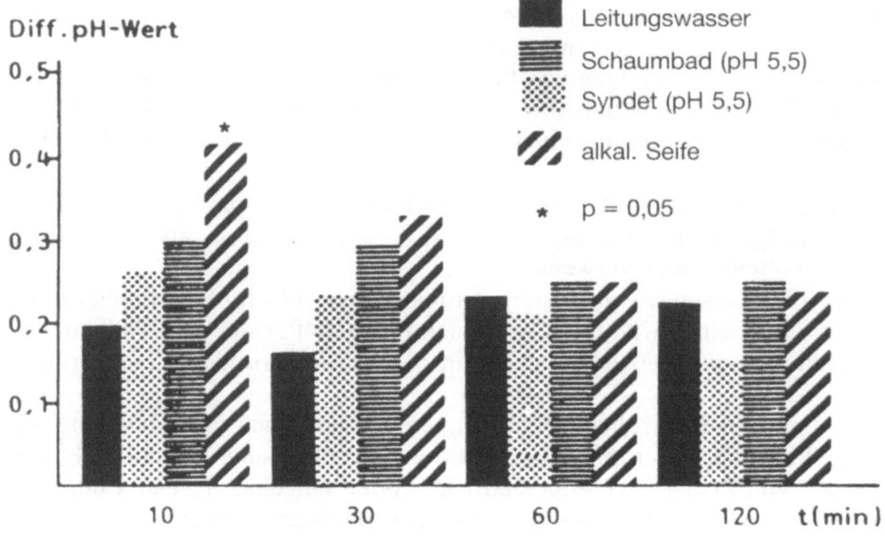

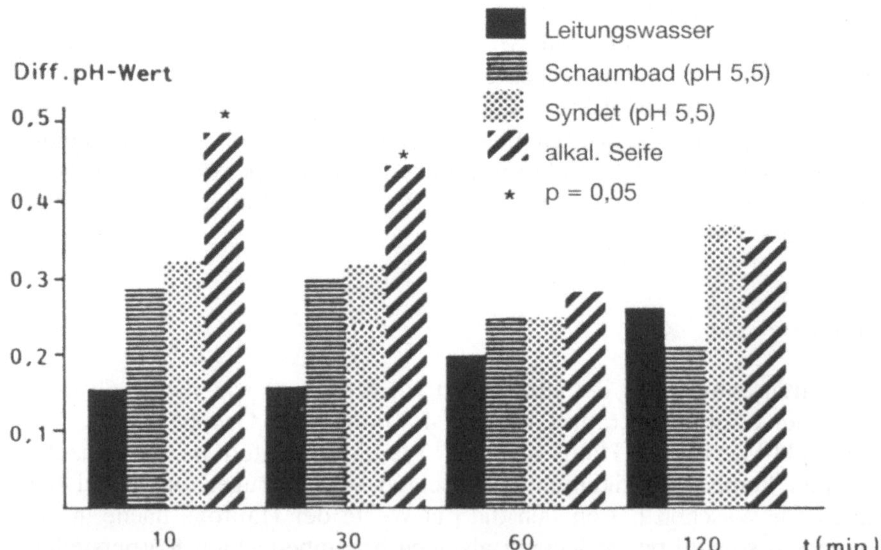

Abb. 1. Differenz zwischen den pH-Werten der Haut vor und nach 10, 30, 60 und 120 Minuten nach dem Waschen (ausgedrückt als Mittelwerte). Messungen: a) an bedeckten Körperstellen, b) an unbedeckten Körperstellen.
Gruppe 1 (Kontrollgruppe) = Waschung mit Leitungswasser
Gruppe 2 = Waschung mit flüssigem Syndet (Schaumbad)
Gruppe 3 = Waschung mit festem Syndet,
Gruppe 4 = Waschung mit alkalischer Seife.
* Differenz statistisch auf dem 5%-Niveau signifikant

Die Fette wurden bei jedem Waschvorgang mit statistischer Signifikanz aus den oberflächlichen Hautschichten herausgelöst. Bei den bedeckten Körperstellen zeigten die Gruppen 1, 2 und 3 10 Minuten nach dem Waschen ein ähnliches Verhalten. Im Gruppenvergleich war deshalb auch kein statistisch belegbarer Unterschied festzustellen. Der Fettverlust betrug zwischen 37 und 52%. In der Gruppe 4 dagegen betrug der Fettverlust 10 Minuten nach dem Waschen 93% und lag damit signifikant höher als bei den anderen Gruppen. 30 Minuten nach dem Waschen trat bei den Gruppen 1–3 keine wesentliche Änderung ein, dagegen war in der Gruppe 4 durch die Rückfettung der Haut der Fettverlust jetzt nur mehr 68%. 60 Minuten nach dem Waschen war in allen Gruppen der Rückfettungsvorgang nachweisbar, so daß 120 Minuten nach dem Waschen in den Gruppen 1 und 2 kein statistisch signifikanter Unterschied mehr im Vergleich zu den Fettwerten vor dem Waschen nachweisbar war, in den Gruppen 3 und 4 betrug die Differenz noch immer 36% (Abb. 2a).

Bei unbedeckten Körperstellen war der Fettverlust der Hautoberfläche 10 Minuten nach dem Waschen in den Gruppen 1 und 2 etwa gleich groß, 31% bzw. 36%; in der Gruppe 3 betrug er 62%, in der Gruppe 4 84%. Im Gruppenvergleich war daher ein signifikanter Unterschied der Gruppen 1 und 2 im Vergleich zu den Gruppen 3 und 4 feststellbar, wobei der Fettverlust in der Gruppe 4 signifikant mehr als bei allen anderen Gruppen betrug. 30 Minuten nach dem Waschen war in allen Gruppen der Rückfettungsvorgang nachweisbar, der Fettgehalt der Haut war deutlich gegenüber dem Vorwert angestiegen, so daß bereits 60 Minuten nach dem Waschen in den Gruppen 1 und 2 kein Unterschied mehr zum Fettgehalt vor dem Waschen bestand. In den Gruppen 3 und 4 dagegen war auch noch nach 120 Minuten der Fettgehalt um 32% bzw. 43% geringer als vor dem Waschen (Abb. 2b).

Der Feuchtigkeitsgehalt nahm an bedeckten Körperstellen in den Gruppen 1, 3 und 4 ab, in der Gruppe 2 blieb er unverändert, bzw. war sogar geringgradig höher als vor dem Waschen. Der Wasserverlust betrug maximal 4,6%. Die statistische Überprüfung der Ergebnisse ergab sowohl im Vergleich der Meßdaten gegenüber nach dem Waschen als auch im Gruppenvergleich keine Signifikanz. Bei unbedeckten Körperstellen war ein ähnliches Verhalten wie bei den bedeckten festzustellen: Abnahme des Wassergehaltes in den Gruppen 1 und 4 bis 120 Minuten nach dem Waschen, praktisch keine Veränderung bei den Gruppen 2 und 3 bis 30 Minuten nach dem Waschen, danach Werte, die einen höheren Feuchtigkeitsgehalt wie vor dem Waschen zeigten. Statistisch war keine der Veränderungen mit Signifikanz nachweisbar (Abb. 3a, b).

Zusammenfassung

Reines Leitungswasser kann als inertes Mittel zur Hautreinigung angenommen werden, dient aber auch als Lösungsmittel für chemische Waschmittel und wurde deswegen als Kontrolle gewählt. Flüssiges und festes Syndet

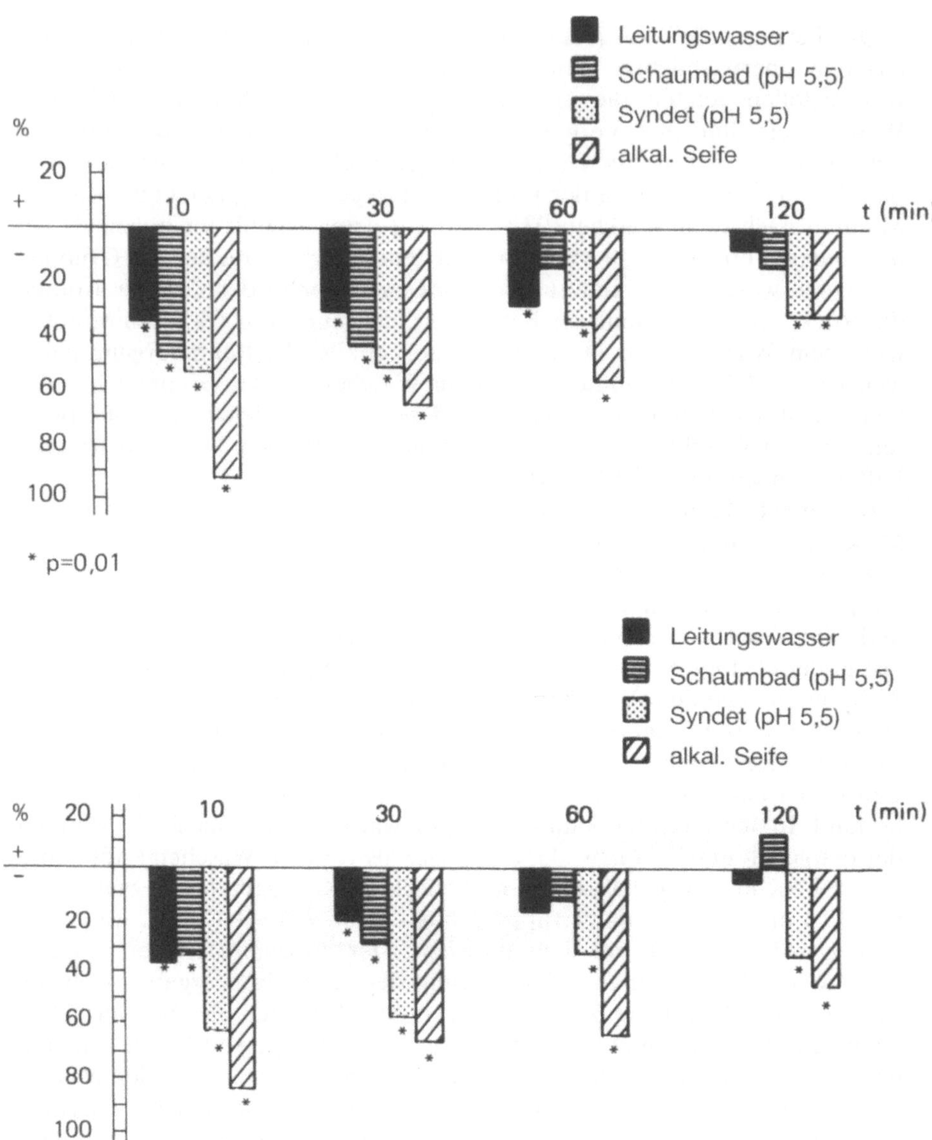

Abb. 2. Vergleiche zwischen dem Fettgehalt der Haut vor und 10, 30, 60 und 120 Minuten nach dem Waschen. Abnahme (–), Zunahme (+) nach dem Waschen in % des Fettgehaltes vor dem Waschen ausgedrückt. Messungen: a) an bedeckten Körperstellen, b) an unbedeckten Körperstellen.
Gruppe 1 (Kontrollgruppe) = Waschung mit Leitungswasser
Gruppe 2 = Waschung mit flüssigem Syndet (Schaumbad)
Gruppe 3 = Waschung mit festem Syndet
Gruppe 4 = Waschung mit alkalischer Seife
* Differenz statistisch auf dem 1%-Niveau signifikant

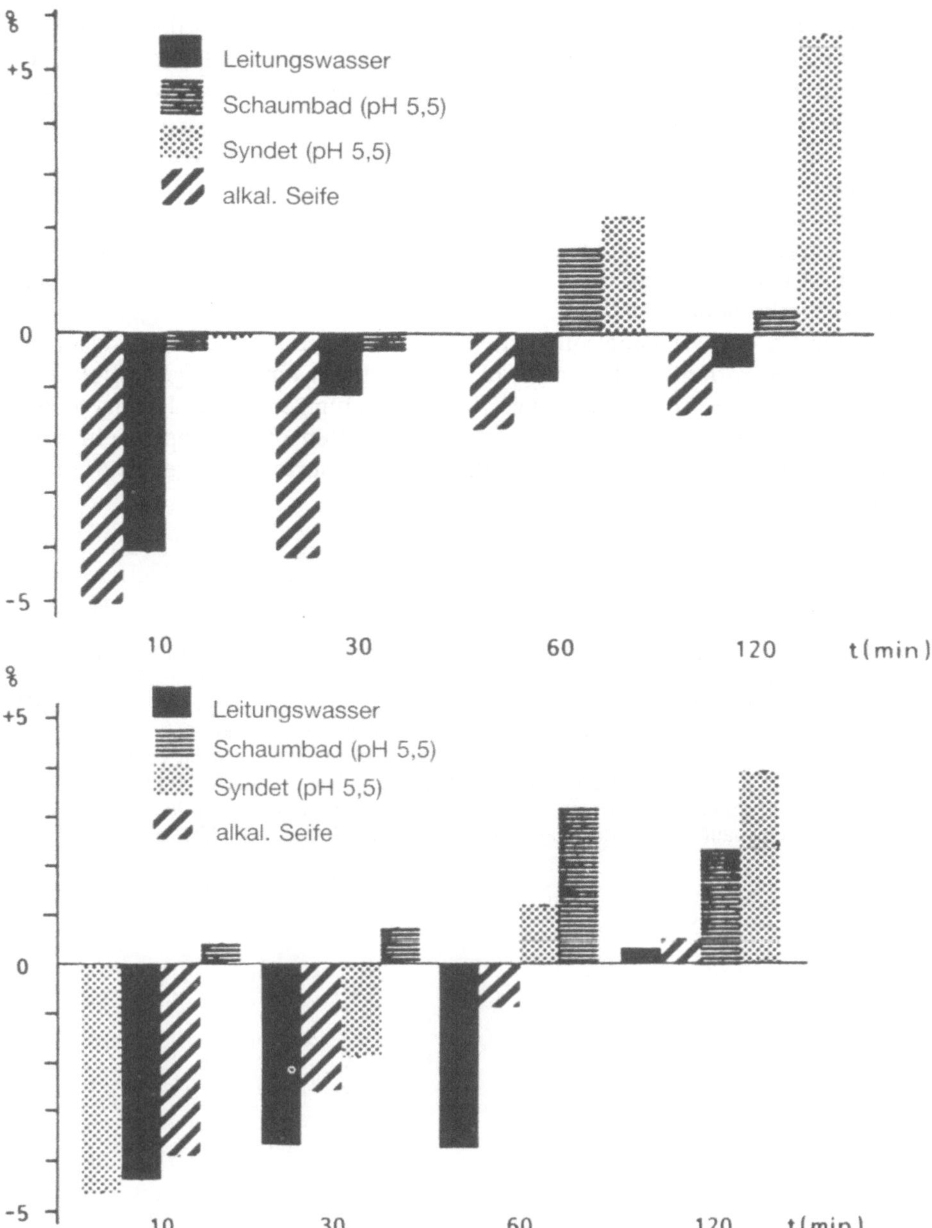

Abb. 3. Vergleich zwischen dem Feuchtigkeitsgehalt der Haut vor und 10, 30, 60 und 120 Minuten nach dem Waschen. Abnahme (–), Zunahme (+) nach dem Waschen in % des Feuchtigkeitsgehaltes vor dem Waschen ausgedrückt. Messungen an a) bedeckten Körperstellen, b) an unbedeckten Körperstellen.
Gruppe 1 (Kontrollgruppe) = Waschung mit Leitungswasser
Gruppe 2 = Waschung mit flüssigem Syndet (Schaumbad)
Gruppe 3 = Waschung mit festem Syndet
Gruppe 4 = Waschung mit alkalischer Seife

verändern, wie vorliegende Ergebnisse zeigen, den pH-Wert der Hautoberfläche nicht, während alkalische Seife den Säuremantel der Haut beeinflußt.

Hautfette werden bei jedem Waschvorgang, so auch bei Verwendung von reinem Leitungswasser, aus den oberflächlichen Hautschichten gelöst. Der Fettverlust der Haut bei Anwendung von flüssigem und festem Syndet war an den bedeckten Körperstellen gleich groß wie bei reinem Leitungswasser. An unbedeckten Körperstellen wurden bei Verwendung von festem Syndet mehr Fett als bei Verwendung von Leitungswasser und flüssigem Syndet aus der Haut gelöst. Die größte entfettende Wirkung (93 % bzw. 84 %) besitzt die alkalische Seife.

Bezüglich der Wirkung auf den Wassergehalt können keine gesicherten Aussagen getroffen werden, obwohl sich auch hier ein günstiger Effekt der Syndets zeigt. Bei den nachgewiesenen geringfügigen Veränderungen, die nach dem Waschvorgang aufgetreten sind, müßten pro Gruppe mehr Probanden untersucht werden, um statistisch gesicherte Aussagen treffen zu können.

Literatur

1. Solomon LM, Esterly NB (1970) Neonatal dermatology I. The newborn skin. J Pediatr 77:888–894
2. Pantlischko M, Wildhalm J, Zweymüller E (1966) Einfluß der Pflege auf das Haut-pH der gesunden reifen Neugeborenen. Wien Klin Wochenschr 78:665–669
3. Ramasastry P, Downing DT, Pochi PE, Strauss JS (1970) Chemical composition of human skin surface lipids from birth to puberty. J Invest Dermatol 54:139–144
4. Braun F, Lachmann D, Zweymüller E (1986) Der Einfluß eines synthetischen Detergenz (Syndet) auf das pH der Haut von Säuglingen. Hautarzt 37:329–334

*Unerwünschte Wirkungen von Syndets
bei der Reinigung gesunder und kranker Haut*

Allergologische Bewertung von Syndets zur Hautreinigung

J. Ring, R. Gollhausen

Einleitung

Detergentien sind in zahlreichen Stoffen enthalten, mit denen der moderne Mensch im Alltag in Berührung kommt (Tabelle 1). Die zur Hautreinigung eingesetzten Präparationen werden in internationalen Studien meist zu den „Kosmetika" gezählt [1, 9, 16, 17, 22, 28, 34]. In dem Risiko-Index von Kosmetika, wie er aus einer großen Studie der FDA sich ableitete, findet man Detergentien in allen Risikogruppen von „hoch" (Badezusätze) über „mittel" (Seife) bis zu „niedrig" (Shampoos) (Tabelle 2). Bereits hieraus läßt sich ableiten, daß allgemeine Schlußfolgerungen mit Vorsicht zu ziehen sind.

Tabelle 1. Detergentien: Vorkommen

Wasch-/Spülmittel
Seifen (fest, flüssig)
Shampoos
Badezusätze
sonstige Kosmetika, Arzneimittel

Nebenwirkungen von Detergentien können über unterschiedliche Routen (Ingestion, Inhalation, Injektion oder perkutan) zu entweder örtlichen (Schleimhaut oder Haut) oder systemischen Effekten führen.

Häufigkeit von Unverträglichkeitsreaktionen durch Detergentien

In einer Literaturauswahl ohne Anspruch auf Vollständigkeit (Tabelle 3) finden sich Häufigkeitszahlen von Unverträglichkeitsreaktionen nach Detergentienapplikation zwischen 0 und 12,6% [4–7, 29, 32].

In einer Auswahl aus sieben großangelegten Häufigkeitsstudien zur Kosmetika-Unverträglichkeit nach Nater und De Groot rangieren Seifen an

O. Braun-Falco, H. C. Korting (Hrsg.)
Hautreinigung mit Syndets
© Springer-Verlag Berlin Heidelberg 1990

Tabelle 2. Risikoprofil von verschiedenen Kosmetika nach einer Studie der FDA („Westat-Report 1975") [4]

		Kosmetik-Einheiten pro Unverträglichkeit
Depilatoria Antiperspirantien Haarsprays Haarfärbemittel Gesichtscremes Schaum-/Ölbäder	hoch	(<1000)
Make-up Lippenstifte Körperpuder Parfums Nagelkosmetika Seifen	mittel	(1000–4000)
Shampoos Dauerwellenpräparate Rasiermittel Zahnpasten Mundwässer Hand- u. Körper-Lotionen Fußpflegemittel Sonnenschutzmittel	niedrig	(>4000)

Tabelle 3. Unverträglichkeitsreaktionen von Syndets bzw. Seifen in verschiedenen Studien (kein Anspruch auf Vollständigkeit)

%	Gesamtzahl (Personen)	Autor	Jahr
12,6	589	FDA-Studie (6)	1975
12,0	626	Brit. Consumers Assoc. (7)	1979
9,5	698	US Dept. of Commerce (5)	1978
4,1	210	Romaguera et al. (32)	1983
3,7	8399	US Dept. of Commerce (6)	1975
0	96	Ngangu et al. (29)	1983

Tabelle 4. Die „Top 6" unter den Auslösern von Kosmetika-bedingten Unverträglichkeitsreaktionen (nach einer Auswahl aus sieben großangelegten internationalen Studien nach Nater und De Groot, 1985) [28]

1. Gesichtscreme
2. Antiperspirans/Deodorans
3. Augen-Make up
4. Nagelkosmetikum
5. Haarfärbemittel
6. Seife

sechster Stelle unter den häufigsten Auslösern von Unverträglichkeitsreaktionen unter den Kosmetika (Tabelle 4) [28].

Mechanismen der Detergens-Nebenwirkungen

Die häufigsten Unverträglichkeitsreaktionen nach Anwendung von Detergentien dürften auf irritativ-toxischer Basis entstehen. Dabei ist die Wirksubstanz der Auslöser. Im Einzelfall muß jedoch unterschieden werden, ob
– eine korrekte Anwendung
– eine falsche Anwendung oder
– ein Unfall
vorlag. Dementsprechend kann es zu ganz unterschiedlichen Bewertungen des Nebenwirkungsprofils einer Substanz kommen. Bei falscher Anwendung oder einem Unfall sind naturgemäß toxische Effekte zu erwarten [8, 11, 16, 17, 28].

Demgegenüber stehen allergische Reaktionen auf dem Boden einer immunologischen Sensibilisierung [31]. Derartige Reaktionen sind beschrieben. Sie sind meist gegen andere Inhaltsstoffe des Seifen- oder Syndet-Präparates gerichtet, wie Duftstoffe, Farbstoffe oder Metallsalze (Tabelle 5) [3, 14, 15, 21, 26, 33, 40, 41].

Tabelle 5. Nachgewiesene Kontaktallergien gegen Seifeninhaltsstoffe[*] (Auswahl)

Duftstoffe	Rothenborg and Hjorth (33)	(1968)
Kolophonium	Cooke and Kurwa (14)	(1972)
Quecksilber	Alomar et al. (3)	(1983)
Monosulfiram	Dick and Adams (15)	(1979)
Farbstoffe (DC yellow 11)	Jordan (21)	(1981)
Farbstoffe (DC yellow 11)	Weaver (41)	(1983)
Chromat	Mathias (26)	(1982)

[*] ohne Photo-Allergie

Echte immunologische Sensibilisierungen gegen die Detergens-Substanz selbst sind noch seltener: Einzelfälle sind jedoch beschrieben (Tabelle 6) [2, 10, 13, 23, 27, 35, 36, 37, 38].

Von besonderem Interesse sind in diesem Zusammenhang mögliche Kombinationswirkungen des irritativ-toxischen Prinzips eines Detergens, das eine Sensibilisierung gegen gleichzeitig applizierte Fremdstoffe erleichtern könnte. Derartige Hypothesen wurden wiederholt diskutiert [12]. So fand sich z. B. eine verstärkte Penetration von Chromat-Ionen in die Epidermis nach Applikation von Natriumlaurylsulfat [34]. Am Meerschweinchen fanden Vinson und Choman eine verstärkte Sensibilisierungsrate gegen Nickelsulfat, wenn gleichzeitig Natriumlaurylsulfat appliziert worden war [39].

Tabelle 6. Nachgewiesene Kontaktallergien gegen Detergentien

Triäthanolamin	Thyresson et al. [36]	(1956)
Miranol	Verbov [38]	(1969)
Na-Laurylethersulfat (+Verunreinigungen)	Alchangan [2]	(1976)
Na-Laurylsulfat Ethersulfat (+Verunreinigungen)	Magnusson and Gilie [23]	(1973)
Na-Laurylsulfat Ethersulfat (+Verunreinigungen)	Sylvest et al. [35]	(1975)
Alkylethoxysulfate (Sultone)	Conner et al. [13]	(1975)
Lauryldimethylaminoxid	Muston et al. [27]	(1977)
Cocobetain	Van Haute and	
	Dooms-Goossens [37]	(1983)

Kligman und Epstein beobachteten eine Verstärkung sowohl der Induktions- als auch der Auslösungsphase einer allergischen Kontaktdermatitis bei freiwilligen Probanden durch Natriumlaurylsulfat [22].

Demgegenüber fanden Malten und Mitarbeiter, die in verschiedenen Detergentien den Nickelgehalt bestimmten, bei Konzentrationen von 0,2–0,8 μM keine klinische Relevanz für Nickel-Allergiker aufgrund entsprechender Schwellentestungen [25].

Praktisches Vorgehen bei klinischem Verdacht auf Detergens-Allergie

Besteht bei einem Patienten der Verdacht auf eine allergische Reaktion gegen ein Detergens, ist eine sorgfältige allergologische Abklärung angezeigt.

Neben der ausführlichen Anamnese unter Einschluß der genauen Kenntnis der chemischen Struktur der auslösenden Substanzen (einschl. Hersteller, Produkt-Charge etc.), kommt Epikutantest-Verfahren die entscheidende Rolle zu. Diese können in unterschiedlicher Weise mit verschiedensten Modifikationen durchgeführt werden (Tabelle 7). Wichtig sind die

Tabelle 7. Modifikationen des Epikutantestes in der Allergie-Diagnostik von Unverträglichkeitsreaktionen durch Detergentien

Offen
Sofortablesung
Klassisch
Wiederholt
Photopatch
Mit Hornschichtabriß
Mit Detergens
(Beginn mit toxischer Konzentration, z. B. DNCB)
Dosis-Wirkungsbeziehung
(Testkonzentration, Titration)
(Gesamtprodukt, Einzelsubstanzen)
Testfläche
Kontakt-Allergie-Zeit (KAZ)
Testzeitpunkt
(vor, während, nach Exposition)

Tabelle 8. Möglichkeiten der allergologischen Beurteilung einer neuentwickelten Substanz in Theorie, Tierexperiment und Praxis

---

Theorie (Chemie, Toxikologie, „Allergo-Toxikologie")

In vitro-Studien (?)

Tierexperiment (z. B. Meerschweinchen, „Maximization" etc.)

Freiwillige Versuchspersonen
   (Hautgesund, Atopiker, Kontakt-Allergiker)
   (Epikutan-Test, Gebrauchsteste)

Klinische und epidemiologische Studien
   Herstellungspersonal (Labor, Verarbeitung, Umgang)
   Verbraucher
     – Monitoring prospektiv
     – Spontanmeldungen
       (normale, falsche Anwendung, Unfallsituation)

   Fallberichte

Abgrenzung von irritativ-toxischen Reaktionen durch Auswahl geeigneter Test-Konzentrationen und entsprechende Vergleichsuntersuchungen an geeigneten Kontroll-Kollektiven [18, 19].

Zur Beurteilung der Relevanz eventueller positiver Testreaktionen haben sich bei Kosmetika Provokationsteste auch bei Kontaktekzem bewährt, die unter dem Namen „provocative use test" (Provokations-Gebrauchstest) oder „repeated open application test" (ROAT), Eingang in die Literatur gefunden haben (Tabelle 8) [24].

Zum Allergie-Risiko neuer Detergentien

In der allergologischen Beurteilung einer neuentwickelten Substanz kommen neben theoretischen Überlegungen auf dem Boden der chemischen Strukturen vor allen Dingen tierexperimentelle Studien zum Einsatz (z. B. Meerschweinchenmodell etc.). Diese Untersuchungen werden ergänzt durch Befunde an freiwilligen Versuchspersonen mit Epikutantesten oder Gebrauchstesten. Ergänzt werden die Erfahrungen durch klinische und epidemiologische Studien nach Einführung des Produktes sowie durch Sammlung von Fallberichten eventueller Unverträglichkeitsreaktionen (Tabelle 8) [30, 31].

Wie schwierig im Einzelfall diese Beurteilung sein kann, wurde am Beispiel eines neuen Waschmittels in England mitgeteilt [20, 42]. Hier war nach Neueinführung eines Enzym-haltigen Waschmittels eine Häufung von „Unverträglichkeitsreaktionen der Haut" gemeldet worden. Aufgrund dieser Mitteilungen wurden 255 Personen im Großraum von London unter Einschluß von Hauttestverfahren nachuntersucht. Dabei waren sämtliche Prick- und Epikutanteste negativ. Lediglich einmal fand sich eine positive

Epikutantest-Reaktion auf Duftstoffmix und einmal auf Nickelsulfat. Im Gebrauchstest (unterschiedlich gewaschene T-Shirts wurden fünf Tage lang getragen) kam es zweimal nach Verum-, dreimal nach Placebo-Einsatz zu Unverträglichkeitsreaktionen. Die Autoren kamen zu der Schlußfolgerung, daß kein nachweislicher Zusammenhang zwischen den beobachteten Unverträglichkeitsreaktionen und dem neu eingesetzten Detergens erhärtet werden konnte [42].

Schlußfolgerungen

In der allergologischen Bewertung von Detergentien muß streng zwischen den verschiedenen Anwendungsarten und insbesondere den Umständen, unter denen es zu einer Unverträglichkeitsreaktion kam, unterschieden werden. Ein allergologisches „Screening" zur Vermeidung von potentiell sensibilisierenden Inhaltsstoffen ist wünschenswert und sollte unter Einsatz verschiedenster Modelle (auch in vitro-Untersuchungen) erweitert werden.

Zusammenfassung

Unverträglichkeitsreaktionen durch Syndets oder Seifen sind meist auf dem Boden von irritativen Mechanismen zu sehen. Echte allergische Reaktionen sind selten und häufig gegen Inhaltsstoffe wie Duftstoffe, Farbstoffe oder Metallsalze, die in den entsprechenden Präparaten enthalten sind, gerichtet. Kontaktallergien gegen reine Detergentien sind noch seltener, aber sie sind beschrieben worden. Zur Diagnostik einer Syndet-bedingten Unverträglichkeitsreaktion ist eine sorgfältige allergologische Untersuchung unter Einschluß von verschiedenen Epikutantestverfahren unumgänglich. Besondere Bedeutung kommt hierbei der Abgrenzung von irritativ-toxischen Reaktionen durch entsprechende Vergleichsuntersuchungen an geeigneten Kontroll-Kollektiven zu. Schwieriger ist die allergologische Beurteilung einer neuentwickelten Substanz im Hinblick auf ein eventuelles Sensibilisierungsrisiko. Hier sind neben theoretischen Überlegungen vor allen Dingen tierexperimentelle Modelle im Einsatz. Geeignete in vitro-Verfahren wären wünschenswert. Präklinische Untersuchungen an freiwilligen Versuchspersonen mit Epikutantesten und Gebrauchstesten sowie ein geeignetes Verbrauchs-Monitoring sind unumgänglich.

Literatur

1. Adam WE, Neumann K (1980) Konstitution und Eigenschaften von Tensiden. Fette, Seifen, Anstrichmittel 82:367–370
2. Alchangyan LV, (1976) Selisskii. Khim Promst (Moscow) 8:635
3. Alomar A, Camarasa IG, Barnadas M (1983) Addison's disease and contact dermatitis from mercury in a soap. Contact Dermatitis 9:76–79

4. Anonymous. Tabulation of Cosmetic Product Experience Report. (Jan. 1974–June 1975). Food & Drug Administration, Division of Cosmetic Technology, Washington DC, USA, 200 C'street SW

5. –. Cosmetic-related injuries: A MODS study of NEISS. July 1st 1977 to June 30th 1978. National Technical Information Service, US Department of Commerce, Springfield, 22161, USA

6. –. An investigation of Consumers perception of adverse reactions to cosmetics products. (PB-242 480) Westat Inc. Prepared for Food and Drug Administration. June 1975. National Technical Information US Department of Commerce, Springfield, 22161, USA

7. –. Reactions of the skin to cosmetic and toiletry products (1979). Consumers' Association, 14 Buckingham Street. London WC2

8. Baer RL, Rosenthal SA (1954) The germicidal action in human skin of soap containing tetramethylthiuram disulfide. J Invest Dermatol 23:193–211

9. Bartnik F, Künstler K (1986) Biological effects, toxicology and human safety. In: Falbe J (Hrsg) Surfactants in consumer products. Springer, Berlin Heidelberg New York, p 475–503

10. Blank IH (1956) Allergic hypersensitivity to an antiseptic soap. J Amer Med Ass 160:1225–1226

11. Borelli S, Manok M (1961) Ergebnisse von Untersuchungen bei Berufsanfängern im Friseurgewerbe. Dermatosen Beruf Umw 9:271–274

12. Calnan CD (1964) The climate of contact dermatitis. Acta Derm Venereol (Strockh) 44:33–43

13. Conner DS (1977) Identification of certain sultones as the sensitizers in an alkyl ethoxy sulfate. Fette, Seifen, Anstrichmittel 77:25–29

14. Cooke MA, Kurwa AR (1975) Colophony sensitivity. Contact Dermatitis 1:192–193

15. Dick DC, Adams RH (1979) Allergic contact dermatitis from monosulfiram (Tetmosol) soap. Contact Dermatitis 5:199–201

16. Estrin NF (ed) (1984) The cosmetic industry. Scientific and regulatory foundations. Marcel Dekker, New York

17. Fiedler HP, Umbach W (1986) Cosmetics and toiletries. In: Falbe J (Hrsg) Surfactants in consumer products. Springer, Berlin Heidelberg New York, p 352–397

18. Frosch PJ, Kligman AM (1979) The soap chamber test. A new method for assessing the irritancy of soaps. J Amer Acad Dermatol 1:35–41

19. Gollhausen R, Kligman AM (1985) Human assay for identifying substances which induce non-allergic contact urticaria: the NICU-test. Contact Dermatitis 13:98–106

20. Jensen ME (1970) Severe dermatitis and „biological" detergents. Brit Med J 1:299–304

21. Jordan WP Jr (1981) Contact dermatitis from D & C yellow 11 dye in a toilet bar soap. J Amer Acad Derm 4:613–615

22. Kligman AM, Epstein W (1975) Updating the maximization test for identifying contact allergens. Contact Dermatitis 1:231–239

23. Magnusson B, Gilie O (1973) Allergic contact dermatitis from a dishwashing liquid containing lauryl ether sulphate. Acta Derm Venereol (Stockh) 53:136–149

24. Maibach HI, Akerson JM, Marzulli FN, Wenninger J, Greif M, Hjorth N, Andersen KE, Wilkinson DS (1980) Test concentrations and vehicles for dermatological testing of cosmetic ingredients. Contact Dermatitis 6:369–379

25. Malten KE, Schutter K, von Senden KG, Spruit D (1969) Nickel sensitization and detergents. Acta Derm Venereol (Stockh) 49:10–13

26. Mathias CGT (1982) Pigmented cosmetic dermatitis from contact allergy to a toilet soap containing chromium. Contact Dermatitis 8:29–33

27. Muston HL, Boss JM, Summerly R (1977) Dermatitis from Ammonyx LO, constituent of surgical scrub. Contact Dermatitis 3:347–350

28. Nater JP, de Groot AC, Liem DH (eds) (1985) Unwanted effects of cosmetics and drugs used in dermatology. 2nd ed. Elsevier, Amsterdam

29. Ngangu Z, Samsoen M, Foussereau J (1983) Einige Aspekte zur Kosmetika-Allergie in Straßburg. Dermatosen Beruf Umw 31:126–130
30. Ring J, Fröhlich HH (1985) Wirkstoffe in der Dermatologie. 2. Aufl Springer, Berlin
31. Ring J (1988) Angewandte Allergologie, 2. Aufl. MMV-Vieweg, München
32. Romaguera C, Camarasa JMG, Alomar A, Grimalt F (1983) Patch tests with allergens related to cosmetics. Contact Dermatitis 9:167–170
33. Rothenborg HW, Hjorth N (1968) Allergy to perfumes from toilet soaps and detergents in patients with dermatitis. Arch Dermatol 97:417–421
34. Schwarz E (1962) Symp Dermatol 1:250
35. Sylvest B, Hjorth N, Magnusson B (1975) Lauryl ether sulphate dermatitis in Denmark. Contact Dermatitis 1:359–364
36. Thyresson N, Lodin A, Nilzen A (1956) Eczema of the hands due to triethanolamine in cosmetic hand lotions for housewives. Acta Derm Venereol (Stockh) 36:355–359
37. Van Haute N, Dooms-Goossens A (1983) Shampoo dermatitis due to cocobetaine and sodium lauryl ether sulphate. Contact Dermatitis 9:169–174
38. Verbov JL (1969) Contact dermatitis from Miranols. Trans St John's Hosp Derm Soc (Lond) 55:192–197
39. Vinson LJ, Choman BR (1960) J Soc Cosmet Chem 11:127
40. Walker AP, Ashforth GK, Davies RE, Newman EA, Ritz HL (1973) Some characteristics of the sensitizer in alkyl ethoxy sulphate. Acta Derm Venereol (Stockh) 43:141–144
41. Weaver JE (1983) Dose response relationships in delayed hypersensitivity to quinoline dyes. Contact Dermatitis 9:309–312
42. White IR, Lewis J, Alami AE (1985) Possible adverse reactions to an enzyme containing washing powder. Contact Dermatitis 13:175–180

Implikationen von Irritans-Tests mit Syndetbestandteilen

R. Gollhausen

Einleitung

Bei der Hautreinigung mit Syndets oder Seifen kommt es nur in Ausnahmefällen zum Auftreten einer Kontaktallergie [62]. Entscheidender und relativ häufig im alltäglichen Gebrauch ist die mit der beabsichtigten Reinigungswirkung der Detergentien eng zusammenhängende Nebenwirkung der Hautirritation [10, 19, 54–56, 61, 68]. Während es sich aber bei der Abklärung einer eventuellen Kontaktallergie eines Patienten grundsätzlich eher um eine qualitative Fragestellung handelt – entweder der Patient ist auf ein Tensid wie Lanolinalkohole allergisch oder eben nicht –, ist die Frage nach einer irritativen Hautschädigung eher quantitativer Art – wieviel Reinigung verträgt die Haut des Patienten? – (Tabelle 1) [12, 21, 51, 58].

Tabelle 1. Prinzipieller Vergleich von Kontaktallergie und Hautirritation

Kontaktallergie	Hautirritation
z. B. durch Lanolinalkohole	z. B. durch Natronlauge
– Sensibilisierungsphase nötig	– bei Erstkontakt möglich
– i. d. R. nur in Ausnahmefällen	– prinzipiell bei jeder Person möglich
– „qualitative Fragestellung"	– „quantitative Fragestellung"
– Diagnostik über Epikutantest	– Diagnostik?
– einheitliche Pathogenese	– unterschiedliche Pathogenese

Instrumente der Allergiediagnostik, d. h. v. a. der Epikutantest zur Abklärung einer Kontaktallergie bzw. Tests wie der Maximisationstest zur Abklärung des Sensibilisierungspotentials sind weitaus besser etabliert als Verfahren zur Toxizitätsprüfung [33, 50]. Trotz intensiver Bemühungen gibt es bisher in der Dermatologie kein sicheres, allgemein gebräuchliches Meßverfahren zur Erkennung empfindlicher Haut, das vergleichbar wäre z. B. der Lungenfunktionsprüfung der Pulmonologen [5, 18, 51].

Dieses Manko läßt sich dadurch erklären, daß die Hautfunktion durch sehr unterschiedliche, bisher nur unscharf definierte Parameter bestimmt wird (Tabelle 2) [3, 7, 17, 18, 63, 65]. Allein beim Begriff „trockene Haut" sind viele und teilweise unbekannte Meßgrößen enthalten – neben dem

O. Braun-Falco, H. C. Korting (Hrsg.)
Hautreinigung mit Syndets
© Springer-Verlag Berlin Heidelberg 1990

Tabelle 2. Parameter bei Irritations-Tests (Auswahl)

- klinisches Bild (Erythem, Schuppung, Fissuren etc.)
- Empfindungen (Schmerz, Juckreiz, Spannungsgefühl)
- Durchblutung
- pH-Wert
- Alkali-Neutralisationszeit und -Resistenz
- Rauhigkeit
- Hautelastizität
- Oberflächenbild
- oberflächlicher Fettgehalt
- oberflächlicher Wassergehalt
- Wasserverlust
- Wärmeverlust
- elektrische Leitfähigkeit

Merkmal des Fettgehaltes sind dabei auch noch Wassergehalt, Rauhigkeit, subklinische Entzündungszeichen u. v. m. subsumiert [39, 52, 57, 67].

Es ist aus dem Gesagten selbstverständlich, daß auch bei der Testung von Syndetbestandteilen eine Vielzahl von Einflußgrößen zu berücksichtigen ist, auf die nur auszugsweise eingegangen werden kann (Tabelle 3) [25, 51].

Hauttyp

Grundlage jeder Hautpflege und -therapie ist die Vereinbarkeit vom Hauttyp mit dem äußeren Agens. Während bei Patienten mit Seborrhoe eine entfettende Wirkung gewünscht wird, ist diese beim Sebostatiker kon-

Tabelle 3. Einflußgrößen bei Irritationstestung

- Hauttyp
- Alter, Geschlecht, Rasse
- chronobiologische Rhythmen
- Medikamente, Krankheiten
- vegetative Verfassung
- Menge, Konzentration
- Zeitdauer, Anwendungshäufigkeit
- Temperatur
- mechanische Faktoren
- Okklusion
- unsichtbare Vorschädigung der Haut
- Größe der exponierten Oberfläche
- Hautregion
- Penetrationsfähigkeit
- pH-Wert
- relative Feuchtigkeit, Klima
- Status eczematicus
- Trägerstoff
- Begleitsubstanzen

---

traindiziert. In diesem Zusammenhang wird öfter behauptet, daß Alkaliseifen von Personen mit trockener Haut bevorzugt würden, umgekehrt Syndets von Seborrhoikern [58, 68]. Dementsprechend muß schon bei der prospektiven Syndettestung darauf geachtet werden, für welchen Hauttyp das Produkt gedacht ist; dementsprechende Versuchsgruppen müssen definiert und selektiert werden. Da Irritantien in der Regel nur auf die untere Toxizitätsgrenze hin getestet werden, ist es empfehlenswert, in Vorstudien mit einem vergleichbaren Irritans Probanden mit empfindlicher Haut auszuwählen. Dadurch kann auch die starke Schwankungsbreite von Irritanstestungen etwas eingeschränkt werden [21–23, 35, 45, 60].

Probandenauswahl

Bei der Auswahl der Probanden sind Alter, Geschlecht, Rasse, Medikamente, Krankheiten, vegetative Verfassung, chronobiologische Rhythmen etc. zu beachten. Die akute Irritabilität der Haut erscheint beim älteren Menschen gegenüber einigen Irritantien deutlich geringer. Die trotzdem beim älteren Menschen vorhandene und klinisch bekannte stärkere Anfälligkeit z. B. für Exsikkationsekzeme ist vermutlich auf eine Einschränkung der Regenerationsmechanismen zurückzuführen [4, 5, 13, 27, 29, 36, 44, 45, 51, 52, 64].

Soweit als möglich ist zur weiteren Absenkung der Schwankungsbreite und für eine bessere Vergleichbarkeit eine intraindividuelle Testung durchzuführen. Allerdings ist auch hier die Irritanstestung variabler als die Allergentestung. In Bestätigung der Ergebnisse von Dahl und Mitarbeitern stellten wir in eigenen, bisher unpublizierten Untersuchungen eine sehr viel größere Schwankungsbreite gegenüber Irritantien (nicht nur Natriumlaurylsulfat) als gegenüber Allergenen fest, obwohl es auch bei diesen zu unterschiedlichen Hautreaktionen bei demselben Individuum kommen kann [14, 33, 40].

Testart

Von entscheidender Bedeutung bei der Testung sind Menge, Konzentration, Zeitdauer der Anwendung und Anwendungshäufigkeit der Testsubstanz. Hier werden auch im alltäglichen Anwendungsbereich Fehler gemacht: eine zu große Menge oder Konzentration des Reinigungsmittels, eine zu lange Waschdauer bzw. zu hohe Waschtemperatur führen auch bei milden Mitteln, die letztgenannten Faktoren sogar bei alleiniger Anwendung von Wasser, zu Hautirritation. Hochwirksame Syndets mit starker Reinigungskraft, die oft auch ein entsprechend höheres Irritationspotential besitzen, müssen sparsamer dosiert werden als Seifen. Die Abwägung dieser Punkte ist von entscheidender Bedeutung bei der Syndettestung wie -anwendung, wie in der Literatur bei der Diskussion des Duhring-Kammer-

Testes erörtert wurde [9–11, 21, 38, 41, 60]. Weitere wichtige Irritationsfaktoren sind mechanische Belastungen beim Waschvorgang wie Reibung, Druck oder Scherkraft, die Abwaschbarkeit des Präparates und die bei den Kammerntesten betonte Okklusion, die über eine Schwellung des Stratum corneum eine enorme Verstärkung des irritativen Potentials mit sich bringt [24, 30, 51, 61]. Die Größe der Testfelder hat Einfluß auf das Testergebnis. Bei zu kleinem Testareal kann die irritative Wirkung verringert sein [18, 51].

Kumulative Schädigung

Unsichtbare Hautvorschädigungen können einen entscheidenden Einfluß auf die Testresultate haben [12, 51]. Da es im Alltagsleben häufig zu subklinischen Beschädigungen des Integuments kommen kann und auch manifest erkrankte Haut gereinigt werden muß, sollte bei der Syndet-Testung nicht nur klinisch intakte, sondern auch standardisiert geschädigte Haut getestet werden [19, 20, 41].

Überaus wichtig ist die wiederholte Anwendung der Testsubstanz. Dadurch soll die Pathogenese des traumiterativen Ekzems wenigstens ansatzweise imitiert werden. Anfangs unsichtbare Schädigungen und eingeschränktes Regenerationsvermögen werden bei Testiteration manifest, auch die Abwaschbarkeit des Syndets wird u. U. verändert. Bei durch Austrocknung vergröbertem Hautoberflächenrelief wird einerseits der Schmutz, andererseits aber auch das Reinigungsmittel leichter abgelagert und ist schwerer zu entfernen [21, 22, 49, 52].

Anatomische Region

Die verschiedenen Hautregionen unterscheiden sich sehr in ihrem Ansprechen gegenüber Irritantien, nicht nur in Bezug auf unterschiedliche Penetrationsraten. So ist es eine bekannte klinische Tatsache, daß am Kapillitium höhere Kortison- oder Cignolinkonzentrationen vertragen werden als in der Axilla, obwohl z. B. Hydrocortison durch die Haut am Kapillitium und in der Axilla fast im gleichen Verhältnis penetriert [16, 24]. Das Penetrationsverhalten einer Substanz reicht also nicht aus zur Bestimmung ihres Irritationspotentials [51, 59].

pH-Wert

Es liegen Studien vor, die einen wesentlichen Einfluß des pH-Wertes bei Reinigungsmitteln postulieren. Dazu muß gesagt werden, daß die dabei vorgelegten Ergebnisse nicht eindeutig diese Schlußfolgerung unterstützen und bisher – abgesehen von extremen pH-Werten – ein herausragender

Einfluß des pH-Wertes auf das Irritationspotential einer Substanz nicht sicher herausgearbeitet ist [8, 26, 37, 43, 53–56, 61, 64, 66, 68, 70, 72].

Jahreszeit

Im Winter kommt es vermutlich über verstärkte Austrocknung der Haut bei geringer relativer Luftfeuchtigkeit zu stärkerer Irritation. Eine im Sommer als harmlos eingestufte Substanz kann sich deshalb im Winter als stärker irritativ erweisen. UV-Licht wirkt nicht nur über die Induktion einer „Lichtschwiele" protektiv gegenüber Irritantien [1, 15, 28, 29, 31, 32, 46].

Status eczematicus

Ein „Status eczematicus", d. h. ein Zustand unspezifisch erhöhter Hautreagibilität am gesamten Integument, kann gerade bei der wiederholten Testung von Freiwilligen entstehen, auch wenn an der alten Teststelle keine sichtbare Hautirritation mehr besteht. Ein geradezu klassisches Beispiel dazu schildert Calnan: von Hamm und Mallette fanden bei Testung mit Mitarbeitern aus ihrem Institut, die relativ häufig an Tests teilnahmen, ausgeprägte irritative und leichte sensibilisierende Eigenschaften zweier Prüfpräparate, die bei erneuter Testung an Studenten, die das erste Mal an einer Prüfstudie partizipierten, sich als völlig harmlos herausstellten [12].

Vehikel

Von entscheidender Bedeutung ist die Trägersubstanz des Testmaterials. Zumindest bei Seifen und Syndets kommt es bei Verwendung von Wasser als Vehikel zu ausgeprägteren Hautirritationen als bei Verwendung von Vaseline. Selbstverständlich müssen nicht nur die Einzelsubstanzen, sondern auch das letztlich zur Anwendung kommende Gemisch getestet werden, da es zu vielfältigen Wechselwirkungen der Einzelstoffe kommen kann [51, 58, 61].

in vitro-, Tier- oder Humanversuch?

Bei den zahlreichen Implikationen von Irritanstestungen am Menschen stellt sich die Frage nach in-vitro- und Tierversuchen (Tabelle 4) [3, 38, 63]. Diese sind jedoch nur zur orientierenden Testung geeignet und werden überbeansprucht, wenn mit ihrer Hilfe eine genauere Differenzierung versucht wird. Auch bei diesen Testen, v. a. im Draize-Test, findet sich eine große Streuung der Ergebnisse, die eine statistisch signifikante Unterscheidung

Tabelle 4. Irritationstest bei Tensiden (Auswahl)

a) *in vitro*
- Zein-Test
- Fermenthemmung mit Saccharase
- Hämolyse-Test
- Freigesetzte Sulfhydryl-Gruppen
- Quellungsverhalten von isolierter Schweineepidermis

b) *Tierversuch*
- Draize-Test
- Intrakutantest
- wiederholte offene Applikation
- Kammertest
- Waschmaschine nach Vermeer

c) *Humanversuch*
- einfacher Kammer-Test
- Tensid-Test nach Frosch und Kligman
- Skarifikationskammertest
- Wundheilungstest nach Ameisensäureapplikation
- Waschtest (Ellenbeuge, Gesicht)

nur bei ausgeprägten Unterschieden erlaubt [38]. Adam und Neumann weisen expressis verbis darauf hin: „Nach dem üblichen Draize-Test sind Unterschiede zwischen Fettalkoholsulfaten mit verschiedenen Kationen und Ethersulfaten hinsichtlich Schleimhautreizung nicht zu erarbeiten. Es ergibt sich daraus, daß die vielen Feststellungen von Produktüberlegenheiten, die sich in so manchen Merkblättern finden, wissenschaftlich nicht haltbar sind." [2].

Zur anwenderorientierten Irritabilitätsunterscheidung bleibt also nur die Testung am Menschen unter Berücksichtigung der oben angeführten Einflußgrößen (Tabelle 4) [3, 19–22, 41, 60]. Zweckmäßigerweise sollten mehrere Verfahren kombiniert werden, und das Irritationspotential sollte in Verhältnis zum Reinigungspotential gesetzt werden. Die Prüfung der Waschwirkung am Menschen ist jedoch ebenfalls schwierig zu standardisieren, da auch hier zahlreiche individuelle Faktoren, die teilweise bei der Irritantientestung angesprochen wurden, Einfluß nehmen (Tabelle 5) [10, 63, 66]. Die Zielgruppe, d.h. der jeweilige Hauttyp, ist zu nennen.

Tabelle 5. Prüfung der Waschwirkung bei Tensiden (Auswahl)

- Standardwäsche von Wolläppchen
- Bestimmung der Entfettung von Wollgarn
- Entfettungsversuch nach Würbach
- Waschversuch nach Tronnier
- Hautwaschmaschine nach Greiter

Nichtinvasive Techniken

Mit modernen Instrumenten wie dem Evaporimeter, Laserdoppelflowmeter etc. ist inzwischen eine nachprüfbare, meßtechnische Differenzierung einzelner unterschiedlicher Hautempfindlichkeitsparameter möglich geworden. Insbesondere ist eine Erkennung initialer, klinisch kaum wahrnehmbarer Hautirritationen möglich, die wahrscheinlich von zentraler Bedeutung bei der Syndettestung, v. a. aber auch bei der Abklärung und Diagnostik des kumulativ-toxischen Ekzems ist. Inzwischen gelingt die meßtechnische Unterscheidung von Personen mit atopischem Ekzem vor und nach Therapie bzw. von hautempfindlichen Atopikern und hautunempfindlichen Probanden. Jedoch kommt es auch bei diesen Techniken teilweise zu stark streuenden und inkongruenten Ergebnissen. Beispielsweise bewirkt das Tensid Benzalkoniumchlorid trotz sichtbarer Hautirritation keine wesentliche, meßbare Änderung des transepidermalen Wasserverlustes [6, 7, 25, 28, 29, 32, 34, 36, 37, 43–45, 48, 49, 64, 69–73].

Schlußfolgerung

Eine weitere Ausarbeitung neuer Testmethoden unter kritischer Einbeziehung und Berücksichtigung aller möglichen Implikationen bei Syndettestung ist also nötig.

Literatur

1. Abe T, Mayuzumi J, Kikuchi N, Arai S (1980) Seasonal variations in skin temperature, skin pH, evaporative water loss and skin surface lipid values on human skin. Chem Pharm Bull 28:387–392
2. Adam WE, Neumann K (1980) Konstitution und Eigenschaften von Tensiden. Fette, Seifen, Anstrichmittel 82:367–370
3. Bartnik F, Künstler K (1986) Biological effects, toxicology and human safety. In: Falbe J (Hrsg): Surfactants in consumer products. Springer, Berlin Heidelberg New York, 475–503
4. Berardesca E, Maibach HI (1988) Racial differences in sodium lauryl sulphate induced cutaneous irritation: black and white. Contact Derm 18:65–70
5. Björnberg A (1968) Skin reactions to primary irritants in patients with hand eczema. Isacsons, Göteborg
6. Blanken R, van der Valk PGM, Nater JP (1986) Laser doppler flowmetry in the investigation of irritant compounds of the human skin. Dermatosen 34:5–9
7. Blichmann CW, Serup J (1988) Assessment of skin moisture. Measurement of electrical conductance, capacitance and transepidermal water loss. Acta Derm Venereol 68:284–290
8. Braun F, Lachmann D, Zweymüller E (1986) Der Einfluß eines synthetischen Detergens (Syndet) auf das pH der Haut von Säuglingen. Hautarzt 37:329–334
9. Braun-Falco O (1984) Leserzuschrift. Tests am Menschen. Ärztl Kosmetol 14:153–156
10. Braun-Falco O (1988) Hautreinigung bei atopischem Ekzem (Neurodermitis diffusa, endogenes Ekzem). Ärztl Kosmetol 18:276–278

11. Braun-Falco O, Heilgemeier GP (1981) Syndets zur Reinigung gesunder und erkrankter Haut. Ther Gegenw 120:1028–1045
12. Calnan CD (1964) The climate of contact dermatitis. Acta Derm Venereol 44:33–43
13. Coenraads PJ, Bleumink E, Nater JP (1975) Susceptibility to primary irritants. Age dependence and relation to contact allergic reactions. Contact Derm 1:377–381
14. Dahl MV, Pass F, Trancik RJ (1984) Sodium lauryl sulfate irritant patch tests. II. Variations of test responses among subjects and comparison to variation of allergic responses elicited by Toxicodendron extract. J Am Acad Dermatol 11:474–477
15. Enders F, Gollhausen R, Kligman AM, Przybilla B (1988) Jahreszeitliche Einflüsse auf die Hautreaktivität. Zbl Haut 154:631
16. Feldmann RJ, Maibach HI (1967) Regional variation in percutaneous penetration of 14-C-cortisol in man. J Invest Dermatol 48:181–186
17. Fiedler HP, Umbach W (1986) Cosmetics and toiletries. In: Falbe J (Hrsg) Surfactants in consumer products. Springer, Berlin Heidelberg New York, 352–397
18. Frosch PJ (1981) Die empfindliche Haut. Methoden zur Erkennung der Risikofaktoren für Hautreizungen durch chemische Irritantien. Habilitationsschrift. Hautklinik der Westfälischen Wilhelms-Universität Münster
19. Frosch PJ, Kligman AM (1982) Recognition of chemically vulnerable and delicate skin. Chapter 36 in: Frost P, Horwitz SN (Eds): Principles of cosmetics for the dermatologist. C V Mosby Company, St. Louis Toronto London
20. Frosch PJ (1982) Irritancy of soaps and detergent bars. Chapter 1 in: Frost P, Horwitz SN (Eds) Principles of cosmetics for the dermatologist. C V Mosby Company, St. Louis Toronto London, 5–12
21. Frosch PJ (1983) Tests am Menschen. Testmodelle für Hautirritation am Menschen. Ärztl Kosmetol 13:397–406
22. Frosch PJ, Kligman AM (1979) The soap chamber test. A new method for assessing the irritancy of soaps. J Am Acad Dermatol 1:35–41
23. Frosch PJ, Kligman AM (1977) A method for appraising the stinging capacity of topically applied substances. J Soc Cosmet Chem 28:197–209
24. Gloor M (1982) Pharmakologie dermatologischer Externa. Springer, Berlin Heidelberg New York
25. Gloor M, Wagner L (1985) Nichtimmunologische Funktionsstörungen der Haut beim Neurodermitiker. Zbl Haut 150:505–509
26. Gloor M, Scheer T (1989) In-vivo-Regulation der Hornschichtfeuchtigkeit. Ärztl Kosmetol 19:31–40
27. Goh GL, Chia SE (1988) Skin irritability to sodium lauryl sulphate – as measured by skin water loss – by sex and race. Clin Exper Dermatol 13:16–19
28. Gollhausen R, Göttsberger K, Winter H, Przybilla B, Ring J (1988) The cutaneous blood flow as a new marker of skin sensitivity to UV-B. Evaluation in patients with atopic eczema and in controls. J Invest Dermatol 91:385
29. Gollhausen R, Klutke U, Przybilla B, Ring J (1989) The cutaneous blood flow slope (CBFS) as a marker of skin sensitivity to UV-light. J Invest Dermatol 92:435
30. Gollhausen R, Kligman AM (1985) Effects of Pressure on Contact Dermatitis. Amer J Ind Med 8:323–328
31. Gollhausen R, Kaidbey K, Schlechter N (1985) UV suppression of mast cell-mediated whealing in human skin. Photodermatology 2:58–67
32. Gollhausen R, Göttsberger K, Winter H, Przybilla B, Ring J (1987) Skin sensitivity in atopic eczema (AE) before and after UVA phototherapy – evaluation by visual assessment, evaporimeter and laser doppler flowmeter. J Invest Dermatol 89:319
33. Gollhausen R, Przybilla B, Ring J (1989) Reproducibility of patch testing. J Am Acad Dermatol 21:1196–1202
34. Gollhausen R, Göttsberger K, Winter H, Przybilla B, Ruzicka T, Ring J (1988) Skin sensitivity in patients with atopic eczema and normals – evaluation by visual assessment, evaporimeter and laser doppler flowmeter. J Invest Dermatol 90:241
35. Gollhausen R, Kligman AM (1985) Human assay for identifying substances which induce non-allergic contact urticaria: the NICU-test. Contact Derm 13:98–106

36. Guy RH, Tur E, Bjerke S, Maibach HI (1985) Are there age and racial differences to methyl nicotinate-induced vasodilatation in human skin. J Am Acad Dermatol 12:1001–1006
37. Hassing JH, Nater JP, Bleumink E (1982) Irritancy of low concentrations of soap and synthetic detergents as measured by skin water loss. Dermatologica 164:314–321
38. Kästner W, Frosch PJ (1981) Hautirritationen verschiedener anionaktiver Tenside im Duhring-Kammer-Test am Menschen im Vergleich zu in-vitro- und tierexperimentellen Methoden. Fette, Seifen, Anstrichmittel 83:33–46
39. Kligman AM, Lavker RM, Grove GL, Studemayer TJ (1982) Some aspects of dry skin and its treatment. In: Kligman AM, Leyden JJ (eds) Safety and efficacy of topical drugs and cosmetics. Grune & Stratton, New York, 221–238
40. Kligman AM, Gollhausen R (1986) The „angry back": a new concept or old confusion? Br J Dermatol 115, Suppl 31:93–100
41. Koch E, Frenk E, Kligman AM (1983) Experimentelle und klinische Untersuchungen auf Hautirritation durch Syndets. Ärztl Kosmetol 13:11–20
42. Korting HC, Kober M, Mueller M, Braun-Falco O (1987) Influence of repeated washings with soap and synthetic detergents on pH and resident flora of the skin of forehead and forearm. Acta Derm Venereol (Stockh) 67:41–47
43. Lammintausta K, Maibach HI, Wilson D (1987) Human cutaneous irritation: induced hyporeactivity. Contact Derm 17:193–198
44. Lammintausta K, Maibach HI, Wilson D (1987) Irritant reactivity in males and females. Contact Derm 17:276–280
45. Lammintausta K, Maibach HI (1988) Exogenous and endogenous factors in skin irritation. Int J Dermatol 27:213–222
46. Lehmann P, Helbig S, Hölzle E, Plewig G (1988) Bestrahlung mit UV-A oder UV-B wirkt protektiv gegenüber Irritantien. Zbl Haut 154:686–692
47. Lejman E, Stoudemayer T, Grove G, Kligman AM (1984) Age differences in poison ivy dermatitis. Contact Derm 11:163–167
48. Maibach HI, Bronaugh R, Guy R, Turr E, Wilson D, Jacques S, Chaing D (1984) Noninvasive techniques for determining skin function. In: Drill VA (ed) Cutaneous Toxicology. Raven Press, New York
49. Malten KE, den Arend JACJ (1985) Irritant contact dermatitis. Traumiterative and cumulative impairment by cosmetics, climate, and other daily loads. Dermatosen 33:125–132
50. Marzulli FN, Maibach HI (1986) Contact allergy: predictive testing in humans. In: Marzulli FN, Maibach HI (eds) Dermatoxicology. Hemisphere Publishing Corporation, Washington 319–340
51. Mathias CGT (1986) Clinical and experimental aspects of cutaneous irritation. In: Marzulli FN, Maibach HI (eds) Dermatoxicology. Hemisphere Publishing Corporation, Washington, 173–189
52. Meinhof W (1970) Degenerativ-toxische und Exsiccationsschäden der Haut. In: Braun-Falco O, Bandmann HJ (Hrsg) Fortschritte der praktischen Dermatologie und Venerologie. Springer, Berlin, Bd 6:93–102
53. Murahata RI, Toton-Quinn R, Finkey MB (1988) Effect of pH on the production of irritation in a chamber irritation test. J Am Acad Dermatol 18:62–66
54. N N (1987) Test Waschlotionen (Syndets): Seifenfrei und etwas teurer. Stiftung Warentest, Test 4:364–367
55. N N (1989) Test Haarshampoo. Nicht alle gut für den Kopf. Stiftung Warentest, Test 2:177–181
56. N N (1989) Test Duschbäder. Manche gehen an die Haut. Stiftung Warentest, Test 3:234–238
57. Pierard GE (1987) What does „dry skin" mean? Int J Dermatol 26:167–168
58. Proksch E (1986) Anforderungen des Dermatologen an Badepräparate. Ärztl Kosmetol 16:130–134
59. Prottey C, Ferguson T (1975) Factors which determine the skin irritation potential of soaps and detergents. J Soc Cosmet Chem 26:29–46

60. Puschmann M, Meyer-Rohn J (1983) Hautverträglichkeitsnachweis neuartiger Syndetpräparate auf der Basis von Äthersulfaten, Amidobetainen, Sulfosuccinaten und Isäthionaten. Ärztl Kosmetol 13:225–234
61. Raab W (1987) Zur Reinigung gesunder und kranker Haut. Ärztl Kosmetol 17:354–359
62. Ring J, Gollhausen R (1990) Allergologische Bewertung von Syndets zur Hautreinigung. In: Braun-Falco O, Korting HC (Hrsg) (1990) Hautreinigung mit Syndets S. 181–188. Springer, Berlin Heidelberg
63. Schrader KH (1987) Die Bedeutung der Reinigung im Bereich der Kosmetik. In: Greiter F (Hrsg) Aktuelle Technologien in der Kosmetik. Hüthig, Heidelberg, 115–117
64. Thune P, Nilsen T, Hanstad K, Gustavsen T, Lövig Dahl H (1988) The water barrier function of the skin in relation to the water content of stratum corneum, pH and skin lipids. Acta Derm Venereol (Stockh) 68:277–283
65. Tronnier H (1984) Meßmethoden an der Haut zur Ermittlung der Wirkung kosmetischer Präparate. Parfümerie und Kosmetik 65:454–466
66. Tronnier H (1985) Seifen und Syndets in der Hautpflege und -therapie. Ärztl Kosmetol 15:19–30
67. Uehara M (1986) Dry skin (sebostasis) and inflammation: heterogeneity of „dry skin" in atopic dermatitis. In: Ring J (Hrsg) New Trends in Allergy II. Springer, Berlin Heidelberg New York
68. Ummenhofer B (1982) Praktische berufsdermatologische Aspekte der Hautreinigung. Zbl Haut Geschl-Kr 147:379–449
69. Van der Valk PGM, Nater JP, Bleumink E (1984) Skin irritancy of surfactants as assessed by water vapor loss measurements. J Invest Dermatol 82:291–293
70. Van der Valk PGM, Nater JP, Bleumink E (1985) Vulnerability of the skin to surfactants in different groups of eczema patients and controls as measured by water vapour loss. Clin Exper Dermatol 10:185–193
71. Van der Valk PGM, Nater JP, Bleumink E (1985) The influence of low concentrations of irritants on skin barrier function as determined by water vapour loss. Dermatosen 33:89–91
72. Van Ketel WG, Bruynzeel DP, Bezemer PD, Stamhuis HI (1984) Toxicity of handcleaners. Dermatologica 168:94–99
73. Werner Y, Lindberg (1985) Transepidermal water loss in dry and clinically normal skin in patients with atopic dermatitis. Acta Derm Venereol (Stockh) 65:102–105

Qualitätssicherung und Schutz der menschlichen Umwelt bei Hautreinigungsmitteln auf Syndet-Basis

Biopharmazeutische Aspekte von Hautreinigungsmitteln auf Syndet-Basis

K. Thoma

Einleitung

Biopharmazeutische Aspekte betreffen jeweils die Wechselbeziehungen zwischen Darreichungsformen und den dafür erforderlichen Grund- und Hilfsstoffen in Bezug auf die davon ausgehenden Wirkungen.

Für den Arzneimitteltechnologen, der als Galeniker Darreichungsformen entwickelt, stellen Hautreinigungsmittel auf Syndet-Basis nur scheinbar einen Grenzfall dar.

Syndets unterliegen zwar als vielverwendete kosmetische Hautreinigungsmittel der Kosmetik-Verordnung, besitzen aber gleichwohl auch im dermatotherapeutischen Bereich erhebliche Bedeutung.

Wenn man unter dem Gesichtspunkt der Produktqualität diese Wechselwirkungen zwischen erwünschter Wirkung, Vermeidung von Nebenwirkungen und den dazu erforderlichen Maßnahmen diskutiert, wird die Wiederholung verschiedener Aspekte unvermeidlich.

Vorzüge und Wirksamkeit von Hautreinigungsmitteln

Welche Möglichkeiten und Vorzüge von Hautreinigungsmitteln auf Syndet-Basis müssen in entsprechende Formulierungen umgesetzt und durch die Produktqualität gesichert werden (Abb. 1)?

Ein unstrittiger Vorzug synthetischer Detergentien besteht in der Möglichkeit, den gewünschten physiologisch oder therapeutisch wichtigen pH-Wert einstellen zu können.

Bei einer solchen pH-Einstellung in den saueren Bereich hinein, beispielsweise mit Zitronensäure, sollte nicht nur dem pH-Wert, sondern ebenso auch der Pufferkapazität dieses pH-Systems entsprechende Beachtung geschenkt werden.

Auf die dadurch mögliche, sehr geringe pH-Änderung der Haut im Vergleich zu einer Anwendung von Alkaliseifen als Reinigungsmittel wurde bereits eingegangen.

Wie aus Abbildung 2 hervorgeht, wird der Haut-pH-Wert der ungewaschenen Haut (A) von etwa pH 6 bis 6,5 durch Waschen mit Alkaliseife auf Werte über pH 9 angehoben [10].

O. Braun-Falco, H. C. Korting (Hrsg.)
Hautreinigung mit Syndets
© Springer-Verlag Berlin Heidelberg 1990

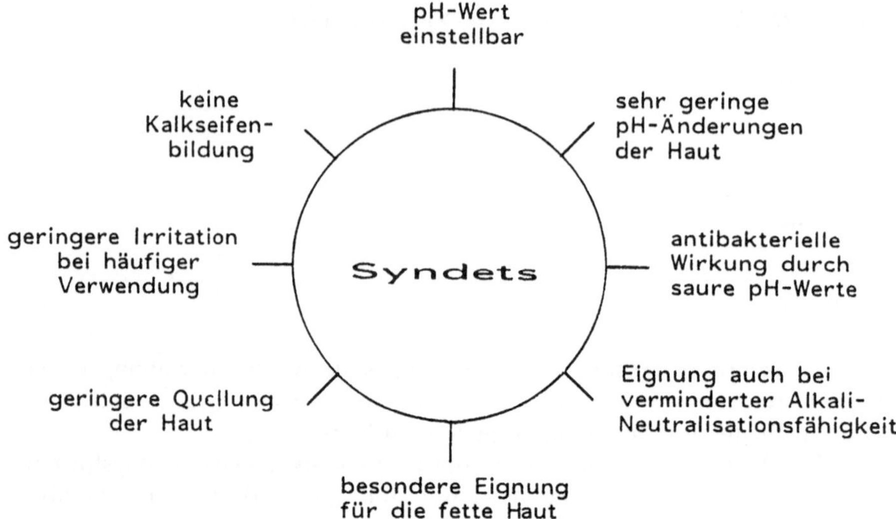

Abb. 1. Möglichkeiten der Wirksamkeit und Vorzüge von Hautreinigungsmitteln auf Syndet-Basis

Eine Stunde nach dem Waschen war dieser pH-Wert auf der trockenen Haut erst wieder auf Werte zwischen 6,8 bis 7,5 zurückgegangen.

Ähnlich reagiert nach dieser Untersuchung (Abb. 3) ein Syndet (II) mit Zusatz von Alkaliseife. Nur bei den reinen Syndet-Präparaten 3A und III ist eine alkalifreie Hautwäsche gewährleistet.

Die Anwendung schwach sauer eingestellter Syndets kann dermatologisch zu adjuvanten Therapieeffekten genutzt werden. Antimykotische und antibakterielle Wirkungen im intertriginösen Bereich lassen sich dabei auch experimentell bestätigen, wie aus Abb. 4 hervorgeht [4].

Diese Wachstumshemmung ist selbst bei Verdünnungen 1:1000 für *Corynebacterium acnes* unter anaeroben Bedingungen nachgewiesen worden. Solche und andere Befunde dieser Art sprechen auch für eine keimhemmende Wirkung bestimmter synthetischer Detergentien. Wie das vorliegende Beispiel zeigt, kann aber für wäßrige Syndet-Lösungen nicht mit einer allgemeinen und damit auch konservierenden Wirkung im gesamten mikrobiellen Spektrum gerechnet werden.

Auch die drei weiteren in Abb. 1 angeführten Möglichkeiten der Wirksamkeit von Syndet-Präparaten, nämlich Eignung auch bei verminderter Alkali-Neutralisationsfähigkeit der Haut, besondere Vorzüge bei der seborrhoischen Haut, sowie die bei alkalifreien Syndets bestehende wesentlich geringere Quellung der Haut sind dermatologische Vorzüge solcher synthetischer Detergentien. Eine durch Alkaliseife bedingte Quellung des Stratum corneum unter Okklusion der Schweiß- und Talgdrüsen kann so vermieden werden [1].

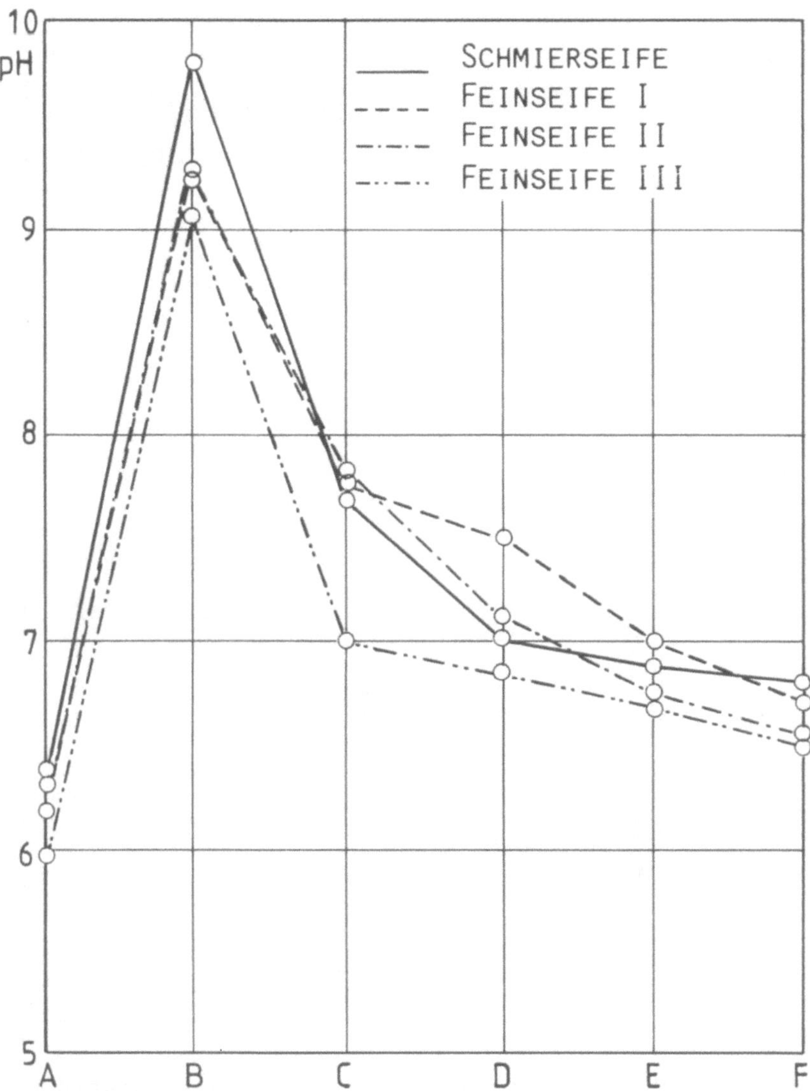

Abb. 2. Haut-pH-Werte vor, bei und nach der Körperwäsche mit verschiedenen Seifen unter Praxisbedingungen (Wasser 20 °dH, 20 °C) A = ungewaschene Haut; B = eingeschäumte Haut; C = gewaschene, gut gespülte Haut; D = trockene Haut, 1 Stunde nach dem Waschen [10]

Auch die bei Gebrauch von Syndets nicht eintretende Kalkseifenbildung ist ein deutlicher Vorteil gegenüber Alkaliseife. Die bei entzündlichen Veränderungen zu erwartenden Komplikationen durch Kalkseifenniederschläge, die ein Seifenverbot bedingen, treten nicht auf.

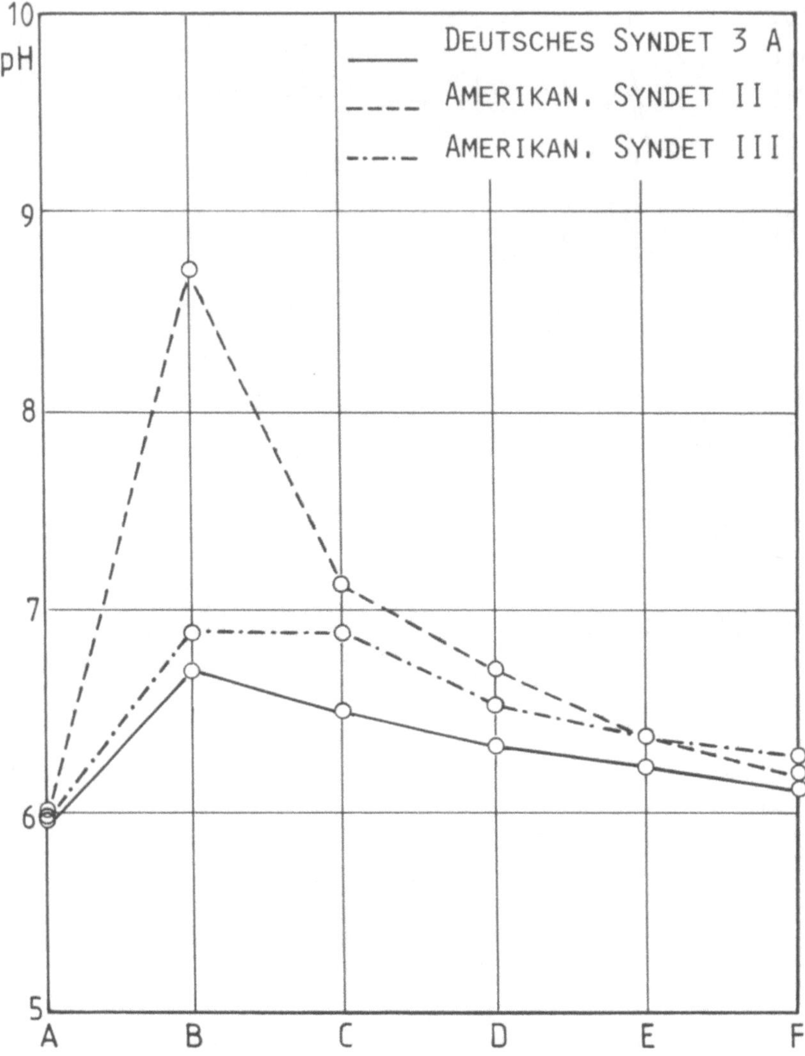

Abb. 3. Haut-pH-Werte vor, bei und'nach der Körperwäsche mit verschiedenen Syndets unter Praxisbedingungen (Wasser 20°dH, 20°C) [10]

Für den Benutzer eines Syndet-Präparates zur täglichen Hautreinigung spielen deren besondere Vorzüge bei hartem Wasser – der lästige Kalkseifenrand im Waschbecken entfällt – eine nicht zu unterschätzende Rolle.

Vom Standpunkt der Produktqualität aus betrachtet, kommt dem Gesichtspunkt einer geringeren Irritation bei häufiger Verwendung ganz besondere Bedeutung zu [8].

Dabei darf im Hinblick auf die Benutzerinformationen nicht übersehen werden, daß insbesondere die Art der Anwendung, wie Wassertemperatur,

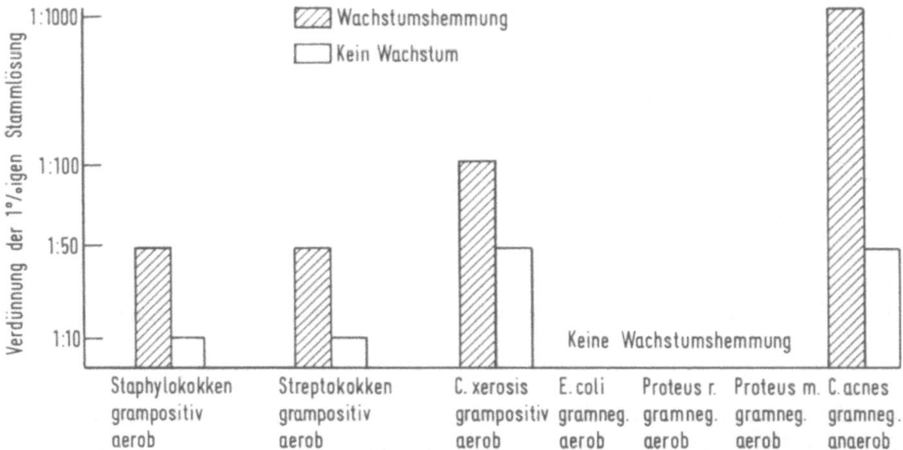

Abb. 4. Untersuchung der Wachstumshemmung von Bakterien durch seba med [4]

Konzentration, Häufigkeit der Waschungen und Anwendungsdauer, wesentliche Einflußfaktoren auf die Verträglichkeit darstellen.

Grundsätzlich ist davon auszugehen, daß die besonderen Vorzüge einer Anwendung von Syndets bei empfindlicher Haut sowie bei Personen mit beruflich bedingten häufigen Waschungen durch eine geeignete und möglichst optimale Produktentwicklung realisiert werden können. Bei dieser sind verschiedene wesentliche Einflußfaktoren zu berücksichtigen.

Dabei muß davon ausgegangen werden, daß jede wirkungsvolle und häufige Reinigung der Haut zugleich auch die Möglichkeit von Hautirritationen einschließt. Diese Irritationen haben ihre Ursachen im waschungsbedingten Entzug der wasserlöslichen Komponenten des NMF (natural moisturizing factor), einer eintretenden Proteindenaturierung durch waschaktive Substanzen sowie insbesondere des laufenden Entzugs von natürlichem Hautfett [9].

Durch die geringere Wasserbindung in der Hornschicht tritt dann Wasserverlust ein, Austrocknung der Haut und erhöhte Rauhigkeit sind die Folge.

Produktqualität und Inhaltsstoffe

Eine gute, aber insbesondere eine überlegene Produktqualität muß sich dadurch auszeichnen, daß sie den erforderlichen Reinigungseffekt gewährleistet und zugleich Hautirritationen auch bei häufiger Anwendung so gering wie möglich zu halten vermag [6].

Für die Waschrohstoffe eines Syndet-Präparates sind dabei sowohl der Ionencharakter als auch der Verbindungstyp und die Kettenlänge der ver-

Anionische Tenside
    Na-laurylsulfat
    Na-laurylethersulfat
    Na-sulfosuccinate

Nichtionische Tenside
    Fettalkoholpolyglykolether

Amphotere Tenside
    Cocamidopropyl-betaine

    Eiweißfettsäurekondensationsprodukte

Abb. 5. Verbindungsklassen von Waschrohstoffen (Detergentien) mit zunehmender Hautverträglichkeit

wendeten Tenside zu beachten (Abb. 5). Während unter den anionenaktiven Tensiden die entsprechende C_{12}-Verbindung Natriumlaurylsulfat ein deutliches Irritationsvermögen besitzt, können mit besser verträglichen anionischen Sulfosuccinaten oder ethoxylierten Alkylsulfaten Rohstoffe mit günstigerer Hautverträglichkeit eingesetzt werden [5].

Nichtionische Tenside wie Fettalkoholpolyglykolether oder Polysorbate stellen noch mildere Detergentien dar. Dies gilt in besonderem Maße für Eiweißfettsäurekondensate sowie für amphotere Tenside [7, 5].

Wie aus Tabelle 1 hervorgeht, wird die unter dem Einfluß von Natriumlaurylsulfat-Lösung zu beobachtende ungünstige Feuchtigkeitsabgabe von der Haut durch Mischung mit dem amphoteren Tensid Tego-Betain L7 deutlich verringert. Ebenso wird auch die mit der Austrocknung einhergehende Rauhigkeit der Haut durch diesen Zusatz herabgesetzt [9].

Wie aus Abb. 6 hervorgeht, wird bereits durch 20% des Eiweißfettsäurekondensates die Schleimhautverträglichkeit des Aniontensides um etwa 60% verbessert [7].

Tabelle 1. Beeinflussung des Effektes von Natriumlaurylsulfat durch einen Ampholytzusatz [9]

Tenside	Wascheffekt	Alkalineutralisation	Feuchtigkeitsabgabe von der Haut	Änderung der Resonanzfrequenz	Rauhigkeit der Haut
Natriumlaurylsulfat (2%ige Lösung)	72,4%	511	83,6%	−1	+7,4
Mischung NaLS/ TEGO-Betain L7 (Verhältnis 1:1)	68,5%	455	67,8%	+1	+2,8
TEGO-Betain L7 (2%ige Lösung)	61,6%	464	71,4%	−1	+0,9
Kontrolle	–	416	–	–	–

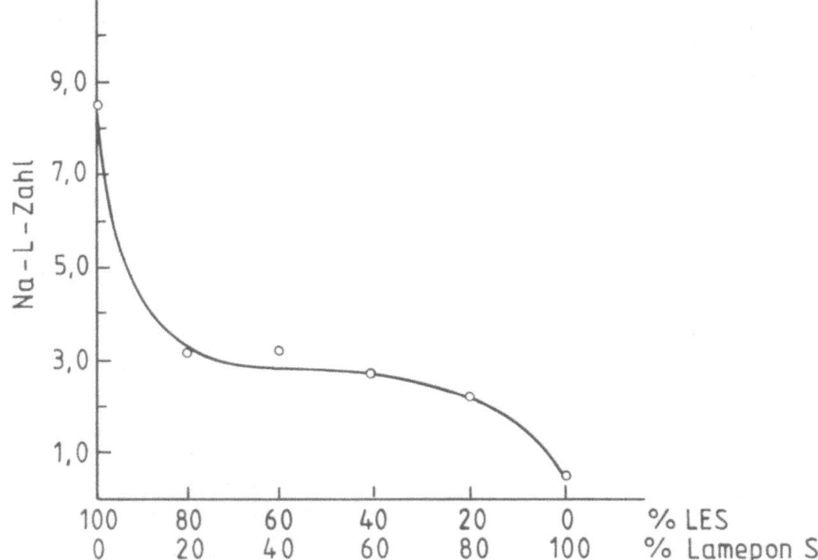

Abb. 6. Reizwirkung der Kombination von Laurylethersulfat (LES) mit Polypeptid-Fettsäurekondensat (Lamepon S) in 2%iger Lösung am Kaninchenauge [7]

Besondere Bedeutung kommt zur Verbesserung der Verträglichkeit einer sorgfältigen Entwicklung rückfettender Komponenten in den Syndet-Präparaten zu. Diese Zusätze dienen dazu, die der Haut im Waschvorgang entzogenen Lipid-Komponenten zu kompensieren.

Unter diesen Rückfettern sind, abhängig vom Verwendungszweck, verschiedene chemische Körperklassen vertreten. Dazu zählen
- Spreitungsverbesserer wie Isopropylmyristat oder -palmitat, ferner
- hydrophilierte Lipide wie ethoxilierte Fettalkohole oder
- Mono/diglyceride von Fettsäuren wie Laurinsäuremonoglycerid [2, 3].

Derartige als Rückfetter geeignete Schutzlipide können zwar die Reinigungswirkung von Syndets etwas vermindern, sind jedoch für die Verträglichkeit der Präparate von erheblicher Bedeutung (Abb. 7).

Welche Besonderheiten der Rezepturen sind bei den beiden möglichen Typen von Hautreinigungsmitteln auf Syndet-Basis (Tabelle 2 u. 3) zu berücksichtigen?

Neben den verwendeten Gemischen aus anionischen und amphoteren Tensiden sind Anteile an Alkaliseifen nicht grundsätzlich zusätzlich enthalten, eine Beimischung ist jedoch möglich. Die vertretenen Feststoffe, wie Kaolin oder Paraffin, sind zur Konsistenzgebung der festen Syndet-Seifenstücke wichtig. Die pH-Einstellung erfolgt mit organischen Säuren wie Milchsäure oder Zitronensäure. Zusätze von Antioxidantien und Chelatbildnern zur chemischen Stabilisierung ungesättigter Komponenten sind, wie aus gegebenem Beispiel (Tabelle 2) hervorgeht, möglich. Ein Restwassergehalt von etwa 3 bis 10% wurde in dieser Formulierung nicht berücksichtigt.

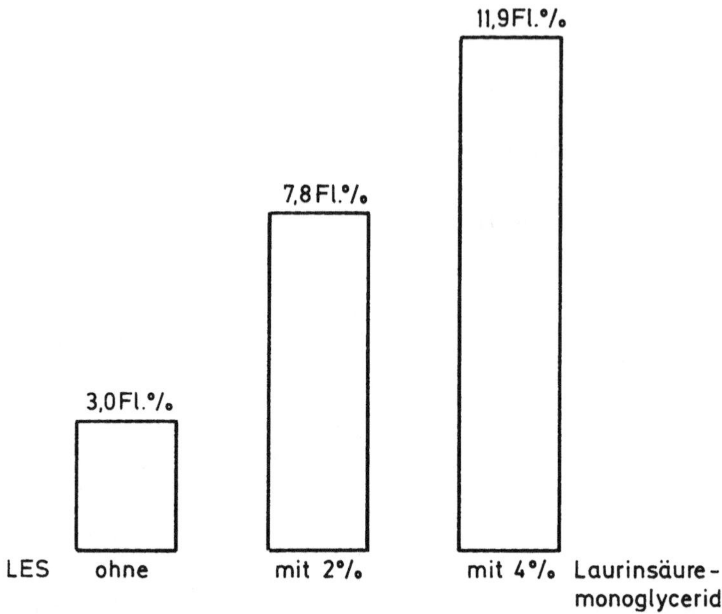

Abb. 7. Rückfettung von 2% und 4% Laurinsäuremonoglycerid bei Unterarmwaschung aus Lösungen von 20% Natriumlaurylethersulfat [2]
(Anteil an Laurinsäuremonoglycerid in % der von einer Fläche von 20 cm^2 extrahierten Hautlipide)

Tabelle 2. Typische Formulierung eines Syndet-Waschstücks nach Nater, de Groot [5]

Bestandteile		Beispiel:[*]
50–95%	Synthetisches Tensid	Dioctyl-natrium-sulfosuccinat, Natrium-laurylsulfat, Cocamidopropylbetain
0–50%	Seife: Natriumsalz von Fettsäuren	Natriumcocoat
5–20%	Zusätze zur Qualitäts-verbesserung	Kaolin, Sorbitol, Paraffin, Natriumsili-kat, Cellulosederivat
1– 5%	Zusatz zur pH-Einstellung (auf ca. pH 5,5)	Milchsäure, Zitronensäure
ca. 0,1%	Antioxidans und Chelatbildner	Sopant, EDTA
ca. 0,5%	Parfüm	Parfüm

Auf Konservierungsmittel kann bei festen Syndet-Stücken jedoch verzichtet werden, im Gegensatz zu den meisten flüssigen Syndet-Präparaten.

Das sog. „Versumpfen" der Syndet-Stücke, d. h. die schwammige, gallertartige Anlösung des Syndet-Stückes in Gegenwart von Wasser, erfordert eine wasserfreie Ablage.

Wie aus der Rezeptur für die flüssige Präparation hervorgeht, beträgt der Wassergehalt etwa 60–80%. Der Tensidgehalt liegt hier bei etwa 15–20%, wobei Schaumstabilisatoren und Verdickungsmittel die Gebrauchseigenschaften verbessern können. Eine rückfettende Komponente liegt hier in Form von Lanolinöl vor. Die pH-Einstellung kann beispielsweise mit Zitronensäure erfolgen.

Der verhältnismäßig hohe Wassergehalt erfordert in der Regel eine Konservierung des Präparates.

Die zweite Auflage des Buches „Unwanted Effects of Cosmetics and Drugs used in Dermatology" des Jahres 1985 führt keine Angaben über Nebenwirkungen bei flüssigen Syndets an [5]. Dies entspricht auch sonstigen Erfahrungen, wonach allergische Reaktionen auf Syndets als selten gelten.

Tabelle 3. Typische Formulierung einer Handwasch-Lotion (handcleaner) nach Nater, de Groot [5]

Bestandteile		Beispiel:[*]
60–80%	Wasser	Wasser
ca. 15%	Tensid	Amphoteric-2, Dinatrium-monoundecylen-amido-monoethanolamin-sulfosuccinat
ca. 1%	Tensid: Schaumbildner	Lauramid-monoethanolamin
ca. 1%	Verdickungsmittel	Carbomer-934
ca. 2%	Lipid: Überfettungsmittel	Lanolinöl
ca. 1%	Organische Säure: Zusatz zur pH-Einstellung	Zitronensäure
ca. 0,3%	Konservierungsmittel	Kathon CG[**]
ca. 0,01%	Farbstoff	CI 19140
ca. 0,3%	Parfüm	Parfüm

[*] Bei ausländischen Formulierungen ist stets zu berücksichtigen, daß für Produkte, die in der Bundesrepublik Deutschland in Verkehr gebracht werden, die Anforderungen der Kosmetik-Verordnung beachtet werden müssen. Diese schließt u. U. im Ausland zulässige Produkte aus.

[**] Im vorliegenden Zitat wird als Beispiel das Konservierungsmittel Kathon CG angeführt. Dieses Gemisch zweier Isothiazolone wird gegenwärtig im Hinblick auf unerwünschte Hautreaktionen eher kritisch bewertet. Nach der Kosmetik-Verordnung beträgt in der Bundesrepublik die dafür zulässige Höchstkonzentration nur noch 0,0015%.

Auch im Zusammenhang mit einer Konservierung kann wohl davon ausgegangen werden, daß durch die Art der Anwendung dieser Produkte, die kurzfristig erfolgt und durch Abwaschen abgeschlossen wird, eine Reaktionsmöglichkeit zeitabhängig nicht eintritt.

Unter den Gesichtspunkten einer optimalen Produktentwicklung, welche den Verwendungszweck begünstigt, jedoch Irritationen auch bei Disposition oder häufiger Anwendung möglichst unterdrückt, stellen Hautreinigungsmittel auf Syndet-Basis komplexe Zubereitungen dar. In ihnen müssen vom pH-Wert und der gewählten Pufferkapazität über die Tensidkonzentration und -kombination bis hin zu weiteren Roh- und Hilfsstoffen alle Eigenschaften und Einflußfaktoren aufeinander abgestimmt werden, um anwendungssichere Produkte zu gewährleisten.

Literatur

1. Braun-Falco O, Heilgemeir GP (1981) Syndets zur Reinigung gesunder und erkrankter Haut. Ther Gegenw 120:1028
2. Domsch A (1986) Rückfettung in Bade- und Duschpräparaten. Seifen–Öle–Fette–Wachse 112:163
3. Gloor M, Voss H-J, Kionke M, Friederich HC (1972) Entfettung und Rückfettung der Haut bei Körperreinigung durch tensidhaltige Lösungen mit Lipidzusätzen. Therapiewoche 22:4236
4. Marghescu S (1970) Die Intertrigo, ihre Prophylaxe und Behandlung. Ther Gegenw 109:813
5. Nater JP, de Groot AC (1985) Unwanted Effects of Cosmetics and Drugs used in Dermatology, 2nd Edition, Elsevier, Amsterdam New York Oxford, p 348
6. Proksch E (1987) Anforderungen des Dermatologen an Badepräparate. Seifen–Öle–Fette–Wachse 113:79
7. Schuster G, Modde H, Scheld E (1965) Eiweißfettsäurekondensate – ihre Eigenschaften und Anwendung. Seifen–Öle–Fette–Wachse 91:477
8. Siemer E, Elmahdi K (1987) Empfindliche Haut: Probleme – Pflege – Beratung. Pharm Ztg 132:2135
9. Tronnier H (1981) Irritative Waschmittelschädigungen. Experiment und Klinik. Parfümerie und Kosmetik 62:388
10. Werdelmann B (1958) Untersuchungen zur Hautwirksamkeit moderner Körperreinigungsmittel: Pufferkapazität und Hautreaktion. Berufsdermatosen 6:250

Qualitätskontrolle von syndethaltigen Reinigungsmitteln

K. Stanzl

Einleitung

Am Beispiel des Natriumcocoylisethionats wird die Qualitätssicherungsarbeit von Waschaktivsubstanzen, die zum Einsatz in syndethaltigen Reinigungsmitteln kommen, aufgezeigt. Es werden die Probleme geschildert und Problemlösungen vorgeschlagen.

Einfluß des Produktionsverfahrens auf die Produktqualität

Die in festen Syndets eingesetzten Rohstoffe lassen sich in drei Klassen einteilen:
a) Waschaktivsubstanzen
b) Rückfetter
c) Gerüstsubstanzen

Wird z.B. als waschaktive Substanz Natriumcocoylisethionat aufgrund seiner guten Hautverträglichkeit, seiner guten Verträglichkeit mit hartem Wasser und seinem guten Schaumvermögen ausgesucht, beginnt die Arbeit der Qualitätssicherungsabteilung damit, sich mit dem Herstellungsverfahren zu befassen.

Die Ester der Isethionsäure

$$R - COOC_2H_4SO_3Na$$

werden aus Kokosnuß, Öl- oder Myristinsäure hergestellt [1].

Man kann dieser Ester nach mehreren Verfahren gewinnen:

Ausgangsprodukt bei allen diesen Methoden ist die Isethionsäure, die man aus Ethylen und Schwefeltrioxid erhält (Abb. 1) [2].

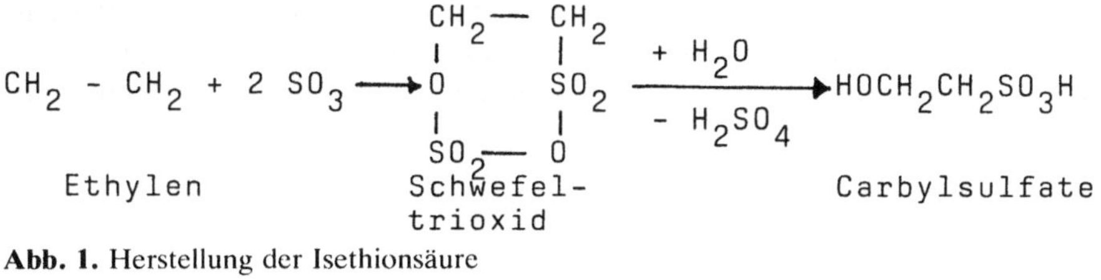

$$CH_2-CH_2 + 2\,SO_3 \longrightarrow \begin{array}{c} CH_2-CH_2 \\ | \qquad\quad | \\ O \qquad\quad SO_2 \\ | \qquad\quad | \\ SO_2-O \end{array} \xrightarrow[-\,H_2SO_4]{+\,H_2O} HOCH_2CH_2SO_3H$$

Ethylen   Schwefeltrioxid   Carbylsulfate

Abb. 1. Herstellung der Isethionsäure

O. Braun-Falco, H. C. Korting (Hrsg.)
Hautreinigung mit Syndets
© Springer-Verlag Berlin Heidelberg 1990

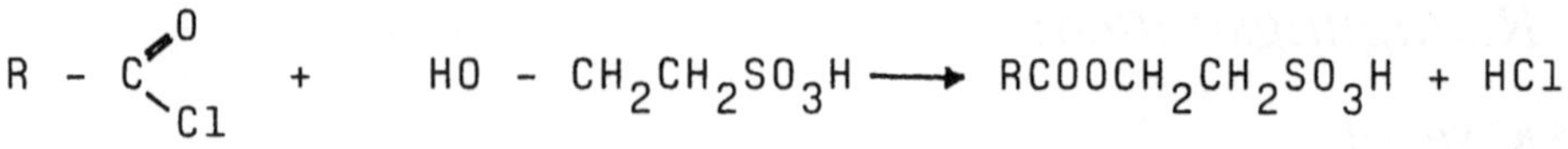

$$R - C \underset{\diagdown Cl}{\overset{\diagup O}{}} \quad + \quad HO - CH_2CH_2SO_3H \longrightarrow RCOOCH_2CH_2SO_3H + HCl$$

R = Fettsäureester

Abb. 2a. Herstellung von Natriumcocoylisethionat aus Fettsäurechlorid

In einem Verfahren wird nun die Isethionsäure mit Fettsäurechloriden umgesetzt (Abb. 2a), die man durch Reaktion der Fettsäure mit PCl_3 erhält (Abb. 2b).

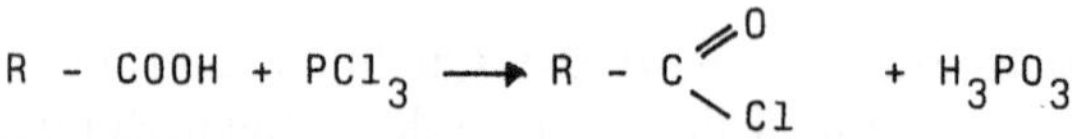

$$R - COOH + PCl_3 \longrightarrow R - C \underset{\diagdown Cl}{\overset{\diagup O}{}} + H_3PO_3$$

R = Fettsäureester

Abb. 2b. Herstellung von Fettsäurechlorid

Das Endprodukt enthält dann eine Reihe von Verunreinigungen. Neben organischen Phosphorverbindungen sind freie Fettsäuren oder anorganische Salze der Isethionsäure im Rohstoff auffindbar.

Eine andere Herstellungsmöglichkeit ist die direkte Veresterung der Fettsäure mit dem Natriumsalz der Isethionsäure (Abb. 2c).

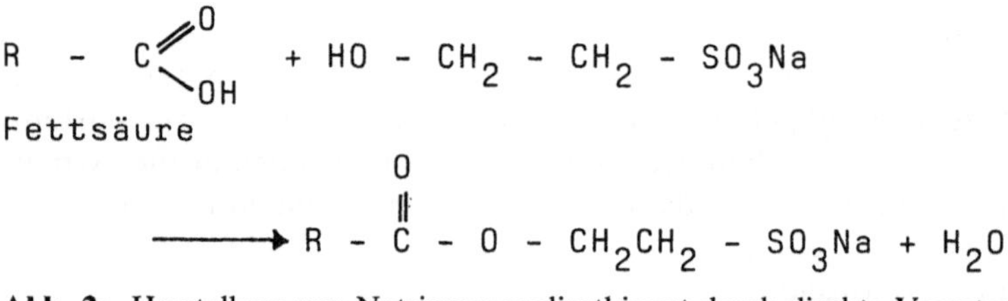

$$R - C \underset{\diagdown OH}{\overset{\diagup O}{}} + HO - CH_2 - CH_2 - SO_3Na$$

Fettsäure

$$\longrightarrow R - \overset{\overset{\textstyle O}{\|}}{C} - O - CH_2CH_2 - SO_3Na + H_2O$$

Abb. 2c. Herstellung von Natriumcocoylisethionat durch direkte Veresterung

Ein prinzipieller Unterschied zwischen den beiden Verfahren besteht darin, daß bei der ersten Methode (aus Säurechlorid) als Elektrolyt Kochsalz anfällt, während dies beim zweiten Verfahren (direkte Veresterung) nicht der Fall ist.

Aber selbst bei nach gleichem Verfahren hergestelltem Natriumcocoylisethionat kann durch eine unterschiedliche Reaktionsführung ein Isethionat entstehen, da es unterschiedliche Mengen an Nebenprodukten enthält.

Im folgenden sind zwei typische Analysen von Natriumcocoylisethionat aufgeführt:

	A	B
Na-Cocoylisethionat	75 %	85,6%
Freie Fettsäure	19 %	3,5%
NaCl	0 %	0 %
Na-Isethionat	0,5%	6,8%

Man kann sich sicher vorstellen, daß die unterschiedlichen Mengen der Beiprodukte einen Einfluß auf die Eigenschaften des Endproduktes haben können.

Einen Einfluß auf die chemophysikalischen Eigenschaften wie Stabilität, pH-Wert oder Viskosität als auch auf die Hautverträglichkeit.

Es ist daher der Einfluß der einzelnen Beiprodukte auf die Eigenschaften des Endproduktes zu ermitteln, und es müssen dann die charakteristischen Daten dieses Rohstoffes festgelegt werden. Stellt man fest, daß der Anteil an freiem Natriumisethionat einen Einfluß auf die Festigkeit eines Compactstückes hat, muß dieser Anteil innerhalb gewisser Grenzen festgeschrieben werden, genauso wie der Anteil an Na-Cocoylisethionat. Im einen Fall kauft man nämlich nur 75%, im anderen Fall 85% der waschaktiven Substanz ein.

Ein wichtiges Kriterium, ob ein Syndetstück vom Verbraucher gut beurteilt wird, ist die sogenannte *Versumpfung,* d. h. die Fähigkeit des Stückes, Wasser aufzunehmen.

Je mehr Wasser aufgenommen wird, desto weicher wird das Stück während des Gebrauchs.

Die Versumpfung wird sehr praxisnah bestimmt, indem man das Stück eine gewisse Zeit ins Wasser hängt, anschließend trocknet und die weich gewordene Masse abschabt.

Diese Eigenschaft an sich ist stark formulierungsabhängig. Daß sie aber nicht nur von der Formulierung abhängt, zeigen die Werte, die bei zwei verschiedenen Herstellern mit der gleichen Rezeptur ermittelt wurden.

Für die Qualitätssicherung bedeutet dies in Zusammenarbeit mit der Produktion und der Abteilung Forschung und Entwicklung das optimale Herstellungsverfahren zu ermitteln, damit Stücke gleichbleibender Qualität produziert werden.

Wichtige Kriterien der Produktqualität

Eine Möglichkeit, die Qualitätsanforderungen des Verbrauchers zu ermitteln, ist die Befragung jener Gruppe, an welche ein Produkt vornehmlich verkauft werden soll. Dabei ist es sicher das Schwierigste, die Gruppe zu definieren und ihre Repräsentanten richtig auszuwählen. Für die stückförmigen Hautreinigungsmittel dürfte Reinigung, Hautschonung, Duft und Ergiebigkeit für den Verbraucher im Mittelpunkt stehen.

Die *Reinigungsleistung* ist aufgrund des konzentrierten Angebotes an waschaktiver Substanz im Normalfall sichergestellt.

Die *Hautverträglichkeit* kann aufgrund dieses hohen Angebotes an waschaktiver Substanz problematisch sein. Tenside können die Haut rauher machen, anschwellen lassen oder Irritationen hervorrufen. Sie können die Hautpermeabilität und die Hydratation verändern.

All diese Aspekte müssen während der Entwicklung eines Produktes mit in die Überlegungen einbezogen werden. Im späteren Stadium können diese Eigenschaften nicht mehr in ein Produkt kontrolliert werden.

Die *Dufterhaltung* von sorgfältig formulierten und hergestellten Syndets ist normalerweise über Jahre hinaus gewährleistet.

Die Ergiebigkeit, ein Kriterium für den preisbewußtem Verbraucher, ist im wesentlichen abhängig

– von der Zusammensetzung des Stückes,
– von der Herstellung,
– vom Alter des Stückes,
– von der Art der Aufbewahrung beim Gebrauch.

Die Löslichkeit einer Formulierung beeinflußt direkt die Ergiebigkeit des Stückes. Deshalb ist zu empfehlen, die Syndets am Waschbecken trocken abzulegen.

Moderne Syndets sind in ihrem Aufbau so abgestimmt, daß die Löslichkeit einerseits ein schnelles Anschäumen erlaubt, andererseits aber kein zu schnelles Aufbrauchen bewirkt.

Durch den hohen Anteil an waschaktiver Substanz und der geringen Wassermenge haben *Mikroorganismen* in festen Syndets keine Chance zum Überleben.

Anders hingegen sieht es bei den flüssigen Syndets aus. Durch die an solche Systeme gestellte gleichzeitige Forderung der biologischen Abbaubarkeit und der Stabilität während des Gebrauchs entsteht ein großes Problem.

Einerseits müssen die Syndets in den Kläranlagen biologisch abbaubar sein, andererseits dürfen sie aber während des Gebrauchs nicht durch Mikroorganismen verderben.

Ist eine ganze Reihe von biologisch abbaubaren Tensiden aufgrund des pH-Wertes und des osmotischen Druckes stabil, so ändert sich die Situation beim Verdünnen schlagartig. Die Abbildung 3 zeigt die Anfälligkeit von Tensiden in Abhängigkeit von der Konzentration [3].

Im ersten Fall werden alle eingebrachten Mikroorganismen innerhalb von drei Tagen abgetötet. Wird die Konzentration aber auf 20 und weniger % verringert, so wird sichtbar, daß besonders bei Pseudomonas aeruginosa eine Verringerung der eingebrachten Keimzahl nicht mehr erfolgt.

Wird die Konzentration auf unter 10% abgesenkt, gilt dies auch für die anderen Testorganismen.

Mikroorganismen sind sich vermehrende Verunreinigungen [4]. Es ist nicht nur der lebende Mikroorganismus, der Probleme bereitet, sondern auch die Enzyme, die vom Mikroorganismus gebildet werden. In der Mehrzahl der Fälle bleiben die Enzyme aktiv, selbst wenn die Bakterien und Pilze durch chemische Konservierungsmittel absterben. Es ist also im ureigensten Interesse des Herstellers, in der Produktion alle hygienischen Maßnahmen einzuhalten, um zu verhindern, daß Mikroorganismen in das Produkt gelangen. Der Hersteller ist aber auch dafür verantwortlich, daß das Produkt den Verbraucher in einwandfreiem Zustand erreicht und daß es während des Gebrauches einwandfrei bleibt.

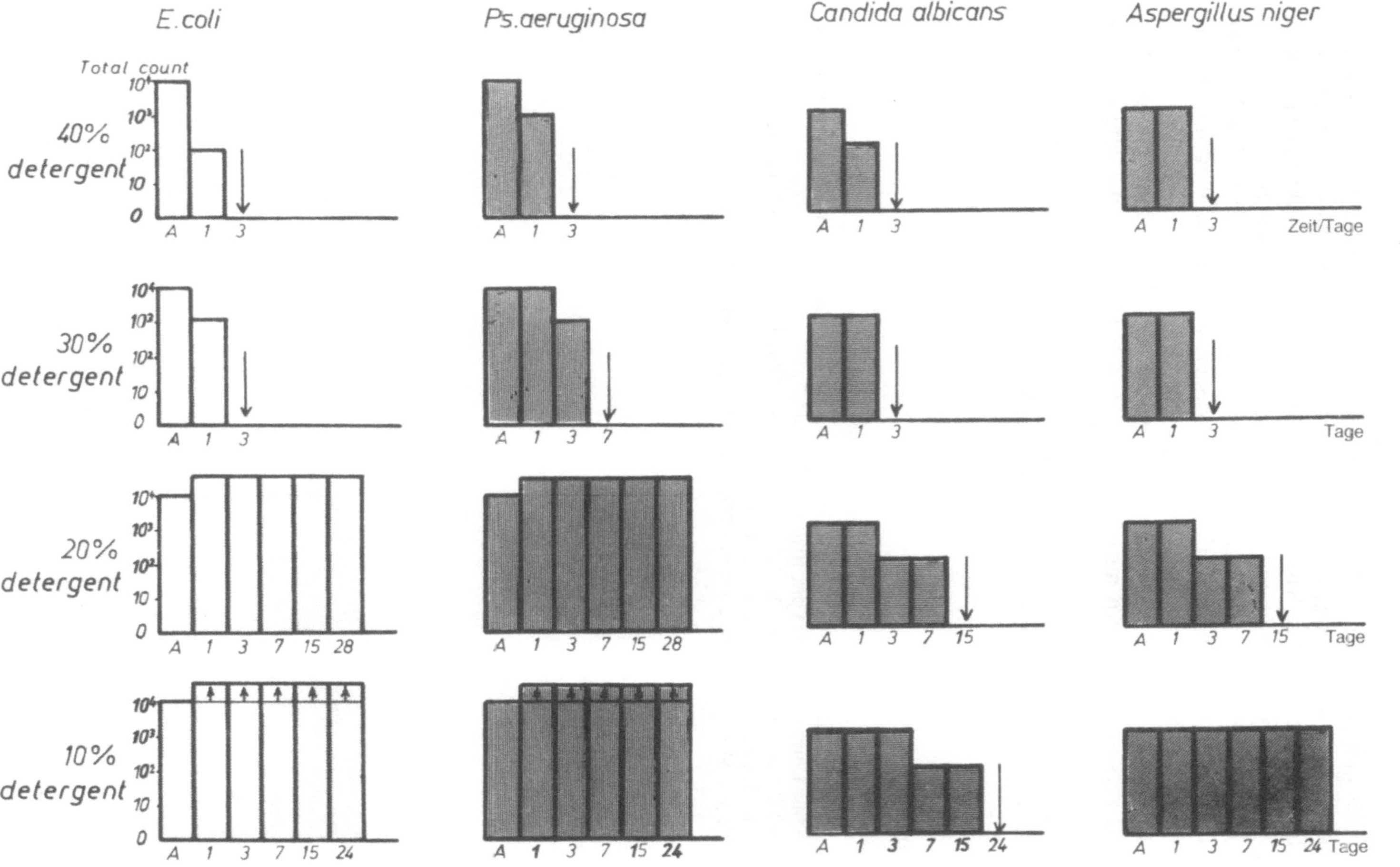

Abb. 3. Anfälligkeit von Tensiden gegen Mikroorganismen in Abhängigkeit von der Konzentration (aus [3])

Dies kann aber nur dadurch sichergestellt werden, wenn keimhemmende Mittel dem Produkt zugesetzt werden – die sogenannten Konservierungsmittel. Die Auswahl der Konservierungsmittel erfolgt produktspezifisch und unter dermatologischen und toxikologischen Gesichtspunkten.

Keime – Mikroorganismen – sind überall in der Umwelt vorhanden. Sie sind auf der Haut, in der Luft und im Wasser. Auf diesen Wegen gelangen sie auch in das Produkt.

Es müssen nicht nur die krankheitserregenden Keime sein, die das Produkt zerstören, sondern auch die sogenannten Umweltkeime sind dazu in der Lage.

Zusammenfassend läßt sich feststellen, Qualität läßt sich nicht in ein Produkt kontrollieren, sondern Qualität muß entwickelt und produziert werden!

Literatur

1. GAF Igepon Anionic Surfactant Bulletin, Frechen 1971
2. Longman GF The Analysis of Detergents and Detergent Products, John Wiley & Sons, Chichester New York Brisbane Toronto
3. Wallhäußer KH (1974) Die Konservierung von Waschmitteln und Kosmetika. Seifen, Öle, Fette, Wachse 100:571–574, 577–588
4. Rieger M (1985) Surfactants in Cosmetics. Marcel Dekker, New York, p 219

Beeinflussung der menschlichen Umwelt durch Syndet-Zubereitungen

H. H. Rump

Einleitung

Durch den erhöhten Verbrauch von synthetischen, waschaktiven Substanzen (Syndets) im Bereich der Körperpflege wird die Frage nach der Beeinflussung der menschlichen Umwelt (und hier vor allem der aquatischen Umwelt) durch diese Stoffe immer wichtiger. Zwar werden, gemessen an anderen Nutzungsbereichen, nur relativ geringe Mengen Syndets bei der Körperpflege ins Abwasser und damit in die Umwelt abgegeben, jedoch dürfen diese Mengen nicht vernachlässigt werden.

Die in den Produkten enthaltenen waschaktiven Substanzen verringern die Oberflächenspannung des Wassers, so daß die Haut benetzt werden kann und Schmutzpartikel entfernt werden können. Hinsichtlich der Umweltverträglichkeit ist einmal die Beeinträchtigung von Wasserorganismen (z. B. Bakterien, Daphnien, Algen und Fischen) und andererseits die biologische Abbaubarkeit von Bedeutung. Stoffe, die eine geringe Toxizität für Wasserorganismen haben und die zudem in Kläranlagen und Gewässern eliminiert werden, sind deshalb als vorteilhaft einzustufen.

Zwischen der Toxizität und der Abbaubarkeit einer Substanz oder eines Produktes besteht kein unmittelbarer Zusammenhang. Aufgrund des Persistenzgrades läßt sich daher allein keine Aussage über die Toxizität ableiten, ebensowenig, wie sich mit der Toxizität eines Stoffes dessen Abbaubarkeit beurteilen läßt. Der biologische Abbau läßt sich durch drei Kriterien beschreiben:

1. Die primäre biologische Abbaubarkeit ist meist mit dem Verlust einer wesentlichen funktionellen Gruppe abgeschlossen. Hierdurch wird die chemische Identität einer Substanz verändert.
2. Durch eine für die Umwelt akzeptable Abbaubarkeit werden unerwünschte Eigenschaften (z. B. Schaumbildung bei Tensiden) beseitigt.
3. Ein schadloser Übergang in den natürlichen Stoffkreislauf ist durch vollständige Mineralisation der organischen Bestandteile eines Produktes gegeben.

Der oft gebrauchte Begriff der Elimination bedeutet die Entfernung des Stoffes aus dem Wasser, nicht jedoch die Entfernung aus der Umwelt insgesamt. So sind es z. B. Prozesse der Adsorption an Feststoffen, die eine

O. Braun-Falco, H. C. Korting (Hrsg.)
Hautreinigung mit Syndets
© Springer-Verlag Berlin Heidelberg 1990

Elimination bewirken können, ohne jedoch eine Umwandlung und Mineralisation einzuschließen. Unter diesem Aspekt sind die Begriffe „Umweltfreundlichkeit" oder „Umweltverträglichkeit" einzuordnen.

Verhalten von Syndets in der aquatischen Umwelt

Die Schwierigkeiten bei allen Versuchsanordnungen zur Prüfung des Verhaltens von Stoffen in der Umwelt bestehen darin, die natürlichen Bedingungen, z. B. in Kläranlagen und Gewässern, soweit nachzuahmen, daß echte Vorhersagen gemacht werden können. Weiterhin müssen die Prüfverfahren reproduzierbar sein, was gerade bei biologischen Verfahren keine einfache Forderung ist.

Einfluß auf Wasserorganismen

Die Wirkung von Stoffen auf Wasserorganismen wird durch die folgenden Faktoren bestimmt:
- pH-Wert
- Inkubationstemperatur
- Wirkstoffkonzentration
- Menge des zugesetzten Substrats
- Substratart
- Expositionsdauer
- Adsorptionsverhalten des Wirkstoffes
- Art und Beschaffenheit der Organismen

Während pH-Wert, Inkubationstemperatur, Konzentration des Wirkstoffes und Menge des zugesetzten Substrats durch Konvention festgelegt werden können, gibt es bei der Auswahl der Substratart Schwierigkeiten. Verwendet man als Substrat teilweise oder ausschließlich Abwasser (die Wirkung der Substanz auf eine Bakterienmischpopulation des Abwassers soll schließlich geprüft werden), so können die Ergebnisse der Messungen nach Herkunft des Substrats sehr unterschiedlich ausfallen. Die alleinige Verwendung eines definierten Substrats wie Glucose oder Pepton löst das Problem nicht, da sich die Entwicklung der Biozönose von der eines Abwassersubstrats grundsätzlich unterscheiden kann.

Die Expositionsdauer ist eine weitere wichtige Größe bei der Toxizitätserfassung. Der Hemmeffekt läßt sich nach folgender Gleichung erfassen:

$$H = k \times cdt.$$

Dies bedeutet, daß der Hemmeffekt H ein Integral der Wirkstoffkonzentration c während der Meßzeit dt darstellt. Spezifische Merkmale werden im Faktor k zusammengefaßt.

Die Adsorption und das Impfmaterial als Einflußparameter vermögen toxische Wirkungen von Substanzen in hohem Maße zu beeinflussen. Ver-

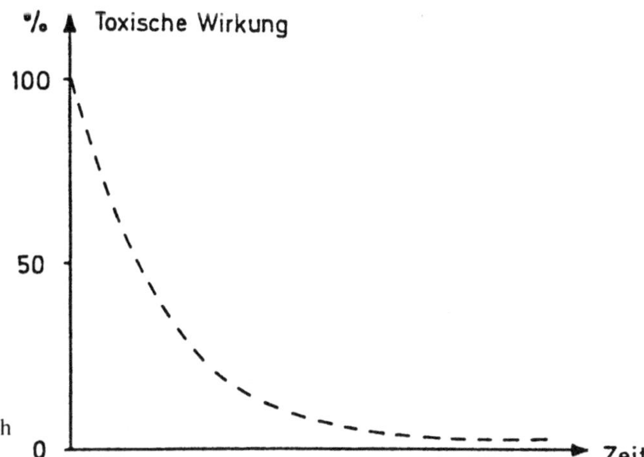

Abb. 1. Abnahme der toxischen Wirkung durch Adsorption

wendet man Belebtschlamm als Inokulum in größeren Mengen, so erhebt sich die Frage, ob bei dieser Vorgehensweise die Toxizität richtig erfaßt wird.

Abbildung 1 macht deutlich, daß die toxische Wirkung bei Verwendung von bakteriellen Mischpopulationen nach einiger Zeit auf einen sehr niedrigen Wert sinkt, und zwar in Abhängigkeit von der Adsorptionsisotherme der zu prüfenden Substanz. Hierdurch wird der größte Teil der zu prüfenden Substanz festgelegt und die toxische Einwirkung auf frei bewegliche Mikroorganismen verhindert.

Ein häufig benutzter Parameter der Toxizitätsbestimmung von Stoffen ist die Änderung des Gasstoffwechsels von Mikroorganismen. Mit Hilfe dieses Verfahrens wird die Sauerstoffrespirationsrate im geschlossenen System über einen längeren Zeitraum (z. B. fünf Tage) gemessen, wobei als Inokulum geringe Mengen Abwasser oder Pepton verwendet werden. Dieses Verfahren wird üblicherweise auch zur direkten Bestimmung des biochemischen Sauerstoffbedarfs verwendet.

Im Gegensatz zur normalen BSB-Bestimmung, welche fast nur den substratbedingten Stoffumsatz erfaßt, ist bei den respirometrischen Toxizitätsmessungen auch die endogene Bakterienatmung sowie die Atmung der Protozoen zu berücksichtigen.

Durch die Anwesenheit toxischer oder hemmender Substanzen wird der Sauerstoffbedarf der Mikroorganismen herabgesetzt. Als Hemmungsmaß dient die Verminderung des Sauerstoffbedarfes, wobei Vergleichsansätze ohne Zugabe des zu prüfenden Produktes mitlaufen müssen. Nach Abschluß der Versuche werden die Meßpunkte aller drei Versuchsansätze graphisch aufgetragen, wobei die Fläche unter einer BSB-Kurve dem Sauerstoffverbrauch proportional ist. Anschließend erfolgt ein Vergleich der Flächen eines Ansatzes mit Substanz + Substrat und der Fläche eines Ansatzes allein mit dem Substrat, um daraus eine eventuelle Hemmung der Respiration ableiten zu können. Das Prinzip einer derartigen Messung wird anhand

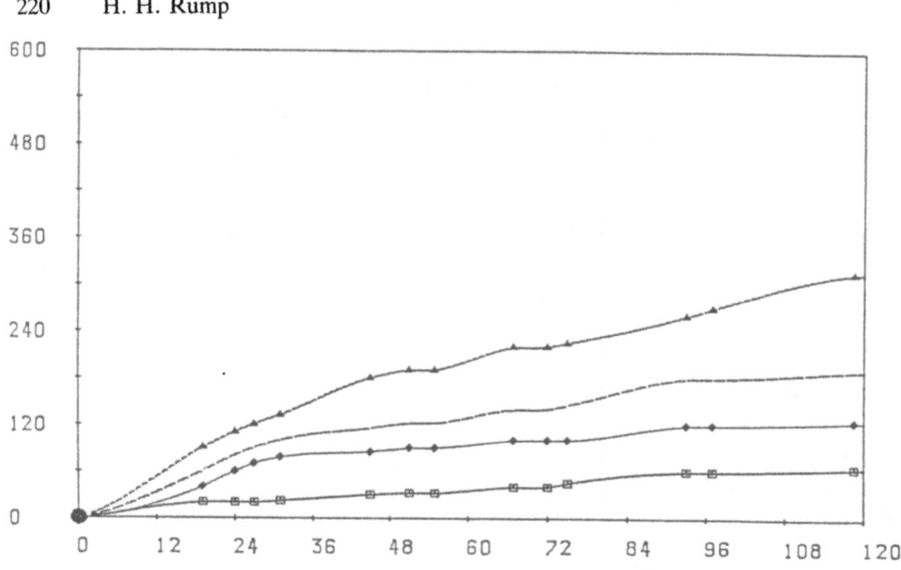

Abb. 2. Respirations-Hemmtest eines Syndets

eines Körperpflegeproduktes in Abbildung 2 dargestellt. Die untere Kurve dokumentiert die Respiration des Syndets, die darüberliegende Kurve ist die Respirationskurve des leicht abbaubaren Substrats (Pepton), und die oberste die gemessene Kurve des Gemisches von Substrat + Pepton.

Weiterhin ist gestrichelt eine vierte Kurve eingezeichnet, die sich als rechnerische Summenkurve zwischen den beiden oberen Kurven ergibt. Läge eine Hemmung des Peptonabbaues durch das Syndet vor, so würde die gestrichelte Kurve als oberste Kurve anzutreffen sein. Da dies in Abbildung 2 nicht der Fall ist, kann somit keine Hemmung des Abbaues durch das Syndet konstatiert werden. Vielmehr ergibt sich sogar eine Abbaubeschleunigung. Bei Vorliegen einer Hemmung würde die Fläche zwischen der theoretisch erwarteten und der wirklich gemessenen Kurve als sogenannte Hemmfläche integriert und diese Fläche in % angegeben eine Quantifizierung des toxischen Verhaltens möglich machen.

Biologische Abbaubarkeit

Probleme der verschiedenen Prüfverfahren

Gemäß § 1 und 3 des Waschmittelgesetzes müssen alle in Waschmitteln eingesetzten Tenside in ausreichendem Maße biologisch abbaubar und in Kläranlagen eliminierbar sein. Diese Forderung wird zwar nicht ausdrücklich für Syndets erhoben, jedoch wäre es wünschenswert, wenn diese Produkte gleichfalls eine günstige biologische Abbaubarkeit aufweisen würden.

Wie oben bereits ausgeführt, gibt es eine Primärabbaubarkeit, bei der festgestellt wird, inwieweit z. B. bei Tensidmolekülen die oberflächenaktive Eigenschaft verschwindet. Hiermit ist jedoch noch nichts über das Verhalten der beim Primärabbau verbleibenden Molekülbruchstücke ausgesagt.

Von der OECD werden verschiedene Tests zur Prüfung der Abbaubarkeit von Produkten zusammengefaßt:
– Tests auf leichte Abbaubarkeit (ready biodegradability)
– Tests auf Abbaubarkeit überhaupt (inherent biodegradability)
– Tests auf Prüfung unter umweltähnlichen Bedingungen (simulation tests).

Aus der Fülle der zur Verfügung stehenden Testverfahren ist jeweils auszuwählen, je nachdem welche Fragestellung mit der Prüfung verknüpft ist. Sehr häufig werden Kläranlagen in ihrem Verhalten modelliert. Der hierzu benutzte OECD-Confirmatory-Test erlaubt es, die Primärabbaubarkeit, beispielsweise von A-Tensiden mit Hilfe einer spezifischen Analytik, zu verfolgen. In Fällen, in denen komplexe Produktformulierungen zu prüfen sind, läßt sich diese Prüfmethode jedoch nicht nutzen. Hier sind vielmehr statische Tests unter Verwendung des Meßparameters DOC (dissolved organic carbon) oder des CSB (chemischer Sauerstoffbedarf) mit Vorteil heranzuziehen. Informationen über die Einsatzmöglichkeiten dieser Tests und ausführliche Testbeschreibungen findet man in [1].

Abbau von Tensiden und Fertigprodukten

Will man die Abbaubarkeit von einzelnen Substanzen oder Substanzgruppen eines Produktes messend verfolgen, so besteht häufig das Problem einer Abtrennung von der übrigen Substratmatrix. In einfach gelagerten Fällen läßt sich das z. B. durch Ausschäumen isolierte Tensidgemisch mit Hilfe der Fourier-Transformations-IR-Spektrometrie identifizieren [2]. In Abbildung 3 zeigt die Kurve 1 ein unbekanntes Gemisch mit starken IR-Absorbtionsbanden im Bereich 2800, 2400, 1700 und 1100 cm^{-1}. Aufgrund des Vergleichs des Spektrums von Kurve 1 mit einer eigenen Spektrensammlung machte der Rechner einen Substanzvorschlag. Offenbar war ein Alkylolamid im Produkt enthalten (Kurve 2). Nach Abzug des Alkylolamidspektrums vom Gemischspektrum bleibt ein Differenzspektrum übrig (Abb. 4), das im vorliegenden Fall als Fettsäurepolyglykolether identifiziert werden konnte.

Die beim Abbau mit Hilfe des Tests OECD 302 B erfolgte Veränderung der einzelnen Substanzen eines Syndets konnte mit Hilfe der Pyrolyse-Massenspektrometrie (FI) mit schonender Ionisierung aufgenommen werden. Zur Methodik siehe [3]. Hierbei zeigt sich folgende Veränderung:

Im ursprünglichen Produkt sind Ionen wie bei m/z 517, 561, 605, 649, 693, 737, 781 und 825 vorhanden. Die Massendifferenzen von 44 Einheiten deuten auf Ethylenoxideinheiten ($CH_2CH_2O^-$) hin (Abb. 5).

Im nach 21 Tagen Abbautest behandelten Ansatz sind die im Ausgangsprodukt erkennbaren Massen von m/z 517 bis m/z 825 nicht mehr vorhanden, d. h. es hat ein totaler Abbau dieser Stoffe stattgefunden (Abb. 6).

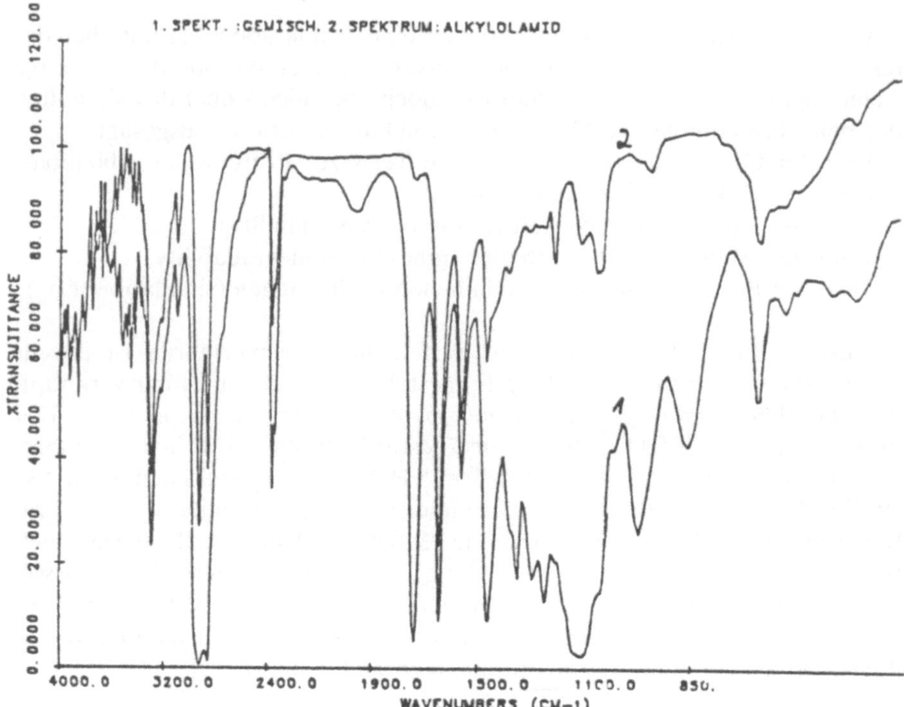

Abb. 3. FT-IR-Spektren eines Tensidgemisches und einer Einzelkomponente

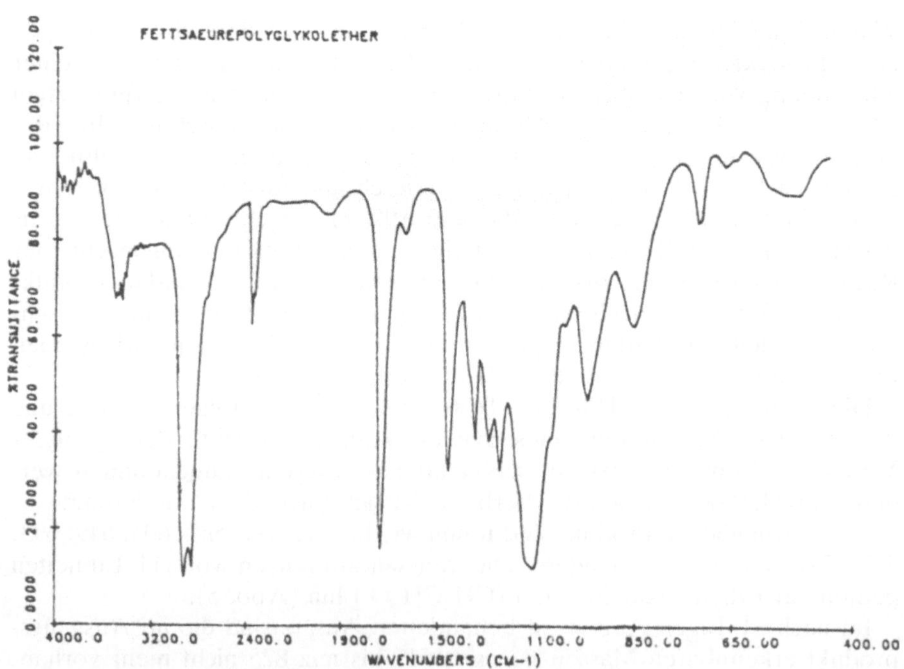

Abb. 4. FT-IR-Spektrum eines Syndet-Bestandteils

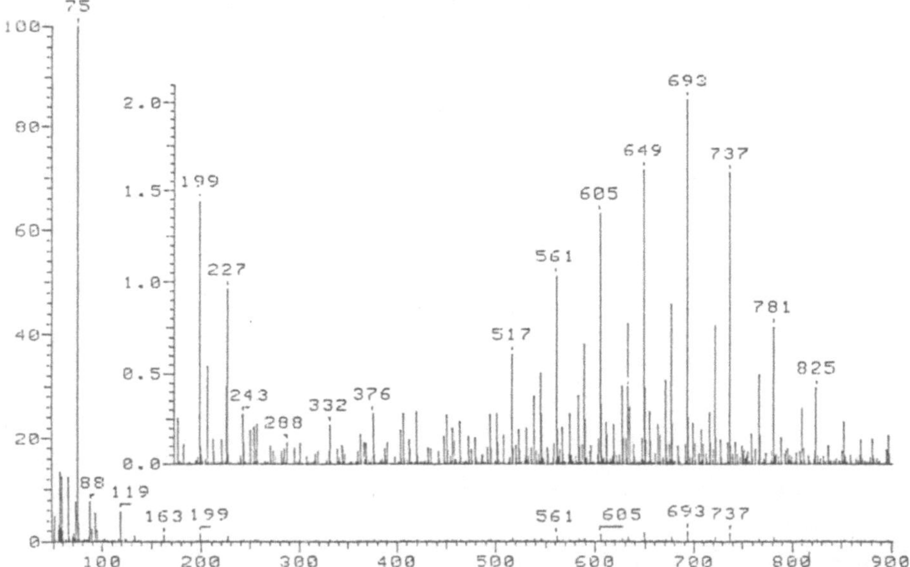

Abb. 5. Py-FI-MS-Spektrum einer Syndet-Formulierung vor Abbau

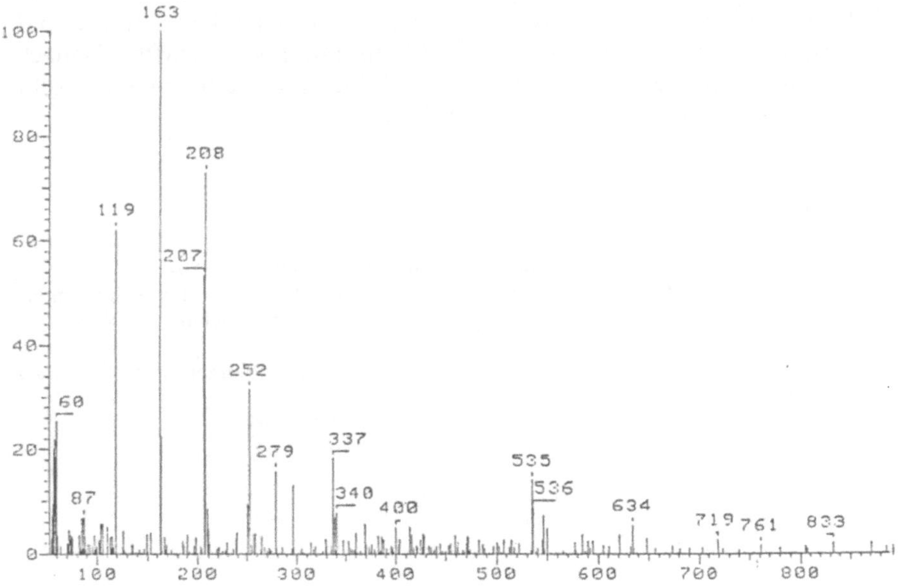

Abb. 6. Py-FI-MS-Spektrum einer Syndet-Formulierung nach Abbau

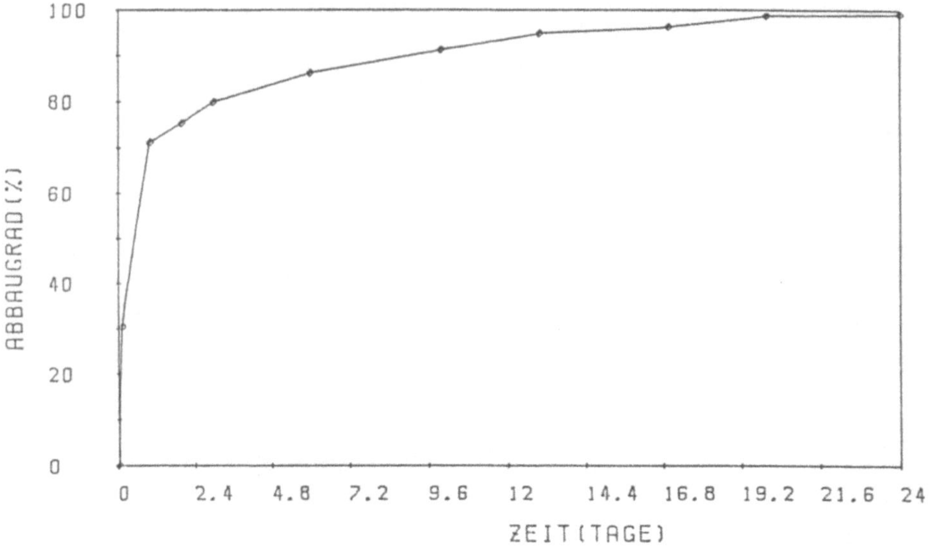

Abb. 7. Abbau eines Syndets nach OECD 302 B

Über welche Zwischenstufen die Abbaureaktion ablaufen kann, ist in [4] ausführlich dargestellt.

Ein Beispiel für die empirische Kurve eines Syndetabbaues nach OECD 302 B zeigt Abbildung 7. Es zeigt sich, daß bereits nach kurzer Zeit eine erhebliche Elimination des DOC stattgefunden hat, die teilweise auf Adsorption an festen Oberflächen zurückzuführen sein dürfte. Danach erfolgte eine stetige Verringerung der Produktinhaltsstoffe bis zu einem sehr guten Abbau(Eliminations-)grad von 97%.

Literatur

1. OECD (ed) (1981) OECD-guidelines for the testing of chemicals. Paris
2. Rump HH, Fischer G, Gilles T (1985) Anwendungsmöglichkeiten der rechnerunterstützten Fourier-Transformations-IR-Spektrometrie. Gewässerschutz – Wasser – Abwasser 79:338–351
3. Schulten HR, Halket JM (1986) Rapid characterisation of biomaterials. Org Mass Spectrom 21:613
4. Swisher RD (1987) Surfactant biodegradation 2. ed, New York

Einsatz von Hautreinigungsmitteln auf Syndet-Basis in der Praxis

Einsatz von Hautreinigungsmitteln auf Syndet-Basis in der Praxis – Die Sicht des Kosmetik-Chemikers

H. P. Fiedler

Einleitung

Kosmetik ist sicher so alt wie der Mensch, der – seit er in Gemeinschaft lebt – darauf angewiesen war, bei dem Partner aufzufallen, und zwar durch Schmuck, d.h. durch Farbe, und durch Geruch, von dem wir sehr wohl wissen, daß er, wenn er gefällt, Sympathien zu wecken vermag.

Daß Kosmetik Körperpflege ist und Körperpflege zum Wohlbefinden beiträgt und deshalb insbesondere die Reinigung der Haut und der Bekleidung Voraussetzung für die Körperpflege ist, haben offenbar die Priester den Ägyptern beigebracht, denn die Priester gestatteten das Betreten des Tempels nur dann, wenn der Körper zuvor gebadet und gesalbt worden war. Jedenfalls wird so verständlich, daß das älteste Volk in Ägypten, die Semiter (Sumerer) bereits vor ca. 4500 Jahren aus Fett und Holzasche ein Produkt herstellten, welches die Reinigung der Bekleidung begünstigte und sich offensichtlich auch als Hautreinigungsmittel bewährt haben muß [9].

Im 2. Jahrhundert a. Chr. nat. beschreibt auch der in Rom lebende griechische Arzt Galenus jenes aus Fetten und Holzasche gewonnene Produkt, das er übrigens als sapo bezeichnete und dem er nicht nur eine reinigende, sondern auch eine wundheilungsfördernde Wirkung nachsagte.

Obwohl dann im Laufe des Mittelalters und in den nachfolgenden Zeiten das Waschen und vor allem das öffentliche Baden verpönt, z. T. sogar verboten war, konnte der Siegeszug der Seife – damals dann schon die Alkalisalze höherer Fettsäuren – nicht mehr aufgehalten werden. Man hatte zudem bereits erkannt, daß die regelmäßige, aber sinnvolle Reinigung und Pflege der Haut und ihrer Anhangsgebilde Voraussetzung für ihre Gesundheit bzw. sogar für die Wiederherstellung des gefälligen Äußeren sind [8].

Nachdem A. Marchionini und seine Mitarbeiter nachgewiesen hatten, daß die die Hautoberfläche bedeckende Feuchtigkeitsschicht im wesentlichen sauer reagiert und daß diese saure Reaktion für insbesondere die Widerstandsfähigkeit der Haut von Bedeutung ist, kamen weitere Untersucher sehr schnell zu dem Ergebnis, daß die doch verhältnismäßig stark alkalisch reagierende Seifenflotte für die Hautreinigung nicht das bevorzugt geeignete Reinigungsmittel ist und selbst Wasser, das hypotonisch wirkt, keinen günstigen Einfluß auf die Haut nimmt.

O. Braun-Falco, H. C. Korting (Hrsg.)
Hautreinigung mit Syndets
© Springer-Verlag Berlin Heidelberg 1990

Wenn die Seife auch heute noch das am meisten bevorzugte Hautreinigungsmittel ist, so ist dies sowohl mit der leichten Handhabung und der praktisch problemlosen Aufbewahrungsmöglichkeit und nicht zuletzt auch damit zu erklären, daß die Qualität der Seifen und zugleich die Hautverträglichkeit der Seifen deutlich verbessert werden konnten [1].

Synthetische Waschrohstoffe

Dennoch hat man immer wieder Ausschau gehalten nach anderen Stoffen, welche seifenähnliche Eigenschaften besitzen. Nachdem sich verschiedene, in der Natur vorkommende Substanzen bzw. Stoffe in der Prüfung als mehr oder weniger ungeeignet erwiesen und in einem ganz anderen Zusammenhang Sulfonate als Textilreinigungsmittel mit besseren Eigenschaften als Seife erkannt worden waren, ging man dazu über, synthetische Waschrohstoffe zu entwickeln.

Die ersten Erfolge erzielten die deutschen Chemiker H. Bertsch und G. Schuster. 1928 stellten sie in der Firma Boehme Fettchemie GmbH aus Fetten Fettsäuren, aus diesen Fettalkohole her, die schließlich in Fettalkoholsulfate umgewandelt wurden.

Die Substanzen waren wasserlöslich, bildeten klare, neutrale, farb- und geruchlose Lösungen mit einer ausgezeichneten reinigenden Wirkung. 1932 wurde übrigens das erste synthetische Feinwaschmittel FEWA eingeführt.

Selbstverständlich überprüfte man sofort, ob dieser erste synthetische Waschrohstoff nicht auch für die Hautreinigung bzw. auch zur Herstellung einer synthetischen Stückseife geeignet ist. Obwohl die wäßrigen Flotten neutral reagierten, waren sie jedoch für die Hautreinigung völlig ungeeignet. Sie reinigten zwar sehr gut, bewirkten aber gleichzeitig eine starke Entfettung und Austrocknung der Haut und eluierten wertvolle Inhaltsstoffe des Stratum corneum, die – wie man später erst erkannte – für das Feuchthaltevermögen der Haut verantwortlich sind.

Diese Versuche lösten aber eine verstärkte experimentelle Tätigkeit in den Laboratorien der Hautkliniken, aber auch in den Industrielaboratorien aus und führten zugleich zu einer verstärkten Zusammenarbeit zwischen den Dermatologen und den Kosmetik-Chemikern.

Hier über die weitere Entwicklung schrittweise zu berichten, ist aus verständlichen Gründen unmöglich. Ich muß mich auf einige wichtige Punkte beschränken.

Waschrohstoffe für die Hautreinigung

Die Zahl der Waschrohstoffe, die auch für die Hautreinigung geeignet sein sollen, steigt ständig. Sie werden heute in zahlreichen, z. T. mehrbändigen Monographien beschrieben [7]. Es wird vorgeschlagen, alle Waschrohstoffe, zu denen selbstverständlich auch die Seifen gehören, unter dem Oberbegriff Tenside zusammenzufassen [4] und ihre Eigenschaften in einem DIN-Entwurf zu beschreiben. Es entsteht die DIN-Norm 59 900; die Tenside selbst werden in anionische, ampholytische, kationische und nichtionogene zusammengefaßt.

In enger Zusammenarbeit zwischen Dermatologen, Industrie- und Kosmetik-Chemikern werden die Waschrohstoffe ausgesucht, die sich bevorzugt zur Herstellung von schonend waschenden Hautwaschmitteln eignen; entsprechende Übersichten wurden veröffentlicht [2, 3]. Nachfolgend eine Übersicht über die wichtigsten Tenside, die u. a. auch zur Herstellung von Hautreinigungsmitteln geeignet sind.

Anionische Tenside

Seifen
Alkylethersulfate
Alkylsulfate
Sulfobernsteinsäuremono- und -diester
sek. Alkansulfate, Hydroxyalkansulfonate, -Olefinsulfate und
   -Sulfofettsäuremethylester
Alkylamidethersulfate
Fettsäurekondensationsprodukte
Proteinfettsäurekondensationsprodukte
Fettsäuresarkosinate
Fettsäuremethyltaurate
Fettsäureisethionate
Alkyletherphosphate
Monoglyceridsulfate

Kationische Tenside

Cetyltrimethylammoniumbromid bzw. -chlorid
Distearyldimethylammoniumchlorid
Benzyldimethylstearylammoniumchlorid

Amphotere Tenside

Alkylbetaine
Alkylimidazolinbetaine
Alkylsulfobetaine
Amidoalkylbetaine
N-Alkyl-ß-aminopropionate
N-Alkyl-ß-iminopropionate

Nichtionogene Tenside

Fettalkoholpolyglykolether
Alkylphenolpolyglykolether
(Octyl- oder Nonylphenolpolyethylenglykolether)
Fettsäurepolyglykolester
(Stearinsäureester)
Ethylenoxid-Propylenoxidblockpolymere
ethoxylierte Fettsäuremonoglyceride
Polyglycerinfettsäureester
Zuckerester
(Saccharosepalmitat)
Pentaerythritpartialester
ethoxylierte Pentaerythritpartialester
Sorbitanfettsäureester
ethoxylierte Sorbitanfettsäureester
Fettsäurealkanolamide und -dialkanolamide
Fettsäurealkanolamidpolyglykolether
Fettaminoxide
Fettsäuremonoglyceride
Fettsäureglykolpartialester
(Diethylenglykolmonostearat)

Die zur Verfügung stehenden Tenside sind nicht in gleicher Weise auch zur Herstellung schonend waschender Hautreinigungsmittel geeignet. Es bleibt Aufgabe des erfahrenen Kosmetik-Chemikers, durch Kombination bestimmter Waschrohstoffe mit spezifischen und/oder bekannten Eigenschaften ein Produkt mit optimalen Eigenschaften zu entwickeln. Durch weitere Mischung des Tensid-Gemisches mit z. B. Überfettungsmitteln, Hautschutz- und/oder Antireizstoffen [5] usw. können heute – bei entsprechender Erfahrung und Mithilfe bestimmter Versuchseinrichtungen und vor allem in Zusammenarbeit mit Dermatologen – Hautwasch- und -reinigungsmittel entwickelt werden, die den Anforderungen insbesondere des Dermatologen, aber auch des Verbrauchers gerecht werden.

Die Herstellung von Tensiden in Stückform – sie werden meist als Syndets (**Syn**thetic **Det**ergents) bezeichnet – bereitet – meist aus galenischen Gründen – größere Schwierigkeiten. Das Problem selbst kann aber heute ebenfalls als gelöst bezeichnet werden. Es steht z. B. ein Präparat zur Verfügung, das sich in jahrelangen, vor allem praktischen Versuchen bewährt hat [6]. Bewährt, weil es den Anforderungen des Dermatologen genügt und mit Erfolg bei selbst verschiedenen Indikationen eingesetzt werden kann. Bewährt aber auch, weil es den kosmetologischen Anforderungen gerecht wird. Denn der Verbraucher läßt sich zur Dauerbenutzung eines Produktes über die Werbung nur dann verführen, wenn das Produkt gut aussieht, gut riecht und vor allem die Eigenschaften zeigt, die ihm in der Werbung nachgesagt werden.

Literatur

1. Falbe J (Ed) (1986) Surfactants in Consumer Products. Springer Verlag, Berlin Heidelberg
2. Fiedler HP (1980) In: Korting GW, Dermatologie in Praxis und Klinik Band 1.7.26. Georg Thieme Verlag, Stuttgart New York
3. Fiedler HP (1986) In: Falbe J (Ed) Surfactants in Consumer Products. Springer Verlag, Berlin Heidelberg
4. Götte E (1960) Fette, Seifen, Anstrichmittel 62:789
5. Goldemberg RL (1965) J Soc Cosm Chem 16:317
6. Kiel J (1988) Therapiewoche 38:3374
7. Lindner K (1964) Tenside – Textilhilfsmittel – Waschrohstoffe. Wissenschaftliche Verlagsgesellschaft Stuttgart Bd. I u. II 1964, Bd. III unter Mitarbeit von Eicherl E, 1971
8. Raab W (1976) Hautfibel: Medizinische Kosmetik. Fischer-Verlag, Stuttgart
9. Verbeek H (1986) In: Falbe J (Ed) Surfactants in Consumer Products. Springer Verlag, Berlin Heidelberg

Einsatz der Hautreinigungsmittel auf Syndet-Basis aus der Sicht des Offizin-Apothekers

H. Führling

Einleitung

Über den Einsatz von Hautreinigungsmitteln auf Syndet-Basis aus der Sicht des Offizin-Apothekers zu sprechen heißt u. a. einen kurzen Überblick darüber zu geben, *welche Entwicklung* diese Produktgruppe bis heute in der Apotheke genommen hat; *welche Bedeutung* ihr zukommt, (last but not least) *welche Erfahrung* der Apotheker mit den Syndets gemacht hat.

Welche Entwicklung nahmen sie in den vergangenen Jahren? Seit 1970 habe ich die Einführung und Weiterentwicklung der modernen Syndets vom Blickpunkt der öffentlichen Apotheke aus miterlebt.

Zu dieser Zeit – 1970 – gehörten *Sebamed compact* und *pH 5-Eucerin,* um zwei bekannte Markennamen zu nennen, zum Standard-Arzneimittelsortiment der deutschen Apotheke. Ich sage bewußt Arzneimittelsortiment, denn als „Arzneimittel" wurden sie behandelt; d. h. die Abgabe erfolgte fast ausnahmslos auf Verordnung oder Veranlassung des Arztes; in unserer Apotheke speziell des Dermatologen oder Gynäkologen an Patientinnen oder Patienten mit empfindlicher oder krankhaft veränderter Haut [1]. Als die typischen Hautreinigungsmittel galten nach wie vor die Fein- oder Toiletteseifen.

An dieser Behandlung der Syndets als Quasi-Arzneimittel änderte sich auch nichts, als kurze Zeit später die ersten „Flüssigzubereitungen" auf den Markt kamen. Zu diesem Zeitpunkt aber nahm mit dem neuen Produkt auch die Information darüber zu.

Vom Marktführer Sebamed wußte man: die Reinigungsmittel waren nicht alkalisch, sie waren vielmehr auf dem pH-Wert 5,5 der normalen Haut eingestellt; sie waren unabhängig vom Härtegrad des Wassers, d. h. sie fällten keine Ca^{++}- und Mg^{++}-Ionen in der Waschflotte, und es entfiel damit der bekannte Seifen-Kalkrand im Waschbecken.

Verordnungsfähigkeit von Syndets

Der erste grundlegende Wandel im Verhältnis zu den Syndets – so möchte ich das einmal ausdrücken – trat in der Apotheke dann Mitte der 70er Jahre

O. Braun-Falco, H. C. Korting (Hrsg.)
Hautreinigung mit Syndets
© Springer-Verlag Berlin Heidelberg 1990

ein. 1976 schränkten nämlich die Krankenkassen die Verordnungsfähigkeit der Syndets durch den Arzt stark ein.

Jetzt kam der Patient in die Apotheke mit der *Empfehlung* seines Arztes, Syndets zu verwenden.

Von da an machte sich, neben der Werbung und Empfehlung, auch eine gewisse „Mund-zu-Mundpropaganda" bemerkbar unter dem Motto: „Mein Arzt hat mir empfohlen …"

Für den Apotheker spielten nun Beratung, Produktauswahl und auch der Preis der Syndets eine nicht unerhebliche Rolle. Auch außerhalb der Apotheke wurden ja Syndets vertrieben.

Ein oftmals schwieriger *Lern- und Umdenkprozeß* mußte einsetzen, denn das Syndet verlor seine Stellung als Arzneimittel, oder Quasi-Arzneimittel, und wurde zum Verkaufsprodukt. Doch auch unter schwierigen Bedingungen konnte man damit leben, denn der Anwendungsbereich dieser Hautreinigungsmittel stieg ständig.

In einem stark wachsenden Markt aber häufen sich oft auch Klagen über Nebenwirkungen: zu starke Entfettung der Haut bzw. austrocknende Wirkung.

Mancher Hersteller sieht oder sah sich in dem Dilemma, daß einerseits die Klinik für ihre Indikationsstellung eine ausreichend entfettende Aktivität (der Syndets) forderte [1], andererseits aber die breite und oft *zu häufige* Anwendung bei Patienten mit trockener Haut zu Problemen führen kann oder könnte.

Dem könnte man Rechnung tragen durch den immer wiederkehrenden Hinweis auf die Einhaltung der *Dosis* und *Anwendungsempfehlung* (z. B. ein erbsengroßes Stück einer flüssigen Zubereitung in Wasser für Reinigung von Gesicht und übriger frei getragener Haut). Die Syndetpalette, die heute in und über die Apotheke angeboten wird, ist sehr breit. Sie umfaßt Kompaktstück, Flüssigzubereitung, Shampoo, Dusch- und Schaumbad verschiedener Hersteller, bis hin zur Babyserie, und bietet alle Möglichkeiten der Anwendung.

Im sog. „Nebensortiment" der Apotheke nehmen diese Hautreinigungsmittel auf Syndetbasis z. Zt. eine wichtige Stellung ein.

Schlußbemerkung

Lassen Sie mich abschließend noch ein Wort zum Verwenderkreis sagen, wie wir ihn heute in der Apotheke kennen. Zu den Patienten, ich möchte sagen, mit klassischer medizinischer Indikation für Syndets kommen heute in zunehmendem Maße junge Leute oder Personengruppen als *Verwender*, die das Gefühl haben, ihr Hautorgan ist besonderen Belastungen ausgesetzt, sei es durch Umwelt, Beruf oder Sport.

Solange aber dieser Trend weiter zu beobachten ist, wird sich auch die Gruppe der Syndets, meines Erachtens, im Gesamtsortiment der Hautreinigungsmittel auch in der Apotheke weiterhin gut entwickeln.

Literatur

1. Braun-Falco O, Heilgemeir GP (1981) Syndets zur Reinigung gesunder und erkrankter
   Haut. Ther Gegenw 120:1028–1045

Einsatz von Hautreinigungsmitteln auf Syndetbasis in der Praxis – Die Sicht des Allgemeinarztes

B. König

Einleitung

Die Haut des Menschen ist ein sehr sensibles Kontaktorgan zu seiner Umwelt im weitesten Sinne.

Durch eine kranke Haut fühlt sich der Mensch in seiner äußerlichen Attraktivität beeinträchtigt, er fürchtet, entstellt zu sein und von Mitmenschen gemieden zu werden.

Volkstümliche Redewendungen: „... sich in seiner Haut nicht wohlfühlen", „aus der Haut fahren wollen", in „dessen Haut nicht stecken mögen", ‚aus seiner Haut nicht herauskommen", „unter die Haut gehen" zeigen die enge Beziehung des Hautorgans zum gefühlsmäßigen Erleben des Menschen.

Kein anderes Organ wird in der Sprache so sehr zum Ausdrucksorgan des Seelenlebens, wie dies mit der Haut geschieht.

Reaktive Depressionen, ja sogar Suizidversuche, sind bei extremer Ausprägung von Psoriasis und Akne beschrieben.

Eine gesunde, ästhetisch wirkende Haut ist eine Grundlage des subjektiven Wohlbefindens, der Akzeptanz durch die Gesellschaft und gute Voraussetzung für die soziale Entwicklung des Individuums in der Gesellschaft.

Hautpflege ist damit zu einer essentiellen Notwendigkeit geworden.

Die erste Stufe der Hautpflege stellt die Reinigung der Haut dar, die heute wichtiger denn je erscheint, in Anbetracht einer ständigen Zunahme hautbelastender und hautirritierender Faktoren in unserer Umwelt.

Als Folge hiervon hat die Zahl der Berufsdermatosen erheblich zugenommen und macht heute bereits mehr als ein Drittel aller gemeldeten Berufskrankheiten aus.

Aber auch gutgemeinte Reinigungsprozeduren an der Haut können zu Irritationen führen, wenn das falsche Reinigungsmittel verwendet wird, wenn zu oft gewaschen wird oder die Konzentration des Waschmittels zu hoch ist.

O. Braun-Falco, H. C. Korting (Hrsg.)
Hautreinigung mit Syndets
© Springer-Verlag Berlin Heidelberg 1990

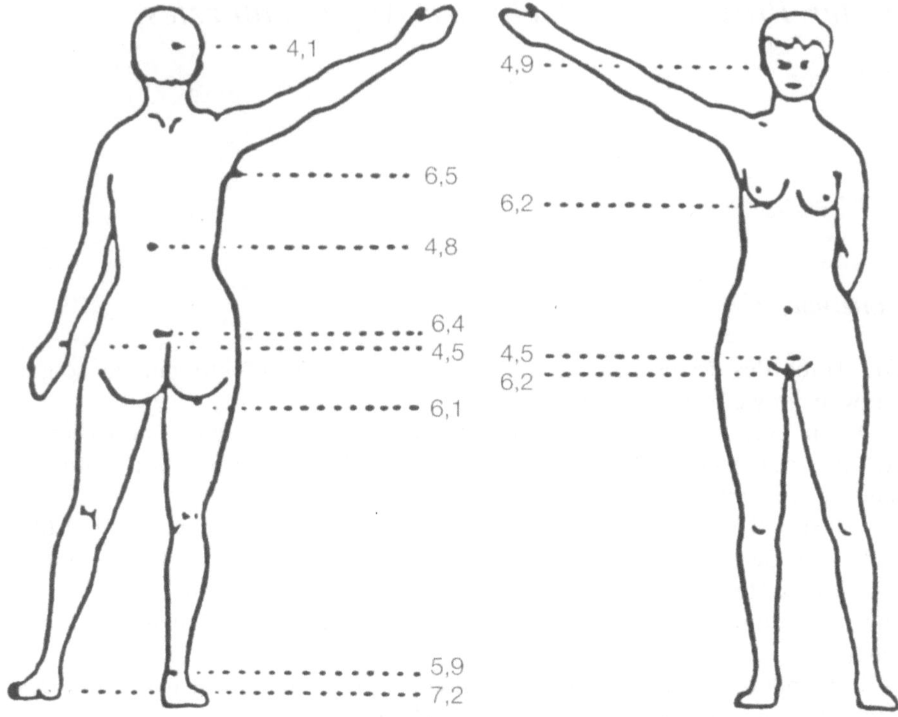

Abb. 1. pH-Wert verschiedener Hautbereiche (modifiziert nach [3])

pH-Werte verschiedener Hautbereiche

Seit den Messungen des pH-Wertes auf der Haut durch Marchionini und
Schade 1928/29 wissen wir, daß unser gesamtes Hautorgan von einem „Säuremantel" regional unterschiedlicher Acidität umhüllt ist.

Schon vor Marchionini hatten Heuss, Sharlit und Sheer durch punktuelle
Messungen Hinweise darauf gegeben.

Spätere Messungen des pH-Wertes verschiedener Hautbereiche bestätig-
ten im wesentlichen die Ergebnisse früherer Untersuchungen (vgl. Abb. 1;
[2, 3]).

Schutzfunktion des Säuremantels

Der Erhalt dieses Säuremantels oder seine Wiederherstellung nach Reinigungsmaßnahmen ist für die Schutzfunktion der Hautoberfläche insbesondere gegenüber bakteriellen Infektionen von grundlegender Bedeutung [1].

Während herkömmliche Seifen (= Alkalisalze von Fettsäuren) durch ihre
alkalische Reaktion den Säuremantel schädigen und seine Regeneration

verzögern, entsprechen auch pH-neutrale Körperreinigungsmittel nicht den physiologischen Gegebenheiten des Hautorgans.

Saure Syndets bringen zur physiologischen Hautreinigung wesentlich bessere Voraussetzungen mit, da sie den Säurefilm weniger tangieren und ihn rascher wieder etablieren.

In der Praxis des Allgemeinarztes, der weibliche und männliche Patienten aller Altersstufen zu betreuen hat, haben Hautreinigungsmittel auf Syndetbasis mittlerweile einen festen Platz.

Sowohl bei der Pflege der sensiblen Haut des Säuglings, dessen Säurefilm sich erst in den ersten Lebenswochen allmählich ausbildet, als auch zur unterstützenden Behandlung von Windeldermatitiden und externen Soor-Mykosen finden sie Verwendung und bieten gegenüber der noch relativ verbreiteten „Öl-Reinigung" der Säuglingshaut entscheidende Vorteile (Vermeidung von Okklusivbedingungen).

Beim Menschen mit normaler Haut setzt eine Waschung mit herkömmlicher Seife sicher keine Schäden, bei Patienten mit Sebostase, Ichthyosis und endogenem Ekzem können durch Seifen erhebliche Hautreizungen verursacht werden. Durch Verwendung von Syndets, in die rückfettende Substanzen inkorporiert sind, läßt sich dies vermeiden.

Da bei vielen Dermatosen die durchschnittlichen pH-Werte zum Alkalischen verschoben sind (Tabelle 1), ist neben einer gezielten spezifischen Therapie der Dermatose die Anwendung saurer Syndets als ergänzende Therapiemaßnahme sinnvoll.

Bei Erkrankungen des seborrhoischen Formenkreises (Seborrhö, Acne vulgaris, seborrhoisches Ekzem und Rosazea) ferner bei Candida-Paronychie, Pityriasis versicolor, Erythrasma, Miliaria rubra und Dyshidrosis, Intertrigo sowie intertriginösem Ekzem ist der Austrocknungseffekt der sauren Syndets ein erwünschtes Therapieprinzip.

Wenn auch nach unserem heutigen Kenntnisstand der Säuremantel der Haut keinen Schutz gegen Mykosen gewährt, läßt sich doch durch eine regelmäßige Anwendung von sauren Syndets eine Ausschaltung krankheitsfördernder Terrainfaktoren erreichen und damit eine deutliche klinische Besserung von Mykosen.

Da Syndets auch eine Hemmung der Schweißsekretion bewirken, ist ihr Einsatz bei allen Zuständen der Hyperhidrosis indiziert. Bei Leistungssportlern beobachtet man nicht selten als Folge starker Achselschweißproduktion eine Trichobacteriosis axillaris, die durch eine Besiedlung der Achselhaare mit coryneformen Bakterien gekennzeichnet ist. Diese coryneformen Bakterien bilden dichte Kolonien entlang den Haarschäften und färben je nach Erregertyp den Schweiß gelb, rot oder schwarz.

Durch bakterielle Zersetzung des Schweißes kommt es zu übelriechender Schweißabsonderung (Bromhidrosis). Saure Syndets zeigen hier gute therapeutische Effekte.

Außer bei den bereits genannten haben sich Hautreinigungsmittel auf Syndetbasis in der Allgemeinpraxis bei folgenden Indikationen bewährt:

Abszesse
Alterspruritus
Dekubitusprophylaxe
Diabetische Hautveränderungen
Ekzeme im weitesten Sinne
Erysipel
Furunkulose
Craurosis vulvae
Pruritus vulvae
Psoriasis
Präoperative Händewaschung
Pyodermie
Sebostase
Varizellen

Zusammenfassend kann gesagt werden, daß der Einsatz von Hautreinigungsmitteln auf Syndetbasis im therapeutischen Arsenal der Allgemeinpraxis eine wichtige Position einnimmt.

Literatur

1. Braun-Falco O, Heilgemeir GP (1981) Syndets zur Reinigung gesunder und erkrankter Haut. Ther Gegenw 120:1028
2. Braun-Falco O, Korting HC (1986) Der normale pH-Wert der menschlichen Haut. Hautarzt 37:126
3. Verut D (1963) J Swed Med Ass 5:39

Einsatz von Hautreinigungsmitteln auf Syndet-Basis in der Praxis – Die Sicht des niedergelassenen Dermatologen

G. P. Heilgemeir

Hautreinigung mit Wasser und Syndets

Die Vielzahl der Waschrohstoffe mit unterschiedlichen Eigenschaften macht es möglich, Hautreinigungsmittel mit verschiedenen Wirkungen herzustellen. So stellen Syndets einen wesentlichen Fortschritt in der Entwicklung von Reinigungsmitteln dar.

Alkalisierung

Im Gegensatz zu Seifen lassen sich Syndets ansäuern und erlauben daher eine Reinigung unter Schonung des Säuremantels der Haut [19, 31]. Selbst nach wiederholten Waschungen mit einem angesäuerten Syndet konnte keine Veränderung des pH-Wertes an der Hautoberfläche nachgewiesen werden [26].

Austrocknungseffekt und Entfettung

Wie durch Wasser und Seife kann auch durch Syndets der Wasser-Lipid-Mantel der Haut, wenn auch unterschiedlich stark, beeinflußt werden [7, 18]. Dabei ist die Entfettung stark abhängig von der Wassertemperatur, der Syndet-Konzentration, der Dauer des Waschvorganges und vom betreffenden Hauttyp. Die Waschflotte kann ferner auch das Permeationsvermögen der Haut für Fremdstoffe erhöhen [3, 39].

Dabei ist die Penetration abhängig von der Applikationsdauer, der chemischen Struktur und der Konzentration der Syndets in der Waschflotte [32]. Durch den Kontakt mit der Waschflotte wird ferner das autoselektive Ionenaustauschvermögen der Hautoberfläche gestört. Die in der Waschflotte enthaltenen Tenside können dann, in Abhängigkeit von der Dauer und Intensität der nachfolgenden Spülung der Haut, von der Oberfläche als monomolekularer, oft nur unvollständig abwaschbarer Film adsorbiert werden [7]. Dieser Film steigert die Benetzbarkeit der Haut und fördert über eine meist vorhandene Hygroskopizität die Feuchtigkeitsabdunstung aus dem Stratum corneum und damit dessen Austrocknung. Je stärker die Adsorption des

O. Braun-Falco, H. C. Korting (Hrsg.)
Hautreinigung mit Syndets
© Springer-Verlag Berlin Heidelberg 1990

Filmes, um so stärker ist die hautrauhende Wirkung, die mit einer Komplexbildung zwischen den Proteinen und insbesondere anionischen Tensiden zu erklären versucht wurde [7].

Verschiedene Tenside zeigen ein unterschiedliches Penetrations-, Entfettungs- und Eluierungsvermögen für die Hautinhaltsstoffe und wirken so sehr unterschiedlich austrocknend und hautrauhend [7, 20]. Zusätzlich wird die Austrocknung der Haut von klimatischen Faktoren stark mitbeeinflußt [25, 38]. So neigt die Haut erfahrungsgemäß im Winter mehr zur Austrocknung als im Sommer. Wenn vermehrter Umgang mit Tensidflotten zu Hautschäden führt, so ist in erster Linie unzureichendes Abspülen verantwortlich zu machen.

Gegebenenfalls vorhandene Hautirritation und Hautentfettung durch Waschrohstoffe kann durch Zugabe von Phospholipiden, Liposomen, Polyolen, Betainen, Natriumlaurylsarkosinat, Hafermehlextrakte, Sojaproteine und Natriumsalze höher ethoxylierter Laurylsulfate gut kompensiert werden [7].

Es hat sich dabei gezeigt, daß man unter Beibehaltung oder Steigerung der Reinigungs- und Entfettungswirkung die Hautverträglichkeit von Syndets auch durch systematische Modifikation ihres chemischen Aufbaues entscheidend verbessern kann [10]. Bestimmte Überfettungsmittel können Syndets zugesetzt werden und so während des Waschvorganges auf die Haut aufziehen [9, 10, 12].

Fällung von Ionen und Proteinen

Im Gegensatz zu Seifen haben Syndets keine magnesium- und kalziumfällende Wirkung, sie enthärten Wasser nicht, es kommt dadurch zu einem sofortigen Eintritt der Waschwirkung mit einem geringeren Verbrauch an Reinigungsmittel [19]. Deshalb wird auch der sogenannte Schmutzrand am Waschbecken nach Gebrauch von Syndets nicht beobachtet.

Bei der Entstehung von Hautirritationen durch Syndets soll die Freisetzung von SH-Gruppen durch Denaturierung von Keratin eine Rolle spielen [7, 35]. Dabei ist zu betonen, daß wegen der Heterogenität der Syndets in den verschiedenen Reinigungsmitteln keine Schlüsse über die generelle Toxizität möglich sind. Selbst bei oraler Aufnahme sind anionische und nichtionogene wenig, kationische Tenside nur mäßig toxisch [35].

Antimikrobielle Aktivität

Durch spezielle Zusätze, welche unterschiedliche Effekte entfalten können, z. B. keimhemmend und so desodorierend, läßt sich das Wirkungsspektrum der Syndets erweitern [11, 21, 22]. Besonders kationaktive Tenside bieten aber bereits als solche antimikrobielle Eigenschaften [34]. Die antimikrobiellen Eigenschaften verschiedener Syndets auf die Haut kommen einerseits durch in vitro nachgewicsene antimikrobielle Effekte zustande [24, 27, 28, 29, 40], andererseits aber auch durch den relativen Austrocknungseffekt der Haut durch die Reinigung mit waschaktiven Substanzen, der sich sekundär auch auf die Mikroflora der Haut reduzierend auswirkt.

Beeinflußt wird die Hautflora ferner durch die Art des Waschvorganges, der ein komplexes Geschehen darstellt, wie für den Duschvorgang gezeigt werden konnte [14]. Neben der Anordnung der Hautbakterien in Mikrokolonien zwischen den Hornlamellen [16, 36] und der Tiefenverteilung der aeroben Hautflora im Stratum corneum [1, 30] spielen die Dispersionseigenschaften der Detergentien auf Bakterien [6, 16, 36] und der mechanische Abschilferungseffekt durch den Wasserstrahl [2, 5, 37] eine Rolle.

Kontaktallergie

Allergische Reaktionen durch Syndets sind insgesamt selten [7, 13]. Bei dermatologischen Reizzuständen nach Anwendung von Syndets handelt es sich wohl zumeist um kumulativ toxische Einflüsse, meist infolge nicht sachgerechter Anwendung oder sehr empfindlicher Haut.

Schweißhemmung

Ein weiterer die Austrocknung begünstigender Faktor ist die Hemmung der Schweißsekretion. Unter experimentellen Bedingungen mit 1%igem Natriumlaurylsulfat kann die Hemmung der Schweißsekretion 25–75% betragen [17].

Dermatotherapeutische Indikationen für Syndets

Während bei zahlreichen Erkrankungen der Haut die Reinigung mit Seife im allgemeinen ohne Folgeschäden bleibt, so wird doch auf Grund des Vorhergesagten verständlich, daß bei bestimmten Dermatosen nicht adäquate Reinigungsmaßnahmen den Heilungsprozeß hinauszögern können, ja schwere Aufflammreaktionen oder Rezidive zu erwarten sind. Da andererseits auch bei erkrankter Haut Hautreinigung erforderlich ist, stellen Syndets hier einen Ausweg dar. Syndets sind jedoch nicht nur als Reinigungsmittel anzusehen; vielmehr muß die Bedeutung synthetischer Reinigungsmittel in medizinischer Indikation als *Basistherapie* hervorgehoben werden. Die verschiedenen Indikationen der Syndets ergeben sich aus den oben dargestellten Eigenschaften [4].

Keine Alkalität

Besonders bewährt haben sich saure Syndets im alkalischen Berufsmilieu [33, 41]. Ein weiterer Vorteil der Syndets besteht darin, daß sie keine

kalzium- und magnesiumfällenden Eigenschaften besitzen. Auf das Seifenverbot bei Ekzemkrankheiten, dessen strikte Einhaltung beim Patienten auf
größere Schwierigkeiten stieß, weil es den Vorstellungen von der Körperhy-
giene widersprach, kann deshalb heute verzichtet werden, ohne daß der
behandelnde Arzt eine Verlängerung des Heilungsverlaufes riskiert. Außerdem ergibt sich dadurch ein Einsparungseffekt für antiekzematische Thera-
peutika wie Glucocorticosteroide.

Austrocknungseffekt und Entfettung

Bei trockener, ichthyotischer Haut und Arbeiten im feuchten Milieu, z. B.
Hausfrauentätigkeit, ist bei Dauergebrauch von Syndets eine konservie-
rende Hautpflege unabdingbar [33]. Die exsiccierende Wirkung von Syndets
kann jedoch in bestimmten dermatologischen Indikationen bewußt in den
Therapieplan eingebaut werden, so besonders bei den Erkrankungen des
seborrhoischen Formenkreises, so bei Seborrhoe, seborrhoischem Ekzem,
Acne vulgaris oder Rosacea. Ihre Indikation ist ferner immer dann gegeben,
wenn eine „Austrocknung" der betreffenden Hautregion ein wichtiges Ziel
in der Behandlung bestimmter Erkrankungen darstellt. Daher sind Candida-
Paronychien, Trichomycosis palmellina, Pityriasis versicolor, Erythrasma,
Dyshidrosis und Miliaria rubra dankbare Indikationen für eine solche adju-
vante Therapie [31]. Schließlich bereichern Syndets die Therapie intertrigi-
nöser Hauterkrankungen wie Intertrigo, intertriginöses Ekzem, intertrigi-
nöse Candidosen besonders bei adipösen Patienten, da hier ein austrocknender Effekt in den meisten Fällen erwünscht ist und die übrigen
Therapiemaßnahmen in ihrer Wirkung unterstützt.

Fällung von Proteinen

Durch Proteindenaturierung wirken Syndets leicht adstringierend, was ihre
Anwendung bei Ekzemkrankheiten, Intertrigo und Erkrankungen der Haut
mit oberflächlicher Kontinuitätstrennung (Einrisse, Excoriationen) günstig
erscheinen läßt [4].

Antimikrobielle Aktivität und Aufbau des Säuremantels der Haut

Nach Anwendung saurer Tenside wird ein Anstieg des pH-Wertes an der
Hautoberfläche verzeichnet. So kommt bei Pyodermien, impetiginisierten
Ekzemen und besonders bei Furunkulose wegen der Erhaltung des Säuremantels der Haut mit der Anwendung von Syndets ein adjuvanter therapeutischer Effekt hinzu. Einige Syndets besitzen dabei zusätzlich antibakterielle Eigenschaften [24]. Aus denselben Gründen zählt die Bromhidrosis als Folge erhöhter bakterieller Zersetzung des Schweißes zu den

bevorzugten Indikationen [19, 31]. Als Basistherapie zur Normalisierung des Hautoberflächenmilieus dienen Syndets heute bei mykotischen Infektionen, speziell bei interdigitalen Fußmykosen, Intertrigo und Tinea inguinalis, da hier neben der exsiccierenden Wirkung [33] nachgewiesene antimycetische Eigenschaften [24, 27, 28, 29, 40] therapeutisch genutzt werden können.

Aus sportärztlicher Sicht ist zu betonen, daß bei sportbeanspruchter Haut eine Hautreinigung häufiger erforderlich sein wird. Gerade Sportler sind durch ihre Tätigkeit mit viel Schweißproduktion, besondere mechanische Belastung der Haut und teilweise luftabweisende Kleidung für bakterielle und mykotische Infektionen der Haut recht empfänglich [15].

Die experimentell erwiesenen antibakteriellen und fungistatischen Eigenschaften einiger Waschmittel auf Syndet-Basis können durch regelmäßige Anwendung dazu beitragen, bei Neigung zu intertriginösen Hauterkrankungen, bakteriellen und mykotischen Infektionen durch Änderung des Hautmilieus auch eine wirksame Prophylaxe zu erzielen [24].

Nebenwirkungen

Reinigungsmittel auf Syndetbasis haben sich nach unseren Erfahrungen sehr bewährt, wenn sie in entsprechender Indikation und gebrauchsphysiologisch eingesetzt werden. Zu Irritationen kommt es eigentlich nur dann, wenn Fragen der Konzentration, der Wassertemperatur und der Dauer der Einwirkung nicht entsprechend dem Hauttyp berücksichtigt werden.

Kontaktallergien sind extrem selten und nur zu erwarten, wenn synthetische Detergentien andere Wirkstoffe enthalten wie z. B. Desinfektionsmittel, Formaldehyd oder ähnliches. Irritationszustände an der Haut deuten auf zu intensive Anwendung oder zu empfindliche Haut; hier sind besonders bei Patienten mit Sebostase oder atopischem Ekzem rückfettende Maßnahmen angezeigt [4].

Zusammenfassend ist festzustellen, daß die synthetischen Detergentien ein echter therapeutischer Faktor im Therapieplan des Dermatologen sind und nicht nur Hautreinigungsmittel. Insofern sind Arzneimittelrichtlinien nur schwer zu verstehen, die darauf hinzielen, Syndets den Charakter von Medikamenten zu nehmen und einfach als Reinigungsmittel einzustufen.

Literatur

1. Beetz HM (1971) Zur Tiefenverteilung der Hautbakterien im Stratum corneum. Arch Dermatol Forsch 244:76
2. Bethune DW, Blowers R, Parker M, Pak EA (1965) Dispersal of Staphylococcus aureus by patients and surgical stuff. Lancet 2:458
3. Blank IH, Gould J (1961) Penetration of anionic surfactants into skin. J Invest Dermatol 37:485
4. Braun-Falco O, Heilgemeir GP (1981) Syndets zur Reinigung gesunder und erkrankter Haut. Ther Gegenw 11:1028

244   G. P. Heilgemeir

5. Colaton FJ, Van der Mark JS, Van Toorn MJ (1968) Effect of shower bathing on dispersal of recently acquired transient skin flora. Lancet 1:865
6. Döll W (1961) Bedeutung und Anwendung grenzflächenaktiver Verbindungen in der Bakteriologie. Fette, Seifen, Anstrichmittel 63:1071
7. Fiedler HP (1980) Reinigung und Pflege der Haut. In: Korting GW (Hrsg): Dermatologie in Praxis und Klinik. 1. Bd. Thieme Verlag, Stuttgart New York
8. Götte E (1963) Grenzflächenaktive Substanzen in ihrer Beziehung zur menschlichen Haut: Aesthet Med 5:146
9. Gloor M, Falk W, Friederich HC (1965) Über den Einfluß der Badezusatz-Konzentration und der Badewassertemperatur auf den rückfettenden Effekt von Ölbadezusätzen. Hautarzt 26:589
10. Gloor M, Falk W, Friederich HC (1975) Vergleichende Untersuchungen zur Wirkung verschiedener Ölbadezusätze. Z Hautkr 50:429
11. Gloor M, Ohrmann R (1975) Zur Therapie der Sebostase mit Ölbadezusätzen. Akt Dermatol 1:273
12. Gloor M, Tretow CW, Friederich HC (1974) Über die Beeinflussung der Hautoberflächenlipide durch Körperreinigungsmittel. Dermatol Monatsschr 160:291
13. Grimmer H, Jung E, Klaschka F, Krüger HG, Schwarz T, Wagner W (1975) Spezielle Netzmittelkombinationen als physikalisch-therapeutisches Behandlungsprinzip bei Erkrankungen des behaarten Kopfes. Zeitschr Hautkr 50:253
14. Hartmann AA (1980) Duschbaden und sein Einfluß auf die aerobe Residentflora der menschlichen Haut. Arch Dermatol Res 267:161
15. Heilgemeir GP (1984) Häufig waschen ja – aber nicht mit Seife. Ärztl Prax 5:77–79
16. Holt RJ (1971) Aerobic bacterial counts on human skin after bathing. J Med Microbiol 4:391
17. Hölzle E, Kligman AM (1979) Selective damage of the acrosyringium by water-soluble irritants. J Invest Dermatol 72:276
18. Ivanov VV (1976) Experimentelles Studium der Wirkung von einigen Seifen auf die Haut. Vestn Derm Vener 3:57
19. Keining E (1969) Die Hautpflege mit synthetischen Detergentien. Ärztl Prax 103:5788
20. Kirk JF (1966) Effect of hand washing on skin lipid removal. Acta Derm Venereol Suppl 57:24
21. Kürner H (1975) Therapeutischer Erfahrungsbericht mit der Avena-Reihe. Zschr Haut Geschlkr 50:631
22. Leyh F (1973) Schutz, Pflege und Reinigung der Haut in Abhängigkeit vom Arbeitsplatz. Hautarzt 24:415
23. Marchionini A, Schade H (1928) Der Säuremantel der Haut (nach Gaskettenmessungen). Klin Wochenschr 7:12
24. Marghescu S (1970) Die Intertrigo, ihre Prophylaxe und Behandlung. Ther Gegenw 6:813
25. Middleton JD (1969) The effect of temperature on extensibility of isolated stratum corneum and its relation to skin chapping. Brit J Dermatol 81:717
26. Möhn R, Schimpf A (1973) Zum Waschverbot bei Ekzemkrankheiten. Ther Gegenw 1:98
27. Qadripur A, Gründer K (1974) Untersuchungen über die antimycetische Wirksamkeit waschaktiver Substanzen. Hautarzt 25:618
28. Rieth H (1976) Dekontamination mit synthetischen Detergentien. Pilzsprechstunde 2:50
29. Rieth H, Abou-Gabel M (1969) Nachweis der pilzhemmenden Wirkung von Stephalen-Waschgel. Mykosen 12:511
30. Röckl H, Müller E (1959) Beitrag zur Lokalisation der Mikroben der Haut. Arch klin exper Dermatol 209:13
31. Roth WG (1969) Bedeutung der Syndets für die gesunde und pathologisch veränderte Haut. Ärztl Prax 20:1193

32. Scala J, Osker DE, Reller IIH (1968) The percutaneous absorption of ionic surfactants. J Invest Dermatol 50:371
33. Schneider W (1961) Seifen und Syndets. Aesthet Med 10:304
34. Schneider W, Tronnier H, Wagner H (1962) Reinigung und Pflege der Haut im Beruf unter besonderer Berücksichtigung der experimentellen und praktischen Prüfverfahren. In: Gottron HA Schönfeld W (Hrsg): Dermatologie und Venerologie 1. Bd, Teil 2. Thieme-Verlag, Stuttgart New York
35. Smeenk G (1969) The influence of detergents on the skin. Arch klin exper Dermatol 235:180
36. Sommerville DA, Noble CW (1973) Microcolony size of microbes on human skin. J Med Microbiol 6:323
37. Speers RJ, Bernard H, Grady FO, Shooter (1965) Increased dispersal of skin bacteria into the air after shower-bath. Lancet 1:478
38. Spencer S, Linamen CE, Akers WA, Jones HE (1975) Temperature dependence of water content of stratum corneum. Brit J Dermatol 93:159
39. Stüpel H, Szakall A (1957) Die Wirkung von Waschmitteln auf die Haut. Hüthig-Verlag, Heidelberg
40. Thianprasit M (1963) Zur Frage des antimykotischen Effekts von Seifen und Syndets. Dermatol Wochenschr 147:649
41. Weber G (1979) Hautreinigung und Hautpflege im Berufsleben. Arbeitsmedizin, Sozialmedizin, Präventivmedizin 7:167

Sachverzeichnis